20/20 다이어트

20가지
필수성분

20/20

필 맥그로 지음 / 장선하 옮김

20가지
음식조화

필 맥그로
아마존 상반기
베스트셀러
종합 1위!

다이어트

1단계 5일

2단계 5일

3단계 20일

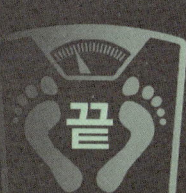

끝

책이있는마을

20/20 다이어트

초판 1쇄 인쇄 · 2015년 7월 10일
초판 1쇄 발행 · 2015년 7월 15일

지은이 · 필 맥그로
옮긴이 · 장선하
펴낸이 · 이춘원
펴낸곳 · 책이있는마을
기　획 · 강영길
편　집 · 이경미
디자인 · 디자인오투
마케팅 · 강영길
관　리 · 정영석

주　소 · 경기도 고양시 일산동구 장항2동 753 청원레이크빌 311호
전　화 · (031) 911-8017
팩　스 · (031) 911-8018
이메일 · bookvillagekr@hanmail.net
등록일 · 1997년 12월 26일
등록번호 · 제10-1532호

ISBN　978-89-5639-222-6　(13510)

이 도서의 국립중앙도서관 출판예정도서목록(CIP)은 서지정보유통지
원시스템 홈페이지(http://seoji.nl.go.kr)와 국가자료공동목록시스템
(http://www.nl.go.kr/kolisnet)에서 이용하실 수 있습니다.(CIP제어
번호: CIP2015016082)

평생 체중 감량의 롤러코스터에 묶여 몸매를 유지하고
건강을 찾으려는 노력을 쉬지 않는 모든 사람들에게 이 책을 바친다.
우리가 이 책에서 제시하는 플랜을 이용해서
마침내 체중이라는 구속에서 벗어나 모두가 누려 마땅한
멋진 삶을 펼쳐가길 진심으로 바란다.

이 책에 등장하는 얘기들은 지금까지 내가 경험한 일반적인 이슈와 문제들을 이해하기 쉽게 설명하기 위해 거론했을 뿐, 특정 인물이나 상황을 그대로 옮기지 않았으며 실명도 전혀 등장하지 않는다.

다른 모든 책과 마찬가지로 이 책은 저자의 관련 주제에 관해 다양하고 쓸모 있는 정보 제공을 목적으로 하며 개인적인 견해와 생각들을 담고 있다. 저자와 편집자는 이 책을 통해 의학, 건강학, 심리학 등 특정 분야의 개인적인 전문 서비스나 테라피를 홍보 또는 제공하려는 의도가 전혀 없음을 분명히 밝힌다. 독자들은 이 책에 실린 어떤 내용을 실제 생활에 적용하거나 참고하기 전에 반드시 의학, 건강학, 심리학이나 그 밖의 관련 분야 전문가와 상담을 거쳐야 한다. 이 책은 매

| 감사의 글 |

먼저 아름다운 내 아내 로빈에게 감사하고 싶다. 지난 40년 동안 건강과 행복을 위해 지치지 않는 열정으로 솔선수범하는 그녀의 모습은 나뿐만 아니라 주변의 모든 사람들이 보다 행복하고 건강한 삶을 누리는 데 큰 영향을 주었음은 두말할 나위 없다.

두 아들 제이와 조던에게도 감사의 말을 전한다. 부모로서 우리 자신을 챙기고 아껴야 하는 중요한 이유일 뿐만 아니라 두 아들이 더 발전하기 위해 늘 노력하는 모습은 부모인 우리에게도 모범이 된다.

공중보건학 석사이자 공인 영양사 신시아 새스에게 감사의 말을 전한다. 그녀의 풍부한 관련 지식은 이 책에 소개된 모든 음식과 메뉴에 아낌없이 반영되었으며 영양학적인 관점에서 정확한 균형을 추구하려는 그녀의 끊임없는 노력은 무엇과도 바꿀 수 없다. 더불어 요리수업까지 받으며 맛과 풍미를 잃지 않는 다이어트 음식을 만들고자 하는 그녀의 정성은 우리 플랜에 소개된 음식 하나하나에 고스란히 담겨 있으므로 독자들도 충분히 느낄 수 있다.

다시 한 번 이 프로젝트에 풍부한 관련 지식과 탁월한 연구 조사 능력을 아낌없이 발휘해준 매기 그린우드-로빈슨 박사에게 감사의 말을 전한다. 그녀는 적당히 만족하지 않고 기대치를 높이고자 애를 썼으며 그런 그녀의 노력에 진심으로 감사한다.

친구이자 동료인 G. 프랭크 로리스 박사에게 깊은 감사의 뜻을 전한다. 그는 미국심리학회American Psychological Association의 회원이며 〈닥터 필 쇼〉 자문위원회의 회장을 맡고 있다. 과학적인 건강관리에 관한 상담을 비롯해 40년 가까이 개인적으로나 직업적으로 늘 가까이 지내며 내게 수많은 지식을 전해주고 격려해줌에 진심으로 감사한다.

〈닥터 필 쇼〉를 책임지고 있는 칼라 페닝턴에게 감사의 말을 전한다. 그녀는 쇼에 출연하는 개인과 가족들에게 좀 더 많은 도움을 주기 위해 헌신적인 태도로 끊임없이 노력하고 있다. 특히 이 책에 대한 그녀의 아낌없는 조언과 〈닥터 필 쇼〉에서 제공하는 수많은 정보는 매우 값진 것이다.

또한 좋은 친구이자 동료인 조이 칼슨과 버드 스트리트 북스의 모든 팀에 감사의 말을 전한다. 특히 지난 2년 동안 이 프로젝트에 강한 인내심과 놀라운 열정을 보여준 리사 클라크에게 감사한다. 이 책을 세상에 나오게 한 장본인이며 연구원이자 편집자, 플래너, 주최자 등 지치지 않는 열정으로 다양한 역할을 도맡아준 그녀에게 진심으로 감사의 말을 전한다.

지금의 〈닥터 필 쇼〉를 있게 한 바탕이 되어준 절친한 친구 오프라 윈프리에게 감사의 말을 전한다. 우리 가족과 나는 언제나 그녀에게 마음 깊이 감사하고 있다.

차 례 C O N T E N T S

1부

20/20 다이어트의 기본

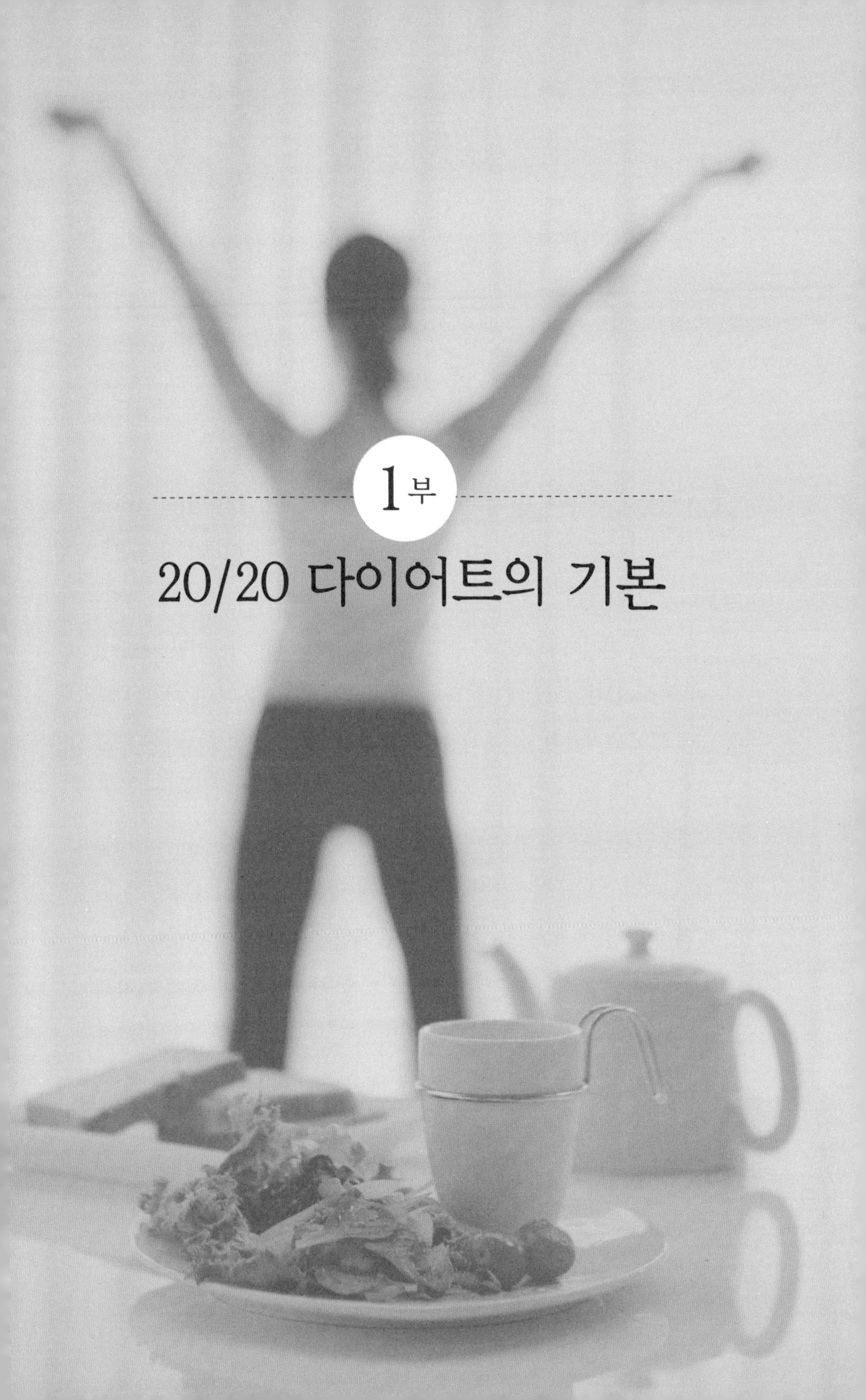

들어가는 말

인생에서 자신이 마땅히 누릴 자격이 있다고 굳게 믿는 만큼 얻을 수 있다.

― 필 맥그로

여러분이 내 이름을 보고 이 책을 구입했다면 내가 있는 그대로의 진실을 얘기하는 사람이라는 사실을 인정하고 받아들였기 때문이라고 믿는다.

물론 그 진실이 여러분이 듣고 싶지 않은 불편한 이야기일 때도 있다. 만약 여러분도 그렇게 생각한다면 그게 맞다. 여러분이 시간과 돈을 내게 투자했으므로 나는 여러분이 원하는 걸 얻기 위해서 알아두어야 하는 진실을 있는 그대로 전달해야 할 책임이 있다고 생각한다.

"선수들을 탓하지 말고 팬들을 탓해라."는 말이 있다. 나는 여러분과 한 팀이다. 나는 여러분이 지금부터 현명하고 상식적인 선수가 되길 바라며 그런 여러분을 도와 이 '체중 게임'을 함께 시작하고자 하며, 여러분이 진짜 결과를 얻을 수 있도록 도울 작정이다. 자 이제 시작해보자! 제대로 실천에 옮겨 건강한 방법으로 꾸준히 체중을 감량하고 평생 유지할 수 있는 다이어트 전략을 배워보자.

여러분은 체중과 건강에 관련해 아래의 세 가지 관점 중 하나를 선택할 수 있다.

1. 체중 때문에 자신이 겪고 있는 현실적인 문제들을 인정하지 않는다.
2. '먹고 싶은 대로 먹으면서 살 빼는 법'이라고 주장하는 속임수에 또 넘어간다.
3. 평생 써먹을 수 있는 다이어트 전략을 익혀서 건강하게 체중을 감량한다.

마지막 3번을 선택했다면 이 책은 여러분을 위한 책이다. 나는 여러분이 자신의 몸과 신체 이미지, 생활방식, 우선순위와 자아 존중감을 획기적으로 변화시킬 수 있도록 도울 작정이다. 그중에서 작은 것 하나라도 무시한다면 결과는 실패로 돌아가기 쉽다.

그러니 지금 당장, 처음부터 자기 자신에게 솔직해져야 한다. 어쩌면 겉으로는 살을 빼고 싶고, 뺄 거라고 입버릇처럼 말하지만 마음속 깊은 곳에서는 "난 절대 살을 뺄 수 없을 거야. 매번 실패만 했으니 이번에도 성공할 리가 없어. 그래도 노력하는 척이라도 하지 않으면 정말 비참하게 느껴질 거야!"라고 생각하고 있는지도 모른다. 또는 "난 너무 멀리 왔어요. 너무 늦었어요, 필 박사님! 이제 아무런 의욕도 남아 있지 않아요!"라고 생각할 수도 있다.

내 친누나인 디에나는 심한 과체중이다. 그녀는 작년에 내게 개두 마리가 미친 듯이 짖어대야 겨우 움직일까 말까 한다고 말했다. 더운 여름에 밖에 나가기라도 하면 사람들이 그늘을 찾아 자기 옆으로 모여든다며 그녀는 언제나 자신의 고통을 농담으로 가리려 했다. 물론 웃고 넘어가긴 하지만 살은 빠지지 않는다. 지금 디에나는 작년보다 더 체중이 늘었다. 그러니 이제 개가 세 마리 필요하겠지? 어이쿠! 누나에게 혼나겠네!

우리 집안사람들은 하나같이 몸무게와의 전쟁을 벌여왔다. 이번에는 작년에 몸무게가 220kg에 육박했던 내 두 조카 얘기를 해보자. 그 둘 중 한 명이 먼저 나를 찾아와 이렇게 말했다.

"필 삼촌, 전 천천히 죽어가고 있는 거나 마찬가지예요. 그야말로 은둔자처럼 살고 있어요. 간신히 숨만 쉬면서 존재하고 있을 뿐이지 이건 사는 게 아니에요. 어른인데 사회생활도 없고, 몇 년째 연애도 못 해봤고 거울을 볼 때마다 나 자신이 창피해서 미칠 지경이에요. 너무 부끄러워서 숨어 있다 보니 끔찍하게 외롭고 하루가 일주일같이 길어요. 그러면서도 늦은 밤에 패스트푸드점에 가서 먹을 걸 사다가 혼자 먹어요. 정말 한심하기 짝이 없어요. 지금 당장 떨쳐 일어나지 않으면 얼마 못 살 거란 생각까지 들어요. 가끔은 숨을 쉬기도 힘들거든요. 전 두려워요, 정말 두려워요. 이런 식으로 계속 사느니 차라리 죽는 게 낫다는 생각까지 들 정도예요. 이 상황을 바꾸고 싶어요, 진심으로 변화시킬 준비가 됐어요. 제발 절 도와주신다면 삼촌이나 저 자신을 실망시키지 않겠다고 약속할게요."

나는 조카의 절박한 진심을 느낄 수 있었기 때문에 적극적으로 조카를 도와주었다. 살을 빼는 과정에서 지속적으로 의학적인 관찰이 필요한 경우였기 때문에(극단적인 체중 감량은 반드시 의사의 관리하에 진행되어야만 한다) 조카를 오로지 건강을 회복하는 데만 신경을 집중할 수 있는 기관으로 보냈다. 그 결과 조카는 작년에 무려 90kg이나 넘게 살을 빼는 데 성공했다! 두말할 나위 없이 건강도 눈에 띄게 좋아져서 당뇨병과 고혈압 등 각종 질병 때문에 먹어야 했던 갖가지 약들도 거의 끊었다. 한 방에서 다른 방으로 움직이는 것조차 힘들어하던 조카는 이제 매일 밖에 나가 신선한 공기를 마시며 8km씩 걷고 뛸 수 있게 되었다. 골프에 푹 빠져 열심인 데다 살을 빼는 과정에서 아름다운 여성을 만나 데이트도 즐기고 있다.

반면에 220kg에 육박할 때까지의 생활습관을 바꾸지 못하고 그대로 지낸 그의 형은 어떻게 됐을까. 당연히 살이 더 찌고 말았다. 그러나 동생을 보고 자극을 받아 굳은 결심을 하고 나를 찾아왔고 그의 진심은 고스란히 내게 전달되었다. 지금까지 한 번도 내보인 적 없는 진심이었다. 마침내 그의 시간이 온 것이다.

여러분은 어떤가? 여러분도 준비가 되었나? 마침내 여러분의 시간이 왔다고 느끼나? 언젠가 지금 이 순간을 돌아보며 "이제 그만해야겠다고 느꼈던 그 순간이 언제였는지 말할 수 있어요. 나 자신을 위해 더 이상 이렇게 살 수 없다고 결심한 순간이었어요. 내 몸과 마음의 진정한 주인이 되기 위해서 나 자신의 권리를 되찾고 그토록 절실히 원했지만 번번이 실패했던 결과를 반드시 이루고야 말겠다고 다짐했던 정확한 순간을 똑똑히 기억할 수 있어요."라고 말할 수 있는 순간, 바로 지금이 그 순간이라고 확신하는가?

누구나 살다 보면 모든 것이 잘못되었다는 생각이 들고 벼랑 끝에 서 있는 듯한 절망감을 느낄 때가 있어도 모든 잘못을 바로잡을 수 있는 중대한 시기가 있다고 나는 믿는다.

지금 이 순간을 여러분의 시간으로 삼아라. 과거는 지났고 미래는 아직 오지 않았으니 지금이 유일한 순간이다. 지금이 바로 변화의 문턱이 될 수 있다. 여러분 인생의 내년은 지금 여러분이 겪고 있는 체중 문제에 어떤 행동을 취하느냐 마느냐에 따라 완전히 달라진다. 방금 내가 한 말을 다시 생각해보자. 내년은 어떻게든 지나간다. 흐르는 시간을 막을 수는 없지 않은가. 현실을 인정하지 않는다면 체중은 점점 더 증가할 뿐이다. 진짜라고 믿기에는 너무 거짓말 같은 전략을 부지런히 지킨다 해도 체중은 더 늘어날 뿐이다.

여러분이 충분히 할 수 있는 일을 하지 않고 미뤄둔 채 가만히 앉아 하루가 일주일이 되고, 일주일이 모여 한 달이 되어 또 그렇게 세월이 흘러가도록 내버려두지 말라. 여러분은 할 수 있다! 여러분 스스로가 미심쩍어할지 몰라도 여러분은 할 수 있다고 내가 장담한다. 자신의 체중 문제에 관해 어떤 행동을 취하느냐에 따라 내년이 다르게 지나갈 테니 바로 지금이 시작할 때이다.

나는 허풍을 떨면서 가만히 있어도 살이 빠진다거나 절대 어렵지 않다는 말들을 늘어놓으며 여러분을 모욕할 생각은 조금도 없다. 설사 그렇게 떠벌린다 해도 여러분 마음속으로 무엇이 진실인지 잘 알기 때문이다. 아무리 나를 믿어보겠다고 마음먹었어도 아닌 건 아니니까 말이다. 또한 여러분을 속이거나 여러분이 스스로를 속이도록 도와줄 생각은 추호도 없다. 내 조카가 그랬듯이 여러분도 반드시 생활 속에서 몇 가지를 변화시켜야 한다는 사실을 분명히 기억하길 바란다. 그렇다고 감옥에 갇힌 듯 꼼짝 못 하고 답답해하거나 끊임없는 허기와 박탈감에 시달릴 거라는 뜻은 아니다. 다만 커다란 변화들이 따라야 한다는 사실은 분명하다. 여러분이 준비가 되었을 때, 꼭 필요한 변화를 이끌어내고야 말겠다고 다짐하는 만큼 실현 가능성이 훨씬 높아진다는 사실도 깨닫게 될 터이다.

우선, 무엇보다도 영양 공급을 위한 목적이 아닌 다른 용도로 음식을 섭취하는 행동을 당장 멈춰야 한다. 축하하기 위해서, 위로받거나 즐거움을 얻기 위해, 위안을 얻으려고 음식을 찾아서는 안 된다. 음식은 기분을 달래거나 고통을 치유하는 약물이 아니다.

이 문제에 대한 해결책은 뜻밖에 매우 단순하지만 대단히 중요하다. 지금부터는 심리적인 문제는 심리적으로, 의학적인 문제는 의학적으로, 사회적인 문제는 사회적으로 해결하겠다고 동의해야 한다. 곰곰이 잘 생각해보라. 애인이 직장에서 만난 다른 여자와 바람을 피워서 여러분이 크나큰 상처를 받았다고 해도 큼지막한 아이스크림 통을 껴안고 있다고 해서 그 상처가 치유되지는 않는다! 어쨌든 여러분은 이미 그 남자가 바람둥이라는 걸 짐작하고 있었을지도 모른다.

내 말은 단순히 음식을 섭취해서 살이 찌는 게 아니라 어느 정도가 됐든 음식을 잘못된 용도로 사용했기 때문에 살이 쪘다는 뜻이다. 치즈과자가 문제를 해결하지는 않는다. 그렇게 해서 문제가 해결된다면 당장이라도 치즈과자를 팔아 백만장자가 됐을 거다! 우리는 살기위해서 먹지, 먹기 위해 사는 건 아니다. 몸에 영양을 공급하기 위해 먹지, 살을 찌우기 위해 먹어서는 안 된다. 단순한 동물들도 그 정도는 안다! 생각해보라. 한 번이라도 정말 뚱뚱한 코요테를 본 적이 있나? 포동포동 살이 오른 퓨마를 본 적은? 아니, 절대 그런 일은 없다! 이런 동물들은 훌륭한 사냥꾼이기 때문에 필요한 만큼만 먹고 각자 할 일을 한다. 퓨마는 옆 동네 사는 퓨마의 털이 더 윤이 난다거나 그 퓨마가 자기 남자친구를 만난다고 해서 사슴 한 마리를 더 잡아먹지는 않는다.

해결책 또 하나. 더 이상 어리석게 속아 넘어가지 말라! "먹고 싶은 대로 다 먹으면서 살을 뺄 수 있어요!"라고 말하는 사람들이 있다. 이게 말이 되는 소린가? 아니면 새로운 유행이라면서 '금귤 수프'나 '양배추와 골판지 다이어트'를 열심히 선전할 수도 있다. 이런 말을 무조건 다 믿는다면 여러분은 그야말로 만만한 '호갱'으로 전락하는 셈이다. 어수룩하고 속이기 쉬운 대상이 되고 싶은 사람은 아무도 없다. 여러분은 그보다 훨씬 현명하다. 잘 들어보기만 해도 뭐가 진실인지 쉽게 알 수 있지 않나? 여러분이 기꺼이 생활습관을 바꾸고 어느 정도 희생을 감수하겠다고 마음먹어야 비로소 진실이 된다. 영양 섭취 외의 다른 목적으로 음식을 먹는 습관을 고치지 못하고 끊임없이 거짓 정보에 현혹되는 실수를 계속하면 살을 뺄 수 없을뿐더러, 행여 살을 뺐다 한들 그 상태를 오래 유지할 수 있는 습관을 형성할 수가 없다. 미안한 얘기지만 이 다이어트를 시도하든 다른 다이어트 10개를 시도하든 결과는 다 똑같다. 먼저 자신에게 솔직해지지 않으면 여러분이 원하는 결과는 절대 얻을 수 없다.

여기에서 또 하나 중요한 요점은 과거의 실수와 실책에서 깨달음을 얻어야 한다는 점이다. 소 잃고 외양간 고치기라는 속담도 있듯이 지나고 난 뒤에 더 분명하게 보이는 법이다. 월요일 아침 스포츠 뉴스에 등장하는 쿼터백이 지난 경기의 문제점을 훤히 꿰고 있는 건 당연하다. 이미 경기를 치르고 난 뒤니 잘잘못을 분명히 알고 있지 않겠나!

우리에게 꼭 필요한 것이 바로 이것이다. 오랫동안 반복해온 실수들 속에서 실마리를 찾는다면 이번만큼은 제대로 해낼 수 있다. 또 다른 사람들이 흔히 다이어트에 실패하는 이유들을 보면서 여러분의 계획에 차질이 생겼던 이유들을 생각해보자. 그러다 보면 십중팔구 그 속에서 여러분 자신을 발견할 확률이 높다. 그리고 마침내 수없이 시도했음에도 불구하고 살을 빼는 데 성공하지 못한 이유가 무엇이었는지 깨달을 터이다.

그러고 나면 한 걸음 더 나아가서 미래에 대해 뚜렷한 비전을 찾아야 한다. 사실 앞으로의 인생이 어떻게 변할는지 상상하기가 쉬운 건 아니다. 오랫동안 그냥 막연히 마음속으로 생각만 해왔던 목표이기 때문이다. 그러나 마침내 성공적으로 결승선을 밟았을 때 변화된 인생이 어떤 모습일지, 어떤 냄새가 날지, 어떤 맛일지, 어떤 기분일지 분명하게 머릿속에 그릴 수 있어야 한다. 아니, 좀 더 정확히 말하면 결승선이 아니라 출발선이라고 해야 맞다. 마침내 여러분 자신이 간절히 원하고 바라는 모습을 갖추었을 때 지금까지와는 다른 새로운 세상이 펼쳐지기 시작할 테니까.

이제 좀 더 구체적으로 따져보자. 아무거나 입는 대로 옷이 다 잘 맞아서 하루 종일 옷 때문에 신경전을 펼치지 않아도 된다면 어떤 기분일까? 거울에 비친 새로운 몸매를 눈으로 확인했을 때 어떤 감정이 밀려올까? 공원에서 아이들과 마음껏 뛰어놀 수 있고 숨을 헐떡이지 않고 가뿐하게 집안일을 해내면 가족들과의 관계에 어떤 변화가 생길까? 이처럼 여러분의 일상에 찾아올 작은 변화까지 세세하게 적어보고 지금부터 내가 전해주는 도구를 가지고 머릿속에 있는 그 비전을 현실로 이끌어내야 한다.

이 책은 같은 주제를 다뤘던 첫 번째 책 ≪더 얼티미트 웨이트 솔루션The Ultimate Weight Solution≫ 이후 10여 년 만에 내는 책이다. 그 책에서는 '체중 감량을 위한 일곱 가지 핵심 요령'을 얘기했는데 이 책의 바탕에도 그 내용이 깔려 있을 뿐 아니라 ≪더 얼티미트 웨이트 솔루션≫보다 훨씬 더 많은 내용이 담겨 있다. 우리 몸이 갖가지 종류의 식품을 어떻게 처리하고 받아들이는가에 대해 새롭게 떠오르는 많은 연구와 이론들 덕분에 최신 정보들이 무수히 나와 있기 때문이다. 그중에는 과학적인 체중 관리에 있어 중요한 부분인 비만 연구에 관한 새로운 정보와 이론들도 접할 수 있다.

특히 유전 및 생화학 측면에 관련된 몇 가지 사실들은 여러분에게 깜짝 놀랄 만한 소식이 될 것이다. 지금까지 열심히 노력했음에도 몸이 전혀 반응하지 않던 이유가 무엇 때문이었는지 이해하는 데 도움을 주기 때문이다. 또 새로운 연구 결과와 이론들은 체중을 감량하는 데 도움을 줄 수 있는 특정한 식품과 운동 패턴에 관해 구체적이고 유익한 정보를 제공하고 있다. 이 부분은 특히 내가 매우 흥미롭게 생각하는 내용으로 여러분도 같은 생각을 하게 되리라 믿는다.

이와 같은 최신 정보와 더불어 오랜 세월 증명된 성공의 열쇠들을 전달하는 것이 내 목적이다. 그중에서도 다른 무엇보다 중요한 내용으로 '치유되는 느낌'을 들 수 있다. 그 때문에 음식을 영양 공급 목적 외에 다른 용도로 사용해서는 안 된다고 말한 것이다. 감정적인 욕구는 먹어서 풀려고 하지 말고 다른 적절한 방법을 찾아 해결해야만 한다. 다시 한 번 강조하지만 심리학적, 사회적, 재정적 문제와 사랑 문제를 비롯한 모든 문제는 절대 음식으로 해결되지 않는다.

또 다른 핵심 열쇠는 '올바른 사고'이다. 먼저 생각과 행동을 제대로 바로잡지 않으면 절대 몸을 바로잡을 수 없다. 절대 체중 감량에 성공할 수 없을 뿐 아니라 성공한대도 그 상태를 평생 유지하는 데 필요한 습관을 익힐 수 없다. 시중에 나와 있는 그림의 떡과 같은 다이어트와 체중 감량 제품들은 골치 아픈 체중 문제를 단번에 해결해주는 마법의 치료약이 아니라는 사실을 직시해야 한다. 나는 금방이라도 손에 잡힐 것처럼 그럴듯하게 들려서 끝없이 좇아가게 만드는 허황된 약속과 신기루 같은 다이어트들에 관한 불편한 진실을 알려줌으로써 여러분의 생각을 뒤흔들어놓을 작정이다.

신기루를 실제로 본 적 있나? 나무들도 그늘을 찾아 움직일 것처럼 뜨거운 여름날 텍사스 도로 위를 달리다 보면 차 앞쪽으로 아스팔트 도로 위에 마치 반짝이는 물웅덩이 같은 것이 보일 때가 있다. 그러나 가까워지면 감쪽같이 사라진다. 이런 걸 고속도로 신기루라고 부르는데 이는 도로 바로 위쪽의 뜨거운 공기가 굴절된 햇빛의 거울효과와 합쳐지면서 일어나는 착시 현상이다. 우리의 뇌는 눈에 보이는 대로 선뜻 몇 미터 앞에 물웅덩이가 있다고 생각하지만 이는 착시이며 환상일 뿐이다.

하지만 정말 그럴듯하지 않나? 이 물웅덩이는 심지어 반대편 차로에서 오는 차들의 모습도 반사하고 실제 물결이 흔들리는 것처럼 보이는 등 진짜 물웅덩이와 다름없어 보인다. 그러나 사실 도로는 물 한 방울 없이 메말라 있다. 우리 마음은 도대체 어떻게 우리에게 이런 속임수를 부리는 걸까?

곰곰이 생각해보면 다이어트 산업의 특정 요소들도 신기루와 별로 다를 바가 없다. 식습관과 운동, 아니면 생활방식을 바꾸지 않아도 살을 뺄 수 있다고 떠들어대는 각종 약품과 파우더, 시스템, 상품과 프로그램을 선전하는 광고들을 보면 다들 그럴듯하게 들린다.

아마 여러분도 허리 치수를 줄이고 근육을 다듬어주거나 지방을 녹인다고 주장하는 '신기루' 상품 열 가지쯤은 쉽게 떠올릴 수 있고 직접 시도해본 상품도 꽤 많으리라 생각한다. 이런 상품들은 더도 말고 덜도 말고 우리 뇌를 홀리는 데 필요한 만큼의 거짓말과 과장으로 포장하고 선전해서 우리로 하여금 착각에 빠진 상태로 선뜻 물건을 구입하게 만든다. 이미 판단력이 흐려진 우리 뇌는 하나같이 과학적인 근거를 바탕으로 만든 전문적이고 합리적인 제품이라고 여기기 때문에 마음먹고 '구입' 버튼을 눌러서 직접 시도하게 되는 것이다.

물론 몇 킬로그램쯤 살을 뺄 수도 있고 못 뺄 수도 있다. 조금이라도 살이 빠진다면 아마도 광고 내용을 믿으며 한동안 집중해서 생기는 플라시보 효과 때문일 가능성이 높다. 그러나 어느 쪽이든 얼마

지나지 않아서 미처 깨닫기도 전에 다시 예전으로 돌아가거나, 그보다 더 나빠져서 허리 주변에 살이 마구 늘어나 옷 위로 삐져나올 수도 있다. 잘못된 믿음 때문에 안심하고 무엇이든 닥치는 대로 먹었거나 게으름을 부린 결과일 터이다. 앞을 가리는 연기와 거울 장치에 속고 매우 영리한(비싼 것은 말할 것도 없고) 마케팅 전략에 영락없이 말려든 셈이다. 또 한 번 말이다.

그러나 비단 여러분만의 문제가 아니다. 오히려 그런 경험이 없는 사람이 적을 정도이다. 매년 미국인이 다이어트 상품에 지출하는 돈이 얼마나 되는지 아나? 무려 610억 달러에 이른다고 한다. 연간 610억짜리 산업인데 그중 상당수가 아무 효과 없는 '신기루' 상품이라니! 어떻게 이런 일이 가능할까?

바퀴가 굴러가지 않는 롤러스케이트나 파도의 흐름을 타지 못하는 서핑보드, 움직이지 않는 차가 있다면 그런 상품들을 계속 구입할 리가 없다. 얼마나 화가 나겠는가! 그러나 효과 없는 다이어트 상품은? 계속 사들인다! 수백만 명이 수백억 달러를 쓰기 위해 길게 줄을 서 있는 셈이다. 사람들이 쉽게 문제를 해결할 수 있는 마법의 총알을 얼마나 간절히 원하는지 짐작하고도 남는다.

아마 여러분도 TV 광고에서 연예인이 등장해 날씬한 몸매를 뽐내며 특정 다이어트 프로그램이나 상품을 광고하는 모습을 자주 봤을 터이다. 그 사람들이 얼마나 많은 돈을 받고 살을 빼는지 한번 맞혀보라. 평균적으로 대략 50만 달러에서 300만 달러에 이른다. 여러분도 살을 빼서 몇 백만 달러를 벌 수 있다면 톱밥만 먹고 러닝머신 위에서 살다시피 해야 한대도 기꺼이 감수할 게 분명하다.

그러나 실제로 그런 제안이 들어오기 전까지는 더 이상 쉽게 흔들리지 말고 강해져야 한다. 여러분이 사용했던 그런 '신기루' 체중 감량 상품과 프로그램들은 살을 빼는 도구가 아니라 속임수에 불과하다. 어쩌면 여러분은 체중에 지나치게 집착해서 오랫동안 강박적으로 다이어트를 해왔을지도 모른다. 집착은 머릿속에서 일어나는 생각이고, 충동은 행동이며 우리는 강박적 다이어트라는 장애를 가지고 있는 세대이다. 우리는 왜 이런 미친 짓을 멈추지 못하는 걸까?

살은 빼는 것보다 찌는 게 훨씬 더 쉽고, 진짜 효과가 있는 다이어트 방법을 찾는다면 그 방법을 따르는 동안 자연히 살이 빠져야 한다는 사실을 분명히 알고 있어야 한다. 평생 얼토당토않은 다이어트들을 전전하며 시간을 허비하고 싶은지 진지하게 생각해보라. 솔직한 대답은 "아니, 절대 그렇지 않다."여야 한다. 다이어트를 하는 동안에는 살이 빠질 수 있지만 다이어트를 멈추면 다시 살이 찌기 십상이다. 실제 생활방식은 하나도 바꾸지 않았기 때문에 일시적인 효과가 있을 뿐 계속 지속되리라 기대할 수 없다.

여러분이 신기루 같은 다이어트를 그만 좇고 마침내 올바른 길에 들어서서 체중 감량 달성에 필요한 습관을 익히고 평생 유지할 수 있도록 돕는 것이 내 목적이다. 한마디로 요약하면 도저히 믿기지 않을 만큼 완벽하고 좋은 내용이라고 생각된다면 믿지 않는 게 옳다. 다이어트 때문에 온 세상이 시끌벅적하다. 말 그대로 매주 새로운 '이 주의 다이어트'가 나올 정도니 얼마나 관심도가 높은지 알 수 있다! 이제는

직감에 귀를 기울여라

'미국 소비자 보호'를 모토로 하는 정부 기관인 연방거래위원회(Federal Trade Commission, FTC)는 사실이라고 믿기에는 의심스러운 체중 감량 관련 과장 광고들에 촉각을 곤두세워줄 것을 대중매체에 당부했다. 공중파 방송에서 체중 감량 상품 광고를 내보내기 전에 '직감적인 판단'을 거쳐야 한다고 권장했는데, 이는 우리가 허위와 과장이 난무하는 체중 감량 상품 광고에서 쉽게 접할 수 있는 내용들이다. 그러나 불행히도 모든 매체가 이러한 권장사항을 철저히 따르지 않기 때문에 믿기 힘든 내용을 떠벌리는 각종 선전과 해설식 광고, TV 코너 등이 여전히 사라지지 않고 있다.

내가 볼 때는 이들 직감적인 판단의 내용이 꽤 합리적이고 효과적이므로 여러분도 이 내용들을 머릿속에 담아두면 도움이 되리라 생각한다. 돈만 낭비하게 만들고 때로는 건강까지 해칠 수 있는 터무니없는 상품들에 더 이상 속아 넘어가지 않기 위해 다음과 같은 내용들을 주장하는 체중 감량 상품은 주의하도록 하자.

1. 다이어트나 운동을 하지 않고도 한 달이나 그 이상의 기간 동안 일주일에 약 1kg씩 빠진다고 선전하는 상품
2. 섭취하는 음식의 종류나 양에 상관없이 상당한 체중 감량 효과가 있다고 선전하는 상품
3. 소비자가 상품 사용을 중단한 뒤에도 체중 감량이 지속된다고 선전하는 상품
4. 지방이나 칼로리 흡수를 막아서 상당한 체중 감량 효과를 볼 수 있다고 선전하는 상품
5. 4주나 그 이상의 기간 동안 일주일에 약 1.5kg 이상 안전하게 살을 뺄 수 있다고 선전하는 상품
6. 누구나 상당한 체중 감량을 경험할 수 있다고 선전하는 상품
7. 몸에 착용하거나 피부에 바름으로써 상당한 체중 감량 효과를 경험할 수 있다고 선전히는 상품

위와 같은 내용을 앞세워 선전하는 체중 감량 상품, 보조제, 약품, 붙이는 상품, 크림, 랩 등은 여러분에게 바가지를 씌우려는 상술에 불과하다고 보면 된다. 단숨에 체중 감량을 해결하는 마법의 총알이나 하룻밤 사이의 기적 따위는 존재하지 않는다. 건강하고 균형 잡힌 식사와 적절한 운동 전략이 포함되지 않고는 안전한 체중 감량을 달성할 수 없다. 더 말할 가치도 없다!

바보처럼 끌려 다니거나 속아 넘어가지 말자.

그러나 시중에 나와 있는 모든 다이어트와 운동 플랜이 다 사기라는 말은 아니다. 물론 성공할 수 있는 건강한 체중 감량 프로그램들도 많다. 어쩌면 건강한 체중 감량 프로그램을 성실하게 따라 했음에도 실패를 맛봤을 수도 있다. 그 이유는 무얼까? 그것이 내가 이 책을 쓰기 위해 자료 조사를 시작했을 때 궁금했던 부분이다. 어떤 것이 효과가 없는 이유를 알아내는 것은 효과가 있는 이유를 알아내는 것만큼이나 중요하다.

토머스 에디슨이 어떻게 전구를 발명하게 되었는지 알고 있나? 그는 전구를 발명하기 위해 천 번도 넘게 시도했다가 실패하기를 거듭했지만 "난 실패하지 않았다. 다만 효과 없는 만 가지 방법을 알게 되었을 뿐이다."라는 유명한 말을 남겼다. 그러고 나서 수많은 시행착오에서 얻은 정보를 바탕으로 마침내 어떻게 해야 성공하는지 알아냈다. 빙고! 덕분에 온 세상이 환해졌다. 과거의 실패를 통해 깨달음을 얻은 대표적인 사람을 꼽자면 에디슨이 좋은 예이다! 이제 여러분도 과거의 모든 실패와 잘못에서 배울 점을 찾게 될 테니 에디슨과 비슷한 길을 가는 첫발을 내디딘 셈이다.

만약 체중 문제로 어려움을 겪고 있고 도움을 얻고자 이 책을 구입했다면 아마도 오랜 세월 비만이었을 터이며, 다 기억하지 못할 정도로 여러 차례 살을 빼려고 시도한 경험이 있으리라 짐작한다. 나는 사람들이 서로의 경험으로부터 배울 수 있는 기회를 마련하고자 내 TV 프로그램의 시청자들과 소셜 미디어 팔로어 등 수천 명을 대상으로 전국적인 조사를 실시했다. 그 결과 40.3%가 다이어트로 살을 빼는 데 성공했지만, 90일에서 1년 사이에 100% 도로 살이 쪘다는 사실을 알 수 있었다.

나는 정말 궁금했다. 사람들이 무수히 다이어트에 실패하는 이유는 과연 무엇일까? 그래서 무엇이 가장 큰 걸림돌이었는지 물어보았다. TV에 나오는 각종 광고들은 하나같이 실패하는 이유는 말하지 않고 모든 게 얼마나 효과적이고 좋은지만 떠들어댄다. 그러나 여러분은 진실을 알아야 할 권리가 있으므로 내가 두 팔을 걷어붙이고 진실을 찾아 나섰다.

그 결과 사람들이 다이어트에 실패하는 일곱 가지 주된 원인을 추릴 수 있었고 우리가 제시하는 다이어트 플랜은 그 원인을 해결하는 데 도움을 준다고 감히 장담할 수 있다. 그 일곱 가지 원인은 다음과 같다.

1. 공복감: 늘 배가 고픈 상태라서 지치고 힘들다. 그래서 결국 집어치운다.

2. 음식에 대한 갈망: 짭짤하거나 달콤한 맛 노는 새콤한 맛 등 특정한 맛을 계속 떠올리며 갈망한다. 그래서 결국 집어치운다.

3. 구속당하는 느낌: 다이어트를 하느라 외식도 못하고, 아무 데도 못 가고, 아무것도 할 수 없다는 느낌을 받는다. 더불어 먹어야 할 것과 먹지 말아야 할 것, 먹어야 할 때와 먹지 말아야 할 때를 일일이 신경 쓰고 전전긍긍하느라 식품에 대한

관심이 온통 먹는 것에만 집중된다. 그래서 결국 집어치운다.

4. 비현실성과 비용: 일과 육아, 스트레스, 사회생활을 감당하면서 다이어트까지 하는 건 불가능하게 느껴진다. 어렵게 시작했다가도 너무 복잡하고 비싼 데다 칼로리나 영양적인 가치도 따져야 하는 다이어트를 계속할 엄두가 나지 않는다. 그래서 결국 집어치운다.

5. 지루함: 매일매일 똑같은 음식을 먹는 게 지겹다. 그래서 결국 집어치운다.

6. 유혹: 실패 없는 환경과는 거리가 멀고 갖가지 먹을거리가 즐비한 환경 속에 있으므로 수시로 음식을 탐하는 식욕을 거스르지 못한다. 그래서 결국 집어치운다.

7. 들쑥날쑥한 결과와 정체기: 체중 감량이 꾸준히 이루어지지 않아 낙담한다. 아니면 잠깐 동안 살이 빠지는가 싶더니 이내 별다른 진전이 없이 다시 제자리걸음이다. 그래서 결국 집어치운다.

집어치우는 이유도 많다! 그러나 앞으로 나와 여러분이 좋은 관계를 유지하면 이런 일곱 가지 문제를 해결할 수 있다. 수많은 사람들이 체중 감량 목표 달성에 실패하게 되는 이런 일곱 가지 원인에 영향을 받지 않는 플랜을 고안하는 게 매우 중요한 부분이었으며 그렇게 완성된 다이어트가 바로 이 책에 나오는 플랜이다.

다이어트에 성공하려면 '집어치우게 만드는' 일곱 가지 자극을 제거해서 여러분이 다음과 같은 경험을 할 수 있어야 한다.

- 공복감이 줄고
- 음식에 대한 갈망이 줄어들고
- 구속받는 느낌이 사라지고
- 일상생활에서 쉽게 할 수 있고
- 지겹지 않아야 하고
- 실패 없는 환경이어야 하며
- 꾸준한 체중 감량을 돕고 정체기를 잘 넘길 수 있게 도와주는 시스템이어야 한다.

이 모든 게 가능하기는 할까. 앞서 말했듯이 《더 얼티미트 웨이트 솔루션》이 나온 후 10년 사이에 새로운 연구 조사와 이론들이 속속 등장한 덕에 이런 일곱 가지 문제를 해결하는 데 필요한 많은 정보를 얻을 수 있었다. 특정 음식과 운동 패턴이 우리의 몸과 마음에 미치는 영향에 관한 새롭고 유익한 정보들이 계속 쏟아져 나오고 있으며 흥미로운 내용들도 많다. 나는 여러분이 바로 오늘 체중 감량의 여정을 시작해 평생 유지하는 데 도움을 주고자 이러한 정보들을 바탕으로 여러분의 실생활에 쉽게 적용할 수 있는 유용하고 실질적인 팁들을 이 책에 담았다.

플랜을 시작하면 우선 20/20 식품이라고 부르는 20가지 주요 식품을 먹게 된다. 계속 진행 중인 연구 조사들에 따르면 이 식품들은 다음과 같은 특징을 가지고 있다.

☑ 우리 몸의 열 생성을 증가시키는 데 도움을 준다.

☑ 먹었을 때 포만감을 느끼게 하므로 여전히 배고픈 상태로 식탁을 떠나는 일이 없다. 너무 배가 고파서 자기 갈비뼈라도 구워 먹을 것 같은 기분이라면 어떻게 될까? 집어치운다! 그런 기분이 아니라면 집어치우지 않는다!

☑ '시간지속형' 효과가 있다. 즉 먹은 후에 포만감이 좀 더 오래 지속되기 때문에 죽을 것처럼 배가 고프지도 않고 도넛을 볼 때마다 침을 흘리지 않는다.

이것은 다만 시작에 불과하다. 이 밖에도 새 이론들을 바탕으로 빠르고 효과적이며 체중 감량 목표 달성에 많은 도움이 될 운동 패턴도 실어놓았다. 이 플랜의 기본 요점과 그 뒷받침이 되는 연구 조사 내용은 나중에 더 자세히 다루기로 하자.

이 책을 통해 내가 할 일은 이런 일곱 가지 문제들을 해결하는 것이고, 여러분이 할 일은 과식하는 현실적인 이유를 솔직하게 인정하고 체중 감량을 통해 건강해져야 마땅하다고 굳게 믿는 것이다. 스스로 믿기 시작하면, 진심으로 자신이 더 나은 것을 누릴 자격이 있다고 믿기 시작하면 자기 자신을 위해 더 좋은 것, 더 나은 것을 찾아가기 마련이다. 반대로 그렇게 믿지 않으면 달라지거나 나아지는 건 아무것도 없다. 그런 이유에서 이번 장 맨 처음에 "인생에서 자신이 마땅히 누릴 자격이 있다고 굳게 믿는 만큼 얻을 수 있다."라는 말을 넣었다.

나는 이 책을 통해서 여러분에게 진실을 말하고 싶다. 나머지는 이미 설명했으니 이제 가장 중요한 부분을 알려주고자 한다. 선택은 여러분에게 달려 있다. 식습관이나 운동을 무시하고도 원하는 대로 살을 뺄 수 있다고 선전하는 여러 상품과 프로그램을 할 만큼 해보고 그 순간에는 날아갈 듯 가뿐한 기분을 느낄 수 있지만, 6개월 뒤에는 이전과 똑같은 몸무게에 머물러 있거나 그보다 더 살이 찔 수도 있다. 아니면 내 말에 따라 의식적으로, 행동적으로, 환경적으로, 사회적으로, 영양학적으로 어떻게 해야 하는지 배우고 익혀서 건강한 체중을 평생 유지할 수 있는 습관을 몸에 익히는 방법이 있다. 명쾌한 시각으로 여러분의 목표를 직시할 수 있으며, 자신의 목표를 명쾌하게 직시할 수 있다면 분명히 달성할 수 있다.

이제 한배를 탔으니 출발해보기로 하자.

1장

다른 다이어트와 다른 점

위대한 성공은 충동적으로 이루어지는 것이 아니라
작은 노력이 모이고 모여서 이루어진다.

— 빈센트 반 고흐

한마디로 말해서 체중 관리는 매우 신경 쓰이는 일이다. 날렵하고 재빠른 사냥개 그레이하운드처럼 태어날 때부터 활발한 신진대사 능력과 탄탄한 체형을 타고난 '유전자 로또 당첨자'들이라면 모르겠지만 대부분의 보통 사람들(물론 나를 포함해서)은 평생 체중 증가의 가능성을 안고 살아가기 마련이다.

나로 말하자면 갓 튀긴 감자튀김 옆을 스쳐 지나가거나 초콜릿 케이크 냄새만 맡아도 그 자리에서 4.5kg이 불어나는 사람이다! 좀 과장이 섞이긴 했지만 쉽게 과체중이 될 수 있는 유전적인 성향을 갖고 태어난 데다가 특정 음식의 냄새를 맡으면 뇌에서 특별한 작용이 일어나 냄새만으로도 그 음식을 섭취한 것과 같은 효과를 일으킨다는 전문가들의 진단도 받았으니 절대 거짓말은 아니다. 한마디로 말해서 내몸은 '체중 감량을 거부하는' 체질이며 어쩌면 여러분도 그럴 수 있다.

그러나 여러분이 이 기준에 들어맞는 소수에 속한다고 해도 남들과는 조금 다른 조건에 처한 것일 뿐이므로 그것을 과체중에 대한 변명으로 내세울 수는 없다. 이 부분에 대해서는 나중에 더 자세히 다룰 것이다.

의학적인 이유로 살을 빼기 어려운 사람이든 아니든 간에 끝없이 돌아가는 회전목마에 올라타기라도 한 것처럼 계속해서 다이어트를 반복하지만 실질적인 성공을 거둔 적이 없다고 느끼는 사람들이 대부분일 것이다. 그렇지 않은가?

어느 날 갑자기 느닷없이 비행기를 조종해야겠다는 결심을 하고 무턱대고 조종석에 올라갔다고 생각해보자. 어찌어찌 해서 겨우 비행기를 이륙시키자마자 곧장 땅으로 곤두박질치고, 또다시 조종석에 올라가 이륙하자마자 곤두박질친다. 이렇게 같은 과정을 여러 번 반복하면서 한 팔에 부서진 비행기 잔해를, 또 한 팔에 부러진 나뭇가지를 끼고 절뚝거리며 걸어 나오다 보면 어느 순간 문득 이런 생각이 들지 않을까. "이 멍청아, 다시 똑같은 짓을 반복하기 전에 나는 법부터 배워야 할 거 아니야!" 그래도 혹시나 하는 마음에 또 한 번 그대로 조종석에 올라간다면, 결과는 마찬가지이다.

이처럼 뻔한 패턴이 반복되는 이유는 한 가지, 곤두박질치는 방법만 알고 있기 때문이다.

여러분도 체중을 줄이기 위해 애를 쓰고는 있지만 위와 똑같은 패턴을 반복하고 있지는 않은가? 다이어트를 시작했다 실패하고, 시작했다 실패하기를 거듭 반복하고 있지 않은가? 광고마다 내세우는 실패 없는 다이어트라는 문구야말로 대표적인 거짓말인 셈이다. 그러나 지금부터라도 모두가 실패를 멈추고 다이어트에 성공하기를 바란다. 비록 소 잃고 외양간 고치는 격일지라도 이제라도 끝없이 곤두박질치는 이유를 찾아내서 자신에게 유리하게 사용한다면 더 이상 실패를 반복하지 않을 가능성이 매우 높아진다. 내가 입버릇처럼 하는 말이 있다. 승자와 패자의 차이는, 패자는 하지 않는 것을 승자는 한다는 것이다. 물론 어려운 일이며 온 힘을 쏟아야 하지만, 이제는 승자가 되는 길을 선택할 때이다.

짧은 시간에 살을 뺄 수 있다는 헛된 환상을 심어주는 다이어트에 현혹되지 말아야 한다는 건 누구나 알고 있다. 이제 그런 다이어트가 실패하는 이유를 정확히 따져봐야 할 때이다. 지금부터 서론에서 언급했던 설문조사를 통해서 추려낸 다이어트의 '불편한 진실' 일곱 가지를 차근차근 살펴보기로 하자. 이것은 여러분이 계속해서 다이어트에 실패하는 이유로 꼽는 요인이기도 하다. 일곱 가지 진실에 대해 하나하나 설명하고 나서 평생 지속할 수 있는 습관을 통해 극복할 수 있는 방법도 덧붙였다.

다이어트에 관한 불편한 진실 7가지

공복감

사실 배가 고프면 먹는 게 당연하다. 만족스럽지 않은 상태로 식사를 마친다면 저녁식사 시간이 됐을 때는 벽지라도 뜯어먹을 정도로 허기진 상태가 되고, 이는 곧바로 폭식으로 이어지기 십상이다. 공복감에 시달린 사람들은 마침내 음식을 마주했을 때 앙갚음이라도 하듯 앞뒤 가리지 않고 흡입하기 때문이다. 인간은 누구나 살아남기 위해 본능적으로 먹게 돼 있다. 그러니 본능을 거스르는 굶는 다이어트, 늘 배고픔에 시달리는 다이어트는 시작부터 문제가 있는 방법이다. 인간의 본능에 저항하는 다이어트라니, 처음부터 심각한 결함을 안고 있는 셈이다.

이런 방법을 따르면 본능에 충실한 행동을 하는 것에 죄의식을 느끼게 되고, 그러한 죄의식(정상적인 행동을 했는데도 느껴야 하는 불필요한 감정)은 결과적으로 의욕과 자존감을 몰아내고 여러분 마음속에 상처를 입힌다. 그래서 결국 무너져 내리고 만다. **결과: 실패**

나는 이 플랜으로 고통스럽고 참기 힘든 공복감에서 벗어날 수 없다는 느낌이 들지 않도록 여러분을 해방시켜주고 싶다. 이해하기 어려운 일도 아니다. 배고프면 뭔가 먹을 것을 찾는 것은 자연스러운 현상이다. 그런데도 다이어트를 하는 동안 굶주림에 시달리면 안 된다는 지극히 당연한 사실을 고려하는 사람이 없다니! 여러분이 가장 먼저 배워야 할 내용은 신체적으로 느껴지는 진짜 공복감(우리 몸이 영양분을 필요로 하는 상태로 정의할 수 있는)과 어떤 자극이나 감정, 그 밖의 다른 이유로 느껴지는 '정신적인 허기'를 구분하는 방법이다. 이는 가장 기본이 되는 부분이다.

여러 번 말했지만 자기 몸에 신경을 집중해서 몸이 무엇을 필요로 하는지 살피고 감정적인 욕구는 감정적으로, 신체적인 욕구는 신체적으로 풀어야 한다. 일단 여러분이 느끼는 욕구가 어느 쪽인지 정확히 파악하고 그에 따라 적절히 대처하는 법을 배우고 나면 이 싸움에서 이미 90% 정도 이긴 셈이다. 책의 중간쯤 가면 내가 만든 공복감과 포만감 등급표가 실려 있다. 이는 여러분의 몸이 실제로 음식을 필요로 하는지, 아니면 어떤 자극이나 습관에 따른 반응으로 가짜 허기를 느끼는 것인지 판단하는 데 도움을 주는 매우 유용한 도구이다. 후자의 경우라면 그 욕구에 굴복하거나 스스로를 망가뜨리지 않고 해결하는 방법도 찾을 수 있다.

영양학적인 측면에서 봤을 때 체중을 감량하기 위해서는 당연히 지금의 식사량을 줄여야 할 필요가 있다. 그러나 현재 섭취하고 있는 엄청난 식사량을 체중 감량을 위해 건강하고 적절한 양으로 줄인다고 해서 반드시 그만큼의 공복감에 시달려야 하는 건 아니다. 어떻게 그럴 수 있냐고? 단순히 적게만 먹어야 하는 양의 문제가 아니라 올바른 식품을 더 많이 섭취하는 방법이기 때문이다. 그래서 이 플랜을 고안하는 데 참여한 영양학자들은 다양한 최신 이론과 새롭게 떠오르는 연구 조사 결과를 면밀히 분석한 결과, 식사시간에 좀 더 포만감을 느낄 수 있고 식사 후에도 포만감을 꽤 오랫동안 유지시켜주는 식품들을 찾아냈다. 덕분에 이 플랜에 준비된 식단에는 신체적으로 진짜 공복감을 느낄 때 먹을 수 있는 음식이 많으므로 염려하지 않아도 좋다. **결과: 성공**

음식에 대한 갈망
한때 약물중독이었던 사람이 완전히 약물 사용을 딱 끊으면 금단

현상을 느낄 수 있다. 모르긴 해도 이 다이어트를 시작하는 여러분도 다른 종류의 '약물', 즉 설탕이나 단순탄수화물, 소금, 지방에 중독되었을 가능성이 높다. 그러나 태어날 때부터 다디단 빵이나 기름범벅인 칩을 갈망하는 사람은 아무도 없으므로 이는 모두 후천적으로 배우는 입맛이다. 하지만 바꿔 생각해보면 좋은 소식이기도 하다. 나는 우리가 배워서 익힌 모든 것은 의도적으로 잊어버릴 수 있다고 믿는 사람이다.

물론 이런 사실을 전혀 고려하지 않는 다이어트들도 있다! 이는 수영하는 법을 가르쳐주지도 않은 채 깊은 물웅덩이에 여러분을 던져놓은 셈이다. 여러분 스스로 알아서 망설임 없이 온갖 식품 중독을 딱 끊을 거라고 기대하고 그 이후에 몰아칠 음식에 대한 갈망을 어떻게 대처하고 넘겨야 하는지에 대해서는 아무런 설명이나 조언도 없다. 그러니 결국 강한 식탐 앞에 무릎을 꿇는 건 시간문제이며 기다렸다는 듯 폭식으로 이어지기 쉽다.

정신을 차려보면 어느새 세 번째로 24시간 편의점으로 달려가 '편리한' 식품을 사 나르거나(쉽게 말하면, 커다란 나무를 순식간에 갈아버리는 톱밥 제조기처럼 게걸스럽게 먹어치우고 일주일이 지나도 소화시킬 수 없는 위장 폭탄을 마구집어 삼키는 셈이다), 한밤중에 일어나 좀비 같은 모습으로 부엌으로 걸어가 닥치는 대로 먹어치우고 있는 자신을 발견할 수도 있다. 자정이 지나서 뭔가를 먹으면 괴물로 돌변하는 영화 속 돌연변이 그렘린과 다를 바가 없다! 약물중독자와 마찬가지로 음식을 향한 끝없는 갈망 앞에 속수무책으로 아무런 방어 능력이 없음을 느

끼게 된다. **결과: 실패**

처음에는 어느 정도 금단현상을 느낄 수 있지만 며칠만 잘 참고 넘기면 그 강도는 점점 약해진다. 그러나 이런 사실을 알려주는 다이어트들은 별로 없다. 심리적인 중독이든 신체적인 중독이든 시간이 지나면 어느 정도 약해지기 마련이지만, 그 사실을 모르기 때문에 여러분은 끝이 없고 희망이 보이지 않는 절망감에 휩싸일 수 있다.

몇 년 전 이런 실험이 있었다. 한 그룹의 실험 대상자들에게는 실험이 끝날 때까지 고통스러운 자극을 경험할 것이며 실험이 끝난 후에는 그 대가로 10달러를 주겠다고 말했다. 또 다른 실험 대상자 그룹에도 똑같은 얘기를 했지만, 비상 단추가 있어서 실험 중 도저히 고통을 참을 수 없을 때 누르면 고통이 중단된다고 알려주었다. 그 결과 스스로 고통을 중지시킬 수 있다는 사실을 알고 있는 그룹이 실험이 끝난 후 보상이 있다는 사실만 알고 있는 그룹에 비해서 4~5배 이상의 고통을 참아냈다. 음식에 대한 갈망도 마찬가지이다.

그래서 이 플랜을 통해 그런 갈망을 누그러뜨리는 데 도움이 되는 특정 식품들을 알려주고 극복할 수 있도록 도와줄 작정이다. 후천적으로 건강에 해로운 음식들을 접하고 그 맛을 배우게 되었지만 미각은 여러분의 노력으로 충분히 바꿀 수 있다. 일단 그렇게만 되면 과거를 돌아보며 "이런 세상에, 내가 여태 이런 음식을 먹었다니!"라고 생각하게 된다. 입에서 살살 녹는다고 생각했던 모닝 페이스트리가 너무 달아서 구역질날 것 같은 지방 덩어리로 느껴질 수 있다. 나는 여러분이 강력한 통찰력으로 그런 경지에 이를 수 있게 돕고, 그 과정에서 음식에 대한 갈망을 다스리는 데 도움이 되는 특정 식품들을 섭취하도록 권장해서 그런 갈망을 달랠 수 있게 할 작정이다. **결과: 성공**

구속당하는 느낌

어떤 다이어트들은 결단코, 절대, 무슨 일이 있어도 먹어서는 안 되는 '금기' 식품 목록(그것도 아주아주 길다!)을 제시한다. 결론부터 말하면 그런 전략은 실패로 이어지기 십상이다. 왜 실패하게 되는지 생각해보자. 다이어트를 시작하면서 구속당하는 느낌이 들면 참을 수 없는 다이어트의 감옥에 갇혀 앞으로 빵 한 쪽, 스테이크 한 번 먹을 수 없을 거라는 기분이 든다. 그러면 마치 벌을 받고 있는 것 같고, 친구들과 어울려 외출하기도 어렵고, 휴일을 즐기거나 휴가를 갈 수도 없다는 생각에 비참해진다. 마치 인생에서 즐거운 일이 모두 사라진 것처럼 '다이어트'를 하고 있기 때문에 모든 걸 포기해야 한다는 느낌이 든다. 바로 그때 반항의 씨앗이 여러분의 마음에 뿌리를 내리기 시작한다.

한편 특정 식품을 금기시하는 다이어트를 할 때는 그런 금기 식품을 먹으면 뭔가 '나쁜 짓'을 하고 있다는 생각에 감정이 훨씬 너 고조될 수 있다. "쉿, 내가 지금 컵케이크를 먹고 있는 걸 아무한테도 말하면 안 돼!"라고 생각하며 순식간에 컵케이크를 집어삼키고는 아무도 모르게 규칙을 어겼다는 짜릿한 흥분감을 즐길 수 있다. 마치 스릴을 찾고 반항하는 십대 청소년처럼 엄격한 제재에 반항하면서 금세 나쁜 습관으로 되돌아간다. **결과: 실패**

나는 엄격히 금지된 '노노' 식품들을 적은 길디긴 목록을 내밀며 여러분을 옭아매려고 할수록 이 플랜에 반항심만 갖게 된다는 걸 잘 알고 있다. 기회만 있으면 어떻게든 그만둘 구실을 찾는 마음을 이해하기 때문이다. 그래서 나는 오히려 완벽하거나 절대적이어야만 살을 뺄 수 있는 게 아니라는 사실을 알려주고 싶다. 누구도 완벽할 수는 없으며 그걸 목표로 삼을 생각이라면 곧 실패하고 만다.

이 책에서 제시하는 플랜을 따르는 데 필요한 것은 성실함이다. 그 말은 대부분의 시간 동안 플랜을 착실하게 따라야 한다는 말이지 매일 일분일초도 빠짐없이 완벽하게 지켜야 한다는 뜻은 아니다. 그렇다. 체중 감량을 달성하기 위해서는 기꺼이 변하겠다는 굳은 마음가짐과 열린 사고방식이 필요하며, 어떤 특정 음식은 입에 대지도 말라는 절대적인 금기는 없다.

사실 이 플랜에는 합리적인 탐닉이라는 시스템이 포함되어 있어 여러분에게 죄의식을 남기지 않는다. 여러분은 이제 자신과 자신의 식습관에 새로운 패턴을 정립해서 시간이 지나도 계속 이어가야 한다. 물론 가끔씩 살짝 경계선을 넘는 일이 발생하겠지만 그렇다고 세상이 무너지지는 않는다. 그래서 반항심을 품고 플랜을 집어치우는 일은 일어나지 않는다. **결과: 성공**

비현실성과 비용

어느 날 신문에서 "믿을 수 없는 비극: 새끼 때부터 키운 애완 늑대에게 공격당해 심각한 상처를 입은 남자"라는 기사를 본다면 나는 이해할 수 없는 상황에 고개를 저을 게 분명하다.

"'애완'과 '늑대'를 어떻게 같이 사용할 생각을 하지? 더구나 사람이 늑대에게 공격을 당한 게 그렇게 놀랄 일인가?"

이성적으로 생각해보자. 늑대는 오랜 옛날부터 본성이 사납고 거친 육식성 포식동물이다. 그런데 어떤 바보 같은 남자가 새끼 늑대를 발견하고 집으로 데려가 강아지처럼 재주도 가르치며 정성껏 키웠다. 어느 날 남자가 평소보다 조금 늦게 집에 돌아오는 바람에 굶주렸던 늑대는 남자를 보자마자 달려들어 저녁거리로 삼아버렸다. 왜냐고? 모든 생명체는 자신의 본성으로 되돌아가는 성질을 가지고 있기 때문이다. 그 늑대는 필요하다고 느꼈기 때문에 뼛속 깊숙이 박혀 있는 본성에 따라 행동했을 뿐이다.

인간도 핵심적인 습관과 가치, 믿음, 행동이 몸 안에 깊숙하게 자리 잡고 있다. 물론 새로운 자리로 옮길 수는 있지만 곧 원래의 익숙한 자리로 되돌아가기 십상이다. 그러므로 여러분의 생활 패턴과 상당히 거리가 먼 뭔가를 요구하는 다이어트를 하게 되면 얼마 못 가서 이미 깊숙하게 자리 잡고 있는 원래의 습관으로 돌아가기 쉽다. 예를 들어 다이어트 때문에 식구들과 함께 식사를 할 수 없다거나 외식을 할 수 없을 때, 또는 생활 스케줄과 어울리지 않는 애매한 시간에 식사를 해야 할 경우를 들 수 있다. 이런 현상을 '본능에 따른 이동'이라고 한다.

이는 우리가 먹는 음식뿐만 아니라 운동에도 적용되는 개념이다. 나의 경우를 예로 들어보자. 내게 몸을 움직여 운동하고 싶은 마음이 들게 하려면 발레는 통하지 않는다. 그건 내 본능과는 전혀 상관없는 분야이기 때문이다. 내가 토슈즈를 신고 투투 치마를 입은 모습이 상상이나 되나? 있을 수도 없는 일이다. 그러나 점수를 기록하는 사람이 있고 게임과 공이 연관된 어떤 스포츠 경기에 나가 겨뤄보라고 하면 내 안에 잠재된 경쟁심과 남자다움을 중시했던 어린 시절의 기억을 자극할 수 있다. 그러니 나는 핫 요가나 필라테스 수업이 아니라 테니스 코트가 제격인 사람이다. 마찬가지로 여러분을 본성에서 멀리 떨어뜨리려 하는 다이어트는 일이 주일 정도는 효과가 있을지 몰라도 결국 빠른 속도로 원래의 자리로 되돌아가기 쉽다.

더구나 안 그래도 바쁜 생활에 부담을 줄 만큼 벅찬 다이어트도 별 효과가 없다. 매일 아침 눈을 뜨자마자 특별한 차를 마셔야 하고, 먹어야 할 음식과 먹지 말아야 할 음식 목록을 외우고, 하루 종일 음식의 무게와 칼로리를 계산해서 준비한 '미니 음식'이 담긴 타파웨어 용기를 여러 개 가지고 다니면서 씨름해야 한다면 그야말로 다이어트 때문에 하던 일을 그만둬야 할지도 모른다! 아니면 훈련받은 군인도 따라 하기 어려운 운동법을 위해서 값비싼 운동기구 구입(이거야말로 빨간불이다)을 요구할 수도 있다. 이미 눈코 뜰 새 없이 바쁜 생활 속에 자연스럽게 스며들지 못하고 온 정신을 집중해야 하는 부담을 주는 다이어트라면 도저히 오래 이어질 수가 없다. **결과: 실패**

나는 여러분이 지금과 같은 과체중에 이르게 한 습관으로 되돌아가지 않도록 막고 이와 같은 비현실적인 문제를 해결하려면 각자의 생활 패턴에 맞출 수 있는 균형 잡힌 플랜을 제공해야만 한다고 생각한다. 여러분의 하루하루가 빛의 속도로 지나가고 있음을 잘 알고 있다.

언제나 고, 고, 고의 상태로 쉴 새 없이 움직이는데도 시간은 늘 모자란다. 아침식사 칼로리 계산에 지방 함유량을 제대로 맞췄는지 따져보는 건 고사하고, 정신없이 챙겨 나오느라 현관문을 제대로 잠갔는지 분명히 기억나지 않을 지경이다.

그런 여러분에게 다이어트를 위해 비현실적이고 많은 시간이 필요한 '할 일' 목록을 내밀어봐야 무용지물이고 결국은 반감만 품게 될 것이 거의 확실하므로 그럴 생각은 추호도 없다. 그 대신 30초 전략, 간단히 준비하는 음식과 빠르고 효과적인 운동 루틴을 제시해서 필요한 모든 내용을 각자의 스케줄에 쉽게 적용할 수 있게 할 작정이다.

더불어 복잡한 계산도 생략했다. 이 플랜에서는 칼로리와 지방, 당분, 탄수화물 및 그 어떤 성분도 계산할 필요가 없으며 직접 따라 하면서 자연스럽게 배울 수 있다. 이 플랜에서 권장하는 식품을 이용해서 만드는 음식의 종류와 양을 따르다 보면 적절한 배합 분량에 익숙해지고 어느 정도가 적정한 섭취량인지도 깨닫게 된다. 그뿐만 아니라 이 식품들은 어디서나 쉽게 구입할 수 있고 준비하기 편한 음식들이다. 더불어 책의 중간쯤에 외식할 때 요령 있게 주문하는 방법도 실어두었다.

그러나 한 가지 분명히 해두자. 음식에 의해 모든 게 좌지우지되는 생활 패턴에 푹 젖어 있었다면, 즉 살찌는 음식이 늘 손 닿는 가까운 거리에 널려 있고 식품 선반 뒤쪽에 박혀 있는 군것질 거리를 꺼낼 때 말고는 땀을 흘려본 적이 없다면 여러분의 생활습관은 반드시 바뀌어야만 한다. 기꺼이 자신의 건강을 최우선으로 삼아야만 한다. 하고 싶은 대로 하면서 살도 뺄 수 있다는 거짓말은 하지 않겠다. 다만 여러분의 노력에 따라 이 플랜이 현실적이고 효과적인 변화를 이끌어내는 데 도움을 줄 수 있다는 말을 하고 싶을 뿐이다.

다행히 이 플랜은 이해하고 따라 하기 쉬워서 정신없이 바쁜 생활 속에서도 실행에 옮기는 데 별 어려움이 없다. 더불어 살을 빼려면 오로지 먹을 것을 최대한으로 줄이고 탄수화물(한마디로 탄수화물은 악마라고 하던가?)은 쳐다보지도 말아야 한다는 지배적인 논리에도 정면으로 도전한다. 누구나 이해하고 실행에 옮기기 쉬운 방법들을 알려주고 체중 감량에 관련한 새 이론과 최신 과학 정보들을 제공함으로써 각자의 체중 감량 목표에 도달하는 데 도움을 준다. **결과: 성공**

지루함

먹어도 괜찮은 '안전한' 식품 목록이 자그마한 표준형 포스트잇 한 장으로도 충분할 만큼 짧고, 하루도 빠짐없이 매일 똑같은 음식을 먹는다면 얼마 못 가 지루해질 게 뻔하다. 단조로움은 다이어트에서 죽음이나 마찬가지다. 날이면 날마다 찐 닭 가슴살과 셀러리가 들어간 음식만 줄기차게 먹어야 한다면 어떨까. 오래지 않아 아무 맛도 없고 푸석푸석한 흰 살코기 덩어리를 먹느니 차라리 닭에게 먹히는 게 낫다는 생각이 들지도 모른다.

사람은 누구나 다양함을 추구하기 마련이다. 그런데 몸이 원하는 걸 여러분이 막는다면 곧장 폭풍을 향해 노를 젓고 있는 셈이다. 맛을 느끼는 미뢰가 생 셀러리만 아니라면 무엇이든 다 먹겠다고 거세게 반항하기 시작하면 여러분은 오래 버티지 못하고 결국 가장 가까운 패스트푸드점으로 돌진하고 말 것이다. 또 다른 사실을 알려줄까? 밍밍하고 지루한 다이어트는 앞에서 언급했던 당분 섭취 제한 때문에 느낄 수 있는 금단현상을 극복하는 데도 아무 도움이 되지 않는다. 그래서 점점 기분이 나빠지고, 여전히 배는 고프며, 다이어트용 음식이라면 치를 떨게 된다. **결과: 실패**

나는 다이어트를 할 때 일단 지루해지기 시작하면 곧장 실패로 곤두박질치는 지름길이 열린다는 걸 잘 알고 있기 때문에 그 점을 충분히 고려해서 늘 미각이 즐거울 수 있는 플랜을 고안하는 데 중점을 두었다. 내가 바라는 건 여러분이 식사시간을 고대하고 몸이 필요로 하는 건강한 음식을 맛있게 즐기는 것이다. 여러분은 이 모든 변화가 매우 빠른 시간 안에 이루어질 수 있다는 사실을 알면 아마도 깜짝 놀랄 터이다.

지금껏 여러분의 두뇌가 기름에 튀긴 스테이크나 아이스크림 샌드위치를 갈망하도록 훈련되었다면 실제로 몸에 좋은 음식을 원하게 될 거라고는 상상도 못 하는 게 당연하다. 그러나 기본적으로 우리 몸은 신선하고 영양이 풍부한 식품으로 만든 건강한 음식을 원하기 때문에 일단 올바른 식습관으로 바꾸고 나면 변화는 매우 빠르게 진행된다.

이 플랜의 식단에 준비된 음식들은 색깔도 다양하고 영양가 풍부한 재료들로 만들어졌으며 갖가지 양념을 더해 풍미까지 살렸으므로 지루함을 느낄 새가 없는 영양 만점 음식들이다. **결과: 성공**

유혹

만약 알코올 중독자가 술을 끊기 위해 들어간 치료시설에 방마다 술병이 빼곡하게 들어차 있다면 얼마나 오래 술을 안 마시고 버틸 수 있을까? 이건 물고기에게 헤엄치지 말라고 하는 거나 마찬가지다. 살을 빼려고 작정하고 오랜 세월 이어진 음식 중독에서 '벗어나려면' 주변 환경 역시 든든한 버팀목이 되어주고 목표 달성에 도움이 되어야 한다. 모든 주변 환경(집과 사무실, 자동차와 더불어 '가상' 환경도 빼놓을 수 없다)을 성공적으로 정리하는 방법에 대해서는 아무 정보도 주지 않는 체중 감량 플랜은 실패로 끝날 확률이 높다. 순간적으로 마음이 약해져 냉장고를 열었을 때 눈앞에 아이스크림 한 통과 냉동 피자가 떡하니 놓여 있다면 승산이 없다고 본다. **결과: 실패**

나는 지금부터 성공을 위해 여러분을 둘러싼 주변의 모든 환경을 재정비하는 방법을 알려줄 참이다. 다시 말하지만 배가 고프면 먹는 게 당연한 순서다. 그러니 잘 생각해보자. 미리 주변을 깨끗하게 정리해두면 정식으로 간식 먹을 시간이 되었을 때 선반에 놓인 칩이나 쿠키, 아이스캔디의 유혹에 넘어가지 않을 수 있다. 그런 유혹들을 미리 제거해버리면 중독에서 벗어난 '말짱한 상태'를 유지할 수 있는 환경을 만드는 셈이다.

사실을 말하자면 나쁜 습관은 그냥 버릴 수 있는 게 아니기 때문에 반드시 새로운 습관으로 대체해야만 한다. 새로운 습관은 꼭 두 가지 기준을 만족시켜야만 하는데 그 첫째는 반드시 건전한 습관이어야 하며, 둘째는 이전의 행동과 공존할 수 없는 습관이어야 한다.

첫 번째 기준은 칩과 쿠키, 아이스캔디를 과감히 치워버리고 여러분이 정말 즐길 수 있는 건강한 먹을거리를 채워놓아야 한다는 뜻이다. 이 플랜에서는 먹어도 좋은 올바른 식품들이 많이 등장하므로 먹을 게 없을 거라는 걱정은 붙들어 매도 좋다. 누누이 말하지만 배가 고픈 사람은 먹어야 하고 자연히 눈앞에 있는 것을 먹게 되므로 절대 먹는 것에 죄책감을 느껴서는 안 된다.

두 번째 기준은 나쁜 습관을 몰아낼 수 있는 새로운 습관을 익혀야 한다는 뜻으로 두 가지는 절대 동시에 공존할 수 없다. 집에 돌아오자마자 부엌으로 통하는 뒷문으로 돌진해서 겉옷을 벗기도 전에 순식간에 '군것질'로 수천 칼로리를 흡입하는 습관이 있다면 부엌에서 야금야금 먹어치우는 행동을 차단할 수 있는 다른 방법을 생각해야 한다. 무조건 앞쪽 현관문으로 들어가 부엌 쪽에 얼씬도 안 한다거나, 퇴근 후 곧장 헬스클럽으로 가는 방법도 있다. 무엇이든 익숙한 옛날 공간, 옛날 행동방식에서 벗어나 새로운 활동을 할 수 있는 방법을 찾아보자. 여러분의 주변 환경이 체중 감량 실패에 얼마나 큰 역할을 하는지 예전엔 미처 몰랐더라도 이번 기회에 평생 지속할 수 있는 새로운 습관을 익히기 위해 주변 환경을 재정비할 수 있는 간단한 방법을 알고 나면 틀림없이 깜짝 놀랄 것이다. **결과: 성공**

들쑥날쑥한 결과와 정체기

여러분은 아침에 눈을 뜨자마자 지난 한 주간의 노력이 성과가 있기를 간절히 바라고 기도하며 떨리는 가슴을 진정시키며 체중계 앞에 선다. 주먹을 불끈 쥐고 몰려드는 식탐을 참아내던 시간들, 배고픔 때문에 현기증이 일던 순간들을 버티며 길고도 긴 한 달을 보내고 난 지금, 바로 지금 그 모든 노력이 그럴 만한 가치가 있었는지 눈으로 직접 확인할 순간이 왔다. 마침내 눈을 질끈 감고 체중계에 올라서 살며시 눈을 떠본다. 이게 뭐야? 오히려 500g이나 늘었단 말이야?

어떻게 이런 일이 생길 수 있지? 그 바보 같은 다이어트를 얼마나 철저히 따라 했는데! 가족들 모임에서 할머니가 만드신 애플파이도 거절하고 탄산음료도 딱 끊었는데. 이건 말도 안 돼! 어떻게 이럴 수가 있어. 기가 막혀서! 생각하기도 싫어.

그러고 나면 여러분은 질려버리고 만다. 다이어트는 이제 그만. 시작하자마자 성과도 없고 결과도 없이 끝나버린다. 그리고 생각한다.

"가만, 할머니가 싸 주신 파이가 어디 있더라?"

때로는 다이어트를 시작하고 한동안 효과를 봤지만 갑자기 끽 소리를 내며 급정거라도 한 듯 체중계 바늘이 꼼짝도 하지 않는 믿기지 않는 현상이 발생하기도 한다. 끔찍한 정체기에 맞닥뜨리면 극심한 좌절감과 회의감에 빠져 곤두박질치기 십상이다. 결국 "다 내 탓이야. 지금보다 1g도 더 빠지지 않을 거야. 차라리 내 운명을 받아들이자. 다이어트 따위 다 집어치우고 통짜 원피스나 입고 크림이나 먹어치우는 게 낫겠어."라고 생각하기 시작한다.

체중 감량 목표 달성을 2.5kg 남긴 시점이든 4.5kg 남긴 시점이든 이렇게 찾아오는 고비를 무사히 넘길 수 있는 해결책을 제시하지 않는 다이어트는 실패할 수밖에 없다. 그리고 얼마 지나지 않아 통짜 원피

스는 미니 드레스로 변한다. 옆으로 늘어나는 통에 길이는 짧아질 테니까. **결과: 실패**

나는 체중 감량에 관해 솔직해져야 살을 빼겠다는 여러분의 의지를 지속적으로 자극시킬 수 있다는 걸 안다. 전문가들은 매주 약 450g에서 900g 정도의 지속적인 체중 감량을 목표로 삼아야 현실성 있다고 말한다. 일주일 만에 순식간에 약 18kg이 훅 빠질 수는 없다. 가능하다고 주장하는 다이어트 상품이 아무리 많다 해도 말이다.

나는 여러분이 적절한 중간 목표들을 세워두고 최종 목표 달성을 향해 가는 과정에서 이들 중간 목표를 성취하며 뿌듯한 마음이 들도록 도울 작정이다.

매일 똑같은 음식을 먹고 똑같은 운동을 계속하는 통에 지루함을 느끼고 동기 부여가 되지 않아서 정체기가 오기도 한다. 그래서 우리 플랜은 여러 가지 운동과 다양한 음식을 제시해 여러분이 흥미와 의욕을 잃지 않도록 하는 데 중점을 두었다. 또 30일마다 이 플랜의 단계들을 새로 시작하면 더 많은 다양성을 즐길 수 있다. 즉 이 플랜의 처음 30일 내에 원하는 목적을 달성하지 못했다면 더 감량해야 할 몸무게에 따라 원하는 단계에서부터 다시 시작해서 원래 목표를 달성할 때까지 꾸준히 체중을 감량할 수 있다.

정체기는 또한 다이어트를 하느라 근육량이 줄었을 때 오는 경우도 있다. 대부분의 다이어트 방법이 그렇듯 오로지 심혈관 운동과 칼로리 섭취를 제한하는 데만 집중했을 때 일어날 수 있는 현상이다. 근육은 칼로리를 태우는 역할을 한다. 그래서 이 책에는 여러분의 몸이 하루 종일 칼로리를 태우는 속도를 극대화할 수 있는 탄탄한 근육을 기르는 데 도움을 주는 특별한 종류의 저항 트레이닝을 추가했다. 심지어 가만히 앉아서 TV를 볼 때도 여러분의 몸은 부지런히 일할 수 있도록. **결과: 성공**

앞에서도 말했듯이 나는 처음으로 효과적인 다이어트를 만들어 낸 사람은 아니다. 그러나 다이어트에 관한 일곱 가지 '불편한 진실'과 싸워 이김으로써 다이어트 효과를 높일 수 있는 방법을 알고 있으므로 해결책으로부터 거꾸로 거슬러 올라가며 여러분의 체중 감량 목표 달성에 도움을 줄 수 있는 방법을 고안했다. 나는 여러분이 모든 과정을 분명하고 정확하게 있는 그대로 보길 바란다. 깜짝 놀랄 일도 속임수도 없고 그저 명쾌하고 실행 가능하며 정직한 결과가 따르는 플랜일 뿐이다. 다음 장에서는 우리 플랜에서 정확히 무엇을 기대할 수 있는지 이해할 수 있도록 플랜에 관한 기본적인 내용을 설명하고자 한다.

2장

당신의 논리를 거스르는 다이어트

*'현상유지'라는 의미로 흔히 사용하는 status quo는
라틴어로 '우리가 빠져 있는 진창'을 뜻한다.*
— 로널드 레이건

3월 중순의 어느 날 아침 8시. 여러분은 화장실 거울 앞에 서서 분주하게 출근 준비를 서두르는 중이다. 마지막으로 거울을 보고 옷매무새를 가다듬으며 앞모습 옆모습을 살피던 순간, 그 자리에서 얼음처럼 굳어버리고 머릿속이 복잡해진다.

"아니, 저게 뭐야? 저거저거…… 허리띠 위로 툭 불거져 나온 게 뭐지? 이런, 세상에! 얼마 전까지만 해도 헐렁하던 바지였는데 언제 이렇게 살이 쪄서 바지 위로 다 삐져나왔지!"

바로 이런 순간, 여러분이 스스로에게 얼마나 화를 내고 속상해하는지 너무나 잘 알고 있다. 내게 이와 비슷한 얘기를 털어놓는 사람이 한둘이 아니기 때문이다.

생각은 꼬리를 물고 이어진다.

"옷 입은 모양새가 터질 것처럼 빵빵하게 속을 채운 소시지 같네.

자동차 타이어 광고에 나오는 울퉁불퉁한 미슐랭 타이어 마스코트처럼 보일 거야."

혹시 드라이클리닝 때문에 옷이 줄어버린 건 아닐까? 정말 지난 겨울 한두 달 새에 홀쩍 몇 킬로그램이나 늘었다니 쉽게 믿을 수가 없다. 순식간에 불어나는 외상값도 아니고……. 직장에서 받는 스트레스 때문에 2kg, 연말연시 각종 모임에 참석하다 보니 5kg, 여기저기 식구들 모임 때문에 또 몇 킬로그램. 미처 깨닫지 못하는 사이 조금씩 쌓이고 쌓인 것이지만 갑자기 혹 불어난 듯 느껴진다. 그사이 있었던 일들을 떠올리며 마음을 좀 진정시키고 나면 이런 생각이 들 것이다.

"사실 그럴 만도 하지 뭐. 지난 몇 달 동안 정말 힘들었잖아. 당분간 치즈버거 좀 줄이고 다시 헬스클럽에 다니기 시작하면 수영복 시즌이 오기 전에 예전 모습으로 돌아갈 수 있을 거야. 안 그래?"

아마도 매번, 매년 이와 비슷한 시나리오가 계속 반복되었을 터이다. 그러나 칼로리 높은 정크 푸드를 줄이고 헬스클럽에 몇 번 나가는 데 성공했다고 하더라도 정말 원하는 만큼 효과를 본 적이 있는가? 모르긴 해도 '아니오'라는 대답이 우세하리라 짐작된다. 그렇다면 그 이유가 무엇인지 진지하게 생각해본 적은 있나? 많은 사람들이 입을 모아 얘기한다. 살을 빼려면 굶으면서 미친 듯이 운동해야 한다고. 정말 그것이 정답일까? 최근에 발표된 연구 결과와 이론들은 무조건 적게 먹고 많이 운동하는 방법으로 체중 감량의 문제를 해결하려고 애쓰기보다는 더 근본적인 곳에서 방법을 찾아야 한다고 주장한다. 물론 건강한 식습관과 운동의 중요성을 무시하는 건 절대 아니다.

이러한 이론과 연구 결과들은 어떤 종류의 식품을 먹고 어떤 형태의 운동을 하는지가 중요할 뿐만 아니라 무엇보다도 어떻게 마음가짐을 바꾸고 감정적인 반응을 조절할 것인가가 매우 큰 영향을 미친다고 한다. 예를 들어 생각해보자. 400칼로리 저지방 블루베리 머핀 하나와 사과 조각, 호두를 넣은 400칼로리 오트밀 한 그릇이 있다. 칼로리는 똑같지만 이 두 음식이 우리 몸에 들어가 똑같은 영향을 줄 리가 없다는 사실은 누구나 짐작할 수 있다. 자칫 칼로리가 같으면 무조건 다 똑같다고 생각할 수 있지만 이는 틀려도 한참 틀린 생각이다.

이 책에 나오는 다이어트 플랜을 보면 모든 칼로리가 다 똑같이 만들어지지 않는다는 중요한 사실을 깨닫게 될 뿐만 아니라, 체중을 감량하는 데 도움을 주는 식품들이 있다는 사실을 발견하게 된다. 예를 들어 최근의 연구 결과에 따르면 다른 식품들에 비해 포만감을 좀 더 오래 지속시키는 성질을 가진 특정한 식품들이 있다고 한다.

원하는 만큼 살을 빼고 그 몸무게를 평생 유지할 수 있는 건강한 습관을 몸에 익히려면 어떤 식품을 먹고 어떤 운동을 해야 효과적인지에 대한 최신 이론들을 접하고 나면 짐작건대 대뜸 화부터 치솟을 것이다.

"세상에, 기가 막혀서! 여태 헛수고만 하고 있었네! 빌어먹을 트랙을 몇 바퀴나 돌았는데! 그동안 참고 희생한 게 얼마나 많은데! 안 먹고 버티고, 먹을 때마다 신경 쓰고, 이것저것 따라 하느라 들어간 돈은 또 얼만데! 이게 말이 되는 소리야? 시작도 하기 전에 이미 실패하도록 정해져 있었다는 거잖아! 성공할 리가 없는 걸 붙들고 시간낭비만 했다니!"

그러나 비록 소 잃고 외양간 고치는 격일지라도 지금이 바로 뒤늦게 깨달은 지혜를 온전히 이해하고 받아들여 자신에게 유리하게 사용할 수 있는 때라고 생각한다. 나는 이 책을 통해 여러분이 가지고 있는 체중 감량에 대한 믿음을 완전히 뒤흔들어놓을 작정이다. 왜냐고? 지금까지 그런 믿음은 여러분이나 나를 포함해 다른 누구에게도 실질적인 도움을 주지 못했기 때문이다.

계속 발전을 거듭하는 새로운 연구 결과에 기초한 최신 이론들은 굶거나 탄수화물을 섭취하지 않는 방법으로 비만을 해소할 수 없다고 주장한다. 이 두 가지가 지금까지 대부분의 사람들이 시도한 대표적인 방법임에도 그것이 다가 아니라는 말이다. 그보다는 특별한 성질을 가진 식품들을 골라 적절하게 섭취하는 방법이 살을 빼고자 하는 목적을 달성할 수 있게 도와준다고 한다. 관련 전문가들로 구성된 우리 영양 팀에서도 이러한 새 연구 결과가 제시하는 상위 20가지 식품들이 살을 빼는 데 특별한 영향을 미칠 수 있다는 사실을 직접 확인했으며 나는 이 식품들을 20/20 식품이라고 부른다.

이 목록에 오른 식품들은 다음에 나오는 세 가지 카테고리로 나눌 수 있다.

잠재적으로 열 생성 가능성이 있는 식품

최신 이론들은 이 목록에 있는 식품들이 열 생성을 증가시킬 수 있다고 주장한다. '열 생성'이란 신진대사의 한 과정으로 우리 몸이 열을 발생시키는 작용이다. 다시 말해 우리 몸의 신진대사와 관련이 있다. 열 생성의 종류에 대해서는 이번 장 뒷부분에 가서 더 자세히 설명하겠지만 지금 특별히 강조하고 싶은 내용은 '식품 섭취에 따른 열 생성'이다. 일부 과학자들은 우리 몸속에 들어가서 신진대사를 촉진시키는 특정 식품들이 있다고 말한다. 음식을 먹어서 신진대사를 촉진시킬 수 있다는 사실을 생각이나 해봤나? 앞서 모든 식품이나 칼로리가 다 똑같이 만들어지지 않는다고 말한 이유가 바로 이것 때문이다.

몸에 좋고 오래가는 식품

아무 생각 없이 소파에 앉아서 순식간에 패밀리 사이즈의 나초 칩 한 봉지를 몽땅 비웠는데도 오히려 더 배가 고프다고 느꼈던 경험이 있다면 입으로 들어가는 모든 음식이 다 포만감을 주지 않는다는 사실을 잘 알고 있을 것이다.

그러나 믿기 힘들겠지만 연구 결과에 따르면 상대적으로 포만감을 높여주는 식품들이 분명히 있다. 그런 식품들은 엄청난 양이 아니라 적당한 양을 먹고 나면 충분히 영양을 섭취했으니 더 이상 먹지 않아도 된다는 메시지를 우리 뇌에 전달하기 때문에 같은 영양소를 가진 다른 식품들보다 더 포만감을 느낄 수 있다. 텍사스 사람들 말처럼 속을 든든하게 채워주는 식품들이라고 말할 수 있겠다. 예를 들면 대구라는 생선과 닭고기는 둘 다 기름기가 적은 단백질 식품이지만 연구 조사에 따르면 닭고기를 먹은 사람보다 대구를 먹은 사람이 더 포만감을 느꼈다고 한다.

나는 이런 정보들을 바탕으로 포만감을 주는 식품 목록을 작성해보았다. 다이어트를 하는 동안 억지로 먹어야 했던 부실한 음식들과 먹어도 먹어도 계속 허기지던 순간을 생각해보라. 결국 참다못해 침을 뚝뚝 흘리며 냉장고 문을 활짝 열어젖히고 굶주린 독수리처럼 닥치는 대로 이것저것 먹어치운 경험도 있을지 모른다. 하지만 우리가 고안한 다이어트 플랜에 포함된 식단을 따르면 만족스럽고 든든한 포만감을 느끼며 식탁에서 일어날 수 있다고 확신한다.

물론 이런 우려가 생길 수도 있다.

"막 식사를 마치고 나서는 당연히 포만감이 들지. 하지만 시간이 좀 지나면 또 배가 고파질 텐데, 그땐 어떻게 하지?"

왜 이런 염려를 하는지, 어떤 상황이 벌어지는지 눈 감고도 떠올릴 정도로 잘 알고 있다.

새로운 다이어트를 시작한 첫날 아침, 새 모이 같은 아침밥을 먹은 기억은 벌써 가물가물하고 갑자기 뱃속에서 꾸르륵거리는 소리가 난다. 오, 이런. 애써 무시해보려고 하지만 시간이 갈수록 소리는 점점 커지고 오래지 않아 맞은편 자리에 있는 상사의 귀에까지 들릴 정도로 크게 울려댄다. 벽에 걸린 시계를 뚫어져라 쳐다보지만 1초가 한 시간처럼 느껴지고 머리가 지끈거리기 시작한다. 머릿속은 온통 따끈하고 먹음직스러운 페이스트리 생각뿐이고 그야말로 팽팽한 줄다리기가 벌어진다. 결국 이 상태로는 도저히 점심시간까지 버틸 수 없다는 사실을 깨닫고 마침내 모든 것을 포기하고 만다.

"비상용 캔디 바를 어디에 뒀더라?"

식사를 했음에도 불구하고 공복감이 계속되면 자칫 역효과를 가져올 수 있다. 어떻게 하면 이런 상황이 생기지 않도록 예방할 수 있을까? 연구 조사에 따르면 식욕을 억제하는 특정한 효과가 있는 식품들도 있다고 한다. 즉 다시 허기가 느껴질 때까지의 시간을 늦춰주기 때문에 종이를 뜯어 먹지 않고도 다음 식사시간까지 살아남을 수 있다. 그뿐만 아니라 배고픔을 느끼지 않기 때문에 음식에 대한 갈망에 시달리지도 않는다.

더욱 놀라운 점은 이런 식품들이 건강식품 전문점에서만 찾을 수 있는 비싸기만 하고 맛없어 보이는 식품들이 아니라는 사실이다. 또 '지방을 태우는' 놀라운 효과가 있다며 유행처럼 번지는 반대편 이름 모를 어느 열대우림에서 왔다는 희한한 식품도 아니다. 간단히 몇 가지 예를 들자면 아몬드와 사과, 요구르트가 식욕을 다스리는 효과가 있는 식품에 속한다. 절대 거짓말이 아니다! 이런 식품들이 매일 적당량 섭취해야 하는 '일일 슈퍼 푸드'라는 사실을 잊지 말기 바란다.

지속형 조합

마지막 카테고리인 지속형 조합은 우리 몸에 들어가 좀 더 오래 머무르며 지속적인 효과를 낼 수 있는 식품들끼리 묶어서 함께 먹으면 더 높은 효과를 기대할 수 있다는 최근의 이론을 바탕으로 한다.

이 이론에 따르면 탄수화물(맞다, 탄수화물은 우리의 적이 아니다!)과 단백질, 그리고 내가 '건강 지방'이라고 부르는 성분을 알맞은 양으로 조합해서 섭취하면 보다 천천히 소화되기 때문에 식후 몇 시간이 지날 때까지도 뇌에서 포만감을 느낄 수 있으므로 효과적이다. 더구나 이런 식품을 섭취하고 나면 훨씬 더 활기찬 에너지가 느껴지기 때문에 다음 식사시간이 오기 전에 기분 전환을 위해 달달한 과자를 집어 드는 경우가 줄어든다.

여기서 가장 중요한 점은 적당한 양을 섭취하는 것이기 때문에 이 다이어트 플랜에 소개된 음식들은 전적으로 그 부분을 염두에 두고 만들어졌다. 다이어트가 끝나갈 때쯤이면 직접 어울리는 식품끼리 조합하는 법과 적당한 양을 준비하는 법을 배워서 평생 이어갈 수 있는 습관으로 삼을 수 있을 것이다.

맛있고 구미가 당기는 식품(진짜다!)

"맛있으면 당장 뱉어라."라는 말을 종종 들어봤을 것이다. 혀에 좋은 음식은 결코 몸에 좋을 리가 없다는 생각에서 나온 얘기일 터이다. 몸에 좋은 건강식품은 절대 맛도 좋고 풍미가 있으면 안 된다고 법으로 금지하기라도 한 걸까? 여러분이 지금껏 다이어트를 하는 동안 스티로폼을 뜯어 먹는 것 같은 음식을 얼마나 먹었는지 생각해보라. 그런 경험 때문에 대부분이 자기도 모르게 '밍밍한 맛'과 '다이어트'를 동일시하게 된다.

단지 살을 빼는 중이라고 해서 아무런 맛도 없고 뻔하디 뻔한 음식만 먹어야 하는 것은 절대 아니다. 더구나 다양한 종류의 양념과 허브가 건강에도 좋은 영향을 준다는 새로운 정보도 무수히 많이 나와 있다. 우리의 몸이 이런 것들을 원하고 필요로 하는데 애써 피할 이유가 있겠는가?

30초 전략

이 다이어트 플랜에는 목표 달성에 한 걸음 더 가까워질 수 있게 도움을 주는 30초 행동전략이 포함되어 있다. 순식간에 지나가는 30초라는 짧은 시간에 뭘 할 수 있을까 싶겠지만 막상 내용을 보면 놀랄 만하다. 만약 30초도 짬을 낼 수 없다면 그건 또 다른 문제다. 그렇다면 당장 그것부터 짚고 넘어가야 한다. 앞으로 나올 플랜의 내용을 보면 알겠지만 30초 안에 뚝딱 만들 수 있는 음식도 있고 30초 안에 폭발적인 효과를 거둘 수 있는 운동 프로그램도 있다.

길고 지루한 유산소운동만이 체중 감량에 꼭 필요한 해법은 아니며, 짧은 시간에 다양한 강도로 운동을 해도 마찬가지로 효과적이라고 주장하는 최신 이론들이 속속 등장하고 있다. 이보다 기쁜 소식이 또 있겠나. 먼저 이런 운동을 하기 위해서 값비싼 기구나 최고급 헬스클럽의 회원권을 사려고 거금을 투자할 필요가 없다. 둘째로 각자의 스케줄에 맞춰 언제 어디서나 손쉽게 운동할 수 있게 플랜을 짤 수 있으므로 전보다 적게 운동하면서도 여전히 칼로리를 태울 수 있다.

그러나 오해는 마시라. 조금씩이라도 운동은 반드시 해야 한다. 방금 미장원에서 나온 것처럼 머리카락 한 올 흐트러지지 않고 땀 한 방울 흘리지 않은 것 같은 완벽한 모습으로 헬스클럽에서 나오는 사람들 중 하나라면, 아무리 헬스클럽에서 나오는 길이라 해도 운동하고 나온 사람이라고 아무도 믿지 않는다. 그저 아까운 시간 낭비만 하고 있는 셈이다. 이 프로그램의 비밀은 상대적으로 강도가 약한 운동과 운동 사이에 30초간 이루어지는 폭발적인 강도의 운동에 있다. 혹시 달리기를 싫어하거나 못 해도 걱정할 필요 없다. 이 방법은 자전거 타기, 수영, 걷기 등 종류에 상관없이 여러분에게 맞는 운동에 얼마든지 적용시킬 수 있다.

10장에 들어가면 자세한 내용을 알겠지만 지금 여기서 말하고자 하는 요지는 이 방법이 살을 빼고 지방을 태우며 균형 잡힌 근육을 만드는 데 분명 도움을 준다는 점이다. 그것도 생각보다 훨씬 더 짧은 시간 안에, 집 안에서 할 수 있으니 더할 나위 없이 좋지 않은가.

마음 놓고 즐기기(물론 술도 포함이다)

요즘은 다이어트를 하는 동안 하루 정도 마음껏 먹을 수 있는 치트 데이cheat day가 유행처럼 자리 잡았다. 그러나 6일 동안 열심히 다이어트를 하고 7일째 되는 날 무한 제공 피자 뷔페에 달려가 정신없이 먹어대면 몸에도 좋지 않은 영향을 미친다는 사실은 여러분 자신도 알고 있을 것이다. 내가 말하고자 하는 기본 개념은 매일매일 다이어트 플랜을 따르되 일주일에 한두 번은 적당한 양의 음식을 탐닉할 수 있음을 알고 있다는 사실만으로도 큰 차이가 생긴다는 점이다. 그렇게 하면 7일째 되는 날 일주일 동안 애써 참았던 것을 모두 풀어야 한다는 과도한 집착에서 벗어날 수 있고, 다이어트 플랜에서 벗어나고 싶은 욕구를 만족시키기 위해 엄청난 양의 음식을 먹어치우지 않아도 되기 때문에 지속적인 체중 감량에도 방해받지 않는다.

이 책에 나오는 다이어트 플랜의 첫 번째 단계, 겨우 5일밖에 되지 않는 이 단계가 끝나고 나면 일주일에 한 번이나 두 번 정도 먹고 싶은 걸 먹을 수 있다. 물론 와인 한 잔도 가능하다. 실제로 일부 연구 조사에 따르면 적당한 양의 알코올을 섭취하는 사람이 그렇지 않은 사람보다 체중이 덜 나간다는 조사도 있다.

물론 먹고 싶은 것을 먹을 때도 적절한 선을 지켜 실패하지 않도록 몇 가지 간단한 가이드라인을 따라야 한다. 먼저 감정적인 허기를 달래기 위해서 음식을 먹으려는 것은 아닌지 진지하게 생각해보고, 만약 그렇다면 음식이 아닌 다른 방법으로 풀 수 있도록 관심을 돌려야 한다. 먹고 싶은 음식을 먹을 때의 양은 반드시 손바닥 크기를 넘지 않아야 하며, 그런 날에는 반드시 어떤 종류의 운동이라도 해야 한다. 뒤에 가서 절대 과식을 하지 않도록 음식에 따른 정확한 양을 알려주겠다.

결론적으로 이 방법의 요지는 여러분이 원하는 음식을 먹을 수 있다는 사실을 미리 인지함으로써 치트 데이에 지나치게 집중하지 않도록 하는 것이다. 내 경험에 따르면 단순히 먹고 싶은 것을 먹을 수 있다는 사실을 알고 있는 것만으로도 음식에 대한 지나친 집착을 줄일 수 있으므로 너무 엄격한 다이어트보다 효과를 볼 수 있다.

체성분 점검

잘 알려진 다이어트 방법들을 이것저것 따르다 보면 자칫 지방과 근육을 모두 잃을 수 있다. 근육에 필요한 탄수화물 섭취를 지나치게 제한하는 데다 적절히 운동하지 않기 때문이다. 아무리 체중계의 바늘이 뚝 떨어진다고 해도 근육이 줄어드는 것은 절대 바람직한 현상이 아니다. 근육이야말로 지방을 태우는 난로 역할을 하므로 근육량이 적어지면 그만큼 난로도 작아지고, 난로가 작아지면 체중 감량도 느려질 수밖에 없다. 이를 고려해서 우리가 고안한 다이어트 플랜 속 식단은 근육량을 유지하고 늘리는 데 도움이 되도록 짜여 있다.

더불어 근육을 늘리고 탄력 있게 가꾸는 데 필요한 운동들을 일상생활에 쉽게 적용시킬 수 있는 몇 가지 방법도 실려 있다. 그래서 플랜에 나와 있는 대로 따라한 결과 실제로는 4.5kg 정도 빠져도 전체적인 몸매에 변화가 생기기 때문에 그 두 배인 9kg 정도나 가벼워진 듯한 느낌이 들 수 있다. 또 살이 찌기 전에 입던 옷들도 다시 편안하게 입을 수 있다. 낯설게 들릴지 모르겠지만 몸무게가 전부가 아니라 체성분도 대단히 중요한 부분이기 때문이다.

공복감에 귀 기울이기

간단한 실험을 한 가지 해보자. 눈을 감고 아삭하고 상큼한 오이 피클을 깨무는 상상을 해보라. 무슨 일이 일어나는가? 나도 모르게 침을 닦게 될 것이다. 입에 침이 고이는 게 당연하다! 피클을 먹을 기대감에 자연스럽게 침이 나오기 때문이다. 뭐 그렇게 놀랍고 새로운 사실은 아니지만 곰곰이 생각해보자. 오이피클을 눈으로 보지도, 손으로 만지지도, 냄새를 맡지도 않고 오로지 머릿속으로 생각만 했을 뿐이다.

이처럼 머릿속에 떠오르는 생각만으로도 신체적인 반응이 일어날 수 있다. 그렇기 때문에 이 플랜에서는 머릿속에서 생각이 사방으로 날뛰며 문제를 일으키지 않도록 단단히 고삐를 조이고 체중을 줄이는 데 도움이 되는 생각을 할 수 있도록 돕는다. 그렇게 할 수 있는 한 가지 방법은 내가 제시하는 공복감과 포만감 등급표를 일상생활에 적용하는 것이다. 이 잣대는 신체적으로 느껴지는 진짜 공복감과 생각과 감정, 어떤 반응으로 만들어진 가짜 '정신적 허기'를 구분하는 데 도움을 준다.

정신적 허기는 사탕 통이나 패스트푸드 선전과 같은 외부 요인, 또는 스트레스나 외로움과 같은 내부 요인에 무릎 꿇어서 일어나는 현상이다. 위장이 꾸르륵거리는 것과 같은 신체적인 증상을 동반하지 않기 때문에 실제로 내 몸이 영양분을 필요로 하는 순간은 아니다. 123쪽에 있는 공복감과 포만감 등급표 내용을 찬찬히 읽어보면 몸이 내게 보내는 신호를 바탕으로 어느 정도 배가 고픈지 정확히 이해하는 데 도움이 되므로 너무 굶주리게 방치하지 않을 수 있고 먹을 필요가 없을 때는 먹지 않도록 조절할 수 있다. 다시 말해서 내 몸과 몸이 보내는 신호에 귀를 기울여 조화를 이룸으로써 식습관 통제가 가능해질 수 있다는 뜻이다.

전에도 내게서 들어봤을지 모르지만 다시 한 번 말하자면 우리는 모르고 있는 것은 바꿀 수가 없다. 여러분이 느끼는 모든 공복감이 당장 먹을 것을 입에 밀어 넣거나 안 먹고 쓰러질 때까지 버티기 중 하나를 선택해야 하는 긴급한 순간이 아니라는 사실을 깨닫기 전에는 체중 감량에 성공할 수가 없다. 많은 사람들에게 잘 알려져 있는 건강식품이란 건강식품을 몽땅 가져와서 여러분 앞에 늘어놓을 수도 있지만, 여러분이 자신의 몸에 주의를 집중하는 법을 모르고 과식하지 않는 법을 배우지 못했다면 여전히 과체중에서 벗어나지 못한다. 그리고 일단 자신의 몸이 보내는 신호에 주의를 집중하게 되면 얼마나 자주 정신적 허기나 습관적 허기 때문에 음식을 먹었는지 깨닫게 되고 충격을 받을 것이다. 이런 현상은 누구에게나 일어난다. 그러나 이제 여러분은 그 차이를 알게 되고 스스로 통제할 수 있게 될 것이다.

전문가의 도움을 받자

단순히 먹는 음식을 바꾸거나, 단순히 운동방법을 바꾸거나, 단순히 생각을 바꾸는 것만으로 살을 빼는 건 쉽지 않다. 성공적인 체중 감량을 위해서는 다양한 각도에서 접근해야 한다. 문제를 해결하려면 먼저 전체적으로 뒤흔들어놓아야 하는 법이다. 그러나 사실 말이 쉽지 행동으로 옮기기란 어려운 일이며 어쩌면 혼자서는 불가능할 수도 있다. 그래서 이번 장 처음에도 잠시 언급했듯이, 지금껏 다이어트 실패를 가져온 주요 원인인 불편한 진실들을 극복할 수 있는 다이어트 플랜을 만들기 위해서 여러 분야에 걸쳐 최고의 전문가들로 팀을 구성했다.

내가 쓴 다른 책을 읽어봤거나 내가 진행하는 텔레비전 프로그램을 본 적이 있다면 원래 내 전문 분야는 인간 행동 분야라는 사실을 알고 있을 터이다. 나는 지난 40여 년 동안 관련 분야를 공부하며 얻은 지식을 환자들과 프로그램에 출연한 게스트들에게 적용시켜왔다. 물론 처음에는 심리학자가 체중 감량에 어떤 도움을 줄 수 있나 의아한 생각이 들 수도 있다. 그러나 잘 생각해보면 체중은 행동과 밀접한 관계가 있으며 행동은 다름 아닌 사고의 지배를 받는다.

≪미국영양사협회지Journal of American Dietetic Association≫에 실린 연구 조사에 따르면 스트레스와 같은 감정적인 이유로 음식을 먹는 사람들이 과체중이나 비만이 될 수 있는 가능성이 13.38배나 더 높다고 한다. 이는 대단히 높은 수치다! 이 문제에서 감정적인 요소를 뺄 수만 있다면 얼마나 좋을지 상상해보라. 그렇기 때문에 여러분이 몸에 필요한 영양분을 공급하는 이외의 다른 목적으로 음식을 찾지 않도록 도와주고자 한다.

솔직히 말해서 아무리 영양학적으로 무엇이 필요한지 정확히 알고 있고 체중을 줄이려면 어떤 운동을 해야 하는지 다 알고 있다고 해도 그것을 실전에 옮기고 계속 유지하기란 분명 쉽지 않은 일이다. 체중 감량에 성공한 사람들의 80%가 다시 살이 찐다고 하니 얼마나 어려운 일인지 짐작할 수 있다.

그렇다면 그 이유는 뭘까? 자신의 생활방식을 바꾸고 감정적인 위기를 음식이 아닌 다른 방법으로 극복할 수 있는 대안을 찾지 않는 한 다시 이전 생활습관으로 돌아가는 건 시간문제이기 때문이다. 나는 인간 행동과 관련해 내가 알고 있는 지식을 총동원하여 여러분의 목표 달성에 도움을 줄 수 있도록 여러분의 사고와 생활방식을 전체적으로 재편성할 생각이다.

나는 다이어트에 관해 새롭고 흥미로운 연구 결과들이 등장해서 한 단계 높은 수준의 얘기를 이끌어갈 수 있기 전까지는 새 다이어트 책을 쓰지 않겠다고 말해왔다. 우리 연구 조사 팀과 내가 머리를 맞대고 최신 정보들을 자세히 살펴본 결과 바야흐로 그때가 왔음을 알 수 있었다.

물론 이 퍼즐에서 가장 중요한 조각은 식품이다. 우리 영양 전문팀의 핵심 멤버인 공인 영양사 신시아 새스는 자신의 상담실을 찾아온 환자들을 대하면서 얻은 경험과 많은 사람들이 믿고 찾는 영양학 분야 저자로서의 풍부한 지식을 아낌없이 공유해주었다. 그녀는 《뉴욕 타임스》 선정 베스트셀러 작가일 뿐만 아니라 널리 알려진 건강 관련 잡지들에 많은 기사를 싣고 있다. 영양학-식이요법 학사, 영양학과 공중위생학 박사 학위를 소지한 신시아는 무엇을, 언제, 왜, 어떤 조합으로 먹어야 좋은지에 관한 방대한 지식으로 무장한 전문가다. 그것으로도 모자라 그녀는 정식 요리사 훈련도 받았다. 다이어트 플랜의 식단에 오르는 음식들이 사람들의 구미를 당기는 음식이어야 한다는 점이 대단히 중요한 포인트임을 잘 이해하고 있기 때문이다.

이처럼 우리가 제시하는 플랜은 360도 전방위적으로 접근해서 완성되었다. 그렇지 않고서는 또 실패할 수 있음을 잘 알고 있기 때문이다. 이제 퍼즐의 모든 조각이 어떻게 맞춰졌는지 설명하기로 하자.

20/20 다이어트의 개요

이 다이어트는 세 단계로 나누어 총 30일 동안 이루어진다. 각 단계별로 내용을 살펴보면 다음과 같다.

1단계 개요: 부스트 5일

5일간 이어지는 1단계는 우리 몸이 영양적으로 새로운 균형을 찾고 회복할 수 있게 도와주는 과정이다. 플랜의 첫 번째 단계로서 가장 중요한 이 5일 동안 여러분은 새로운 길을 열어주고 의욕을 잃지 않도록 지지해줄 추진력boost을 차곡차곡 쌓아야 한다. 이 기간 동안에는 20/20 식품만을 재료로 사용한 간단하고 맛있는 조리법 중에서 약 네 시간 간격으로 하루에 네 번 원하는 음식과 간식을 선택해야 한다. 1단계의 기본 목표는 내가 제시하는 공복감과 포만감 등급표를 이용해서 우리 몸이 보내는 신호에 귀를 기울여 신체적으로 느껴지는 진짜 공복감과 습관적 허기, 정신적 허기를 구분하는 방법을 익히는 것이다.

그리고 담당 의사가 허락한다면 1단계 기간 중에 이 책 10장에서 소개하는 신나고 재미있는 30초 번 버스트 운동 프로그램도 시작할 수 있다. 아니면 1단계 기간 동안 매일매일 조금씩이라도 걷는 양을 늘려서 이후 좀 더 강도 높은 움직임에 대비해 체력을 강화하는 것도 좋다.

2단계 개요: 유지기 5일

1단계가 끝날 때쯤이면 매일 특정한 시간에 정해진 식품을 먹는 패턴에 어느 정도 익숙해지고 몸과 마음이 조금씩 새로운 리듬에 적응하기 시작했으리라 여겨진다. 1단계와 마찬가지로 5일간 진행되는 2단계에서는 1단계 식단에 새로운 음식들을 추가하여 범위를 좀 더 넓혀간다. 2단계의 기본 목표는 다음과 같다.

- 소금과 설탕, 인공감미료를 넣기보다는 식품 자체의 풍미에 집중하도록 짠 식단을 통해 식품이 지닌 고유의 맛과 향을 느끼기 시작한다.
- 적당한 탐닉을 허용한다. 더 이상 미친 듯이 폭식하지 않는다.

2단계에서도 맛있는 음식들을 고를 수 있는 식단 목록이 제공되므로 어떻게 정확한 양으로 여러 식품을 조합해야 하는지 고민하지 않아도 된다. 우리는 식단을 구성할 때 최대한 단순함을 지키고자 했으며 각 음식에는 20/20 식품이 적어도 두 가지 이상 들어가 있다.

또한 이 단계에서도 마찬가지로 30초 번 버스트 운동 프로그램을 계속하거나 매일 걷는 양을 늘려가야 한다.

3단계 개요: 20일 달성기

3단계 20일 동안에도 계속해서 하루 네 번 식사 때마다 20/20 식품 중에서 두 가지를 먹을 것이다. 3단계의 기본 목표는 다음과 같다.

- 지속적인 체중 감량: 지속적으로 살이 빠지고 허리둘레가 줄

어든다.*

■ 다이어트를 방해하지 않는 외식: 몇 가지 간단한 전략만 잘 따르면 외식도 가능하다.

■ 다양성의 발견: 다양한 종류의 식품과 풍미를 즐기며 그 어느 때보다 건강에 좋은 음식을 찾게 된다.

이 단계에서는 무려 80가지 음식(20일 내내 하루 네 번씩 각기 다른 음식을 먹을 수 있다!) 중에서 원하는 메뉴를 고를 수 있으며, 하나같이 우리 몸에 필요한 에너지를 공급할 수 있도록 적절히 균형을 맞춘 음식들이다. 더불어 식당에 가서 식사하는 경우 어떤 음식을 주문하면 좋은지 몇 가지 목록도 마련되어 있다.

* *사람마다 개인차가 있어서 살이 빠지는 속도도 다 다르기 때문에 얼마나 많이, 얼마나 빠르게 살이 빠지는지 현실적으로 생각하는 것이 중요하다.*

적절한 양과 비율의 놀라운 효과

이 다이어트에서 단계별로 제시하는 모든 음식은 심장을 튼튼하게 하는 지방과 단백질, 몸에 좋은 탄수화물(복합탄수화물이라고도 부른다), 그리고 과일과 채소의 양이 일정하게 정해져 있다. 정확한 양과 조합이 열 생성과 포만감에 도움을 준다는 최근의 조사 결과를 바탕으로 하고 있기 때문이다.

복합탄수화물은 천천히 타는 에너지와 비타민 B를 제공한다. 이들은 힘을 내는 데 필요한 연료가 되지만 우리 플랜에서는 체중 감량에도 도움이 될 수 있도록 적당한 양을 사용하였다. 살코기에 들어 있는 단백질은 식사 후 몇 시간이 지나도록 천천히 칼로리를 태울 수 있게 도움을 주며 칼로리를 태우는 근육을 유지하거나 새로 만드는 데 도움을 준다. 이런 탄수화물과 단백질을 황금비율로 적절히 조화시키면 단백질이 건강한 탄수화물의 소화 속도를 늦추어주고, 소화 속도가 느려지면 혈당 순환과 인슐린 레벨 조절에 도움이 되며, 우리 몸에 필요한 탄수화물 연료를 지속적으로 공급할 수 있다.

건강한 지방은 알맞게 섭취하면 더 오래 포만감을 느낄 수 있고 건강한 혈액 순환을 도와주며, 우리가 섭취하는 과일과 채소의 중요한 성분인 항산화제와 비타민들을 최대한 흡수할 수 있도록 신체 기능을 높이는 데도 도움을 준다. 지방과 단백질은 또한 건강한 신체 기능을 유지하는 데 필요한 원료도 제공한다.

그러니 네 시간에 한 번씩 우리가 제시하는 음식을 먹으면 하루를 지내는 데 필요한 힘을 주는 중요한 영양분을 적당량 섭취하고 있음을 알 수 있다. 앞에서도 말했듯이 우리는 먹기 위해서 살지 않고 살기 위해서 먹는다. 여기 나오는 음식들은 여러분이 보다 행복하고 건강한 삶을 살 수 있도록 도와준다.

관리 단계의 개요

30일이 지나고 나면 여러분이 처음 세웠던 목표에 얼마나 근접했는지에 따라서 이 플랜을 다시 반복할 수 있다. 원하는 목표 체중에 도달했다면 관리 단계에 들어간다. 계속 진행되는 관리 단계의 목표는 다음과 같다.

- 평생 건강한 체중을 유지할 수 있는 습관을 체득할 수 있게 도와준다.
- 새롭고 건강한 생활방식이 확고히 자리 잡을 수 있게 도와준다.

이 단계에서는 여러분이 먹는 모든 음식을 만들 때 들어가는 재료들을 알맞은 양과 비율로 조합하는 간단한 방법을 배울 수 있다. 여기서도 칼로리를 계산하거나 음식의 무게를 다는 등 복잡하고 까다로운 절차는 하나도 없다. 다만 건강한 체중을 유지하는 데 도움이 되는 음식량을 지키고 동시에 지방과 단백질, 탄수화물, 과일과 채소가 올바른 균형을 이룰 수 있도록 도와줄 뿐이다.

신진대사의 역할

요즘 들어 신진대사는 어디서나 흔히 들을 수 있는 말인데, 그래서 오히려 신진대사와 체중 감량의 관계를 잘못 생각하고 있을 수도 있다. 신진대사는 한마디로 압축해서 에너지와 칼로리 소모라고 말할 수 있다. 우리 몸이 생명을 유지하기 위해 에너지를 사용하는 방법이 신진대사이며, 거기에는 우리가 미처 생각하지 못하는 과정들도 다 포함되어 있어서 어느 것 하나 에너지가 필요치 않은 과정이 없다. 예를 들면 숨을 쉬기 위해서도 에너지가 필요하고 혈관과 동맥에 피를 순환시킬 때도, 음식물을 소화하거나 곰곰이 생각할 때, 상처를 치유하고 호르몬을 생성할 때도 에너지가 필요하며 그 밖에도 셀 수 없을 만큼 많다.

이처럼 기본적인 신체 기능을 수행하기 위해 우리 몸이 필요로 하는 에너지를 기초대사율이라고 하며 매일 우리가 태우는 칼로리의 60~75% 정도를 차지한다. 이러한 기본적인 생존 과정을 유지하기 위해 소모하는 칼로리 수치는 성별과 나이, 체성분 구조를 바탕으로 하기 때문에 기초대사율은 사람마다 다 다르다.

열 생성의 세 가지 종류

앞에서 잠시 언급한 것처럼 열 생성이란 우리 같은 온혈 동물들이 체온을 조절하는 방법으로 말 그대로 우리 몸이 열을 내는 방법이다. 사람의 몸은 다른 많은 신체 기능 중에서도 따뜻한 온기를 유지하기 위해서 음식, 즉 칼로리 형태로 에너지를 섭취해야 하며, 열 생성은 그 에너지를 이용해 열을 발생시키는 방법을 말한다.

열 생성 원천 1: 비운동성 활동 열 생성(NEAT)

매일 자질구레한 일상생활을 하는 데도 에너지가 필요하다. 예를 들면 샤워를 하고, 식사 준비를 하고, 책상에 앉아 일하거나 별도의 운동이라고 할 수는 없어도 몸을 움직이는 모든 행동을 하기 위해서는 칼로리를 태워야 한다. 이런 행동들을 가리켜 '니트NEAT'라고 부르는데 이는 '비운동성 활동 열 생성Non-Exercise Activity Thermogenesis'의 영문 첫 글자를 따서 만든 조어이다.

일상생활 속에 단순하고 실질적인 움직임을 추가함으로써 얼마든지 니트를 촉진시킬 수 있다. 엘리베이터 대신 계단을 걸어 올라가고, 입구에서 좀 더 멀리 떨어진 곳에 차를 주차하거나 엉덩이를 붙이고 앉아 있는 대신 서 있는 것만으로도 소모할 수 있는 칼로리가 얼마나 많아지는지 깜짝 놀랄 정도이다. 어쩌면 별로 대수롭지 않게 느껴질 수 있지만 무엇이든 티끌이 모여 태산을 이루는 법이다.

열 생성 원천 2: 운동에 의한 열 생성

열 생성을 일으키는 두 번째 방법은 운동으로, 말 그대로 땀 흘려 운동하는 방법이다. 칼로리를 소모하는 데 이보다 더 분명하고 확실한 방법은 없다. 운동을 하면 할수록 우리 몸은 그 운동을 수행하기 위해 더 많은 에너지를 필요로 하므로 계속해서 칼로리를 태우는 순환이 이루어진다.

앞으로 소개할 30초 번 버스트 운동 프로그램은 즐겁게 칼로리를 태울 수 있는 방법인 동시에 여러분의 일상생활에 쉽게 적용시킬 수 있으므로 일석이조이다. 당장 팔을 걷어붙이고 철인 3종 경기에 나가라고 등을 떠미는 것은 아니지만 반드시 땀을 흘려야 한다는 건 분명한 사실이다.

열 생성 원천 3: 음식에 의한 열 생성

신진대사의 마지막 측면은 음식 섭취에 따른 열 생성으로, 입으로 들어가는 음식을 우리 몸이 소화하고 처리하는 과정을 말한다. 최근에 등장한 이론들을 보면 알 수 있듯이 우리 몸에 들어가서 이런 과정에 특별한 영향을 미치고 열 생성을 증가시키는 특성이 있는 식품들이 있다고 한다. 6장에서 이러한 식품들에 관한 정보와 이를 뒷받침하는 연구 결과들을 읽을 수 있다.

나도 체중 감량 저항형일까?

내 아내 로빈은 유전적으로 활발한 신진대사 기능을 갖고 태어난 사람이다. 치킨 몇 마리를 가볍게 먹어치우고 감자 한 포대에 길쭉한 초콜릿 케이크 두 쪽까지 다 챙겨 먹어도 몸무게에 변화가 없는 체질이다. 반면에 나는 그녀와 정반대이다. 나는 대사증후군 또는 X증후군이라고 부르는 유전적인 문제를 갖고 태어났다.

이 문제는 고중성지방, 인슐린 저항성, 아랫배 지방 축적과 같은 복합적인 신체 상태로 나타난다. 인슐린 저항성은 여러 종류의 설탕과 탄수화물이 몸속에 들어오면 마치 해로운 독과 같은 작용을 해서 내가 섭취한 음식을 사용 가능한 에너지로 바꾸는 정상적인 신체 작용을 방해하고 모두 지방으로 축적시킬 수 있다는 뜻이다. 또 나는 당뇨병까지 있어서 체중을 감량하기가 남들보다 몇 배는 더 어렵다.

그러니 나는 원래부터 비만이 될 소지가 매우 높은 체질인 셈이다. 그럼에도 우리 집안에서 비만이 아닌 사람은 오직 나 하나뿐이다. 이유는 간단하다. 다른 식구들은 그들이 원하는 것을 선택했고 나는 내가 원하는 것을 선택했기 때문이다. 나는 건강하게 오래 살 수 있고, 좋아하는 운동을 즐길 수 있으며, 긍정적인 신체 이미지를 표현할 수 있는 적정 체중을 유지할 권리가 있다고 생각한다. 나 자신이 더 좋은 것을 누릴 자격이 있다고 생각하기 때문에 그보다 못한 것은 절대 받아들이지 않을 작정이다.

내가 희생양인가? 그렇지 않다. 여러분도 나와 비슷한 상황에 처해 있다면, 여러분은 희생양인가? 절대 그렇지 않다. 다만 이러한 정보는 다음 단계에도 영향을 미치므로 스스로 깨우칠 필요가 있다.

만약 여러분이 체중 감량이 어려운 체질이라고 생각한다면 전문 의사와 체중 감량의 필요성을 상의하고 함께 적당한 방법을 찾아보라고 적극 권한다. 이런 경우에는 내가 제시하는 플랜이 여러분만의 특별한 의학적 상황에 적합하지 않을 수 있음을 미리 알려두고자 한다.

모두 모아서 종합하기

다음 장에서는 전체적인 다이어트 플랜에 깔려 있는 심리적인 바탕을 설명하고자 한다. 지금까지 익숙해진 자기만의 방식에서 탈피하는 방법과 체중 감량을 위한 노력을 망치지 않는 방법을 알려주고 싶어서이다. 그러나 반드시 잊지 말아야 할 것이 있다. 눈 깜짝할 사이에 날씬한 몸매로 탈바꿈할 수 있는 마법 같은 건 아예 존재하지 않는다.

그러나 자신의 의사 결정과 행동방식, 주변 환경을 스스로 통제하고 관리함으로써 음식과 운동에 대한 관점을 변화시키고 평생 지속할 수 있는 건강한 식습관과 운동 습관을 몸에 익힐 수 있다.

지난 20년 동안 똑바로 서서 발끝을 본 적이 없었던 사람이라 해도(이것도 여러분의 삶이 어떻게 변할 것인가에 대한 비전의 내용으로 포함시킬 수 있다), 이 모든 것이 실행 가능한 내용이며 진정으로 변화할 준비가 되었다면 원하는 목표를 달성할 수 있음을 보여주고자 한다.

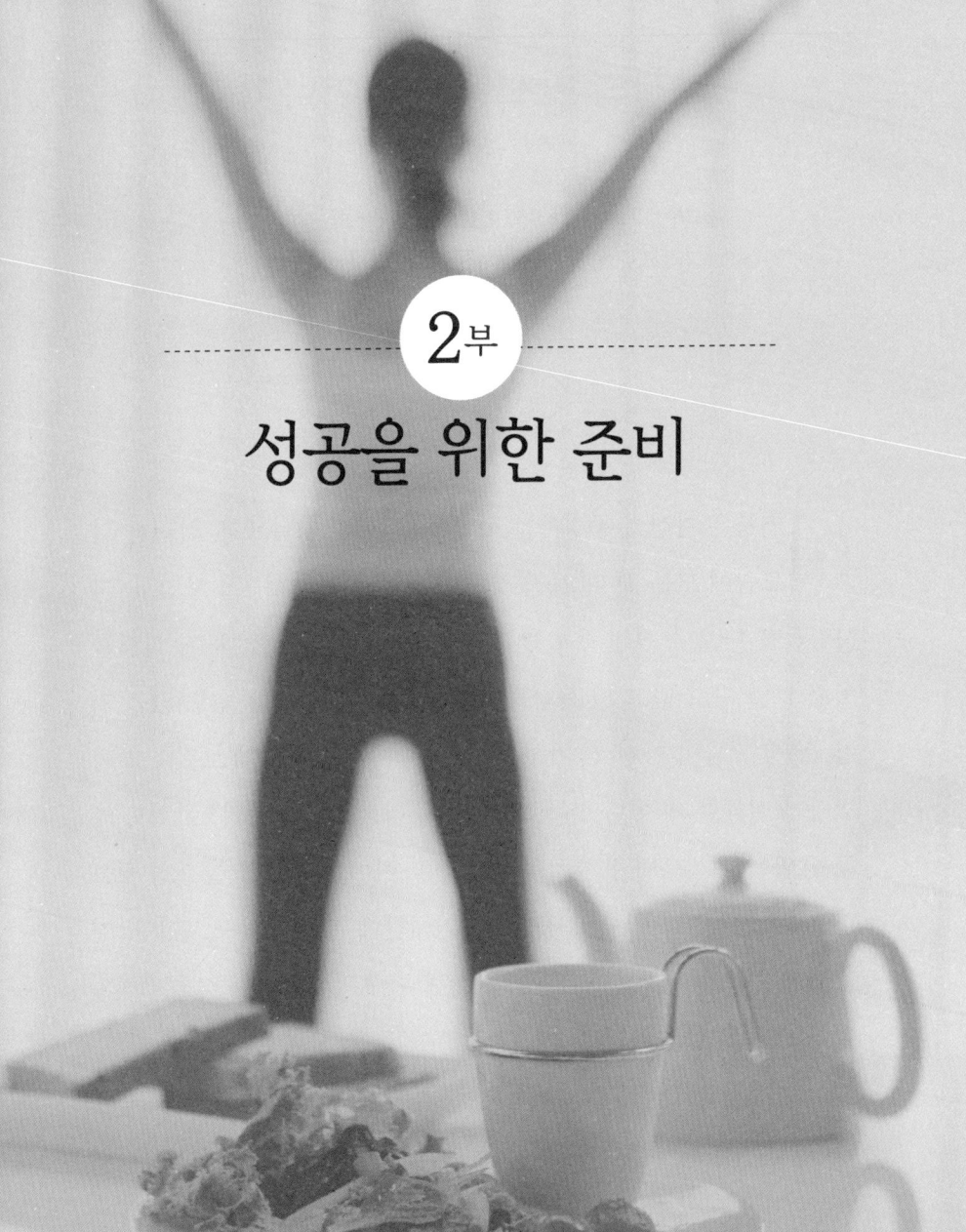

2부

성공을 위한 준비

3장

자신의 방식에서 벗어나기

우리는 우리가 반복적으로 하는 행동의 결과이다.
그러므로 탁월함이란 행동이 아니라 습관이다.

- 아리스토텔레스

여러분은 자신이 동경하는 사람들—어쩌면 가냘프고, 화려한 겉
모습에 모든 걸 다 가진 것처럼 보일 수도 있다—을 보면서 "저
사람들은 나보다 훨씬 우월해. 난 죽었다 깨어나도 절대 저 사람들
처럼 보일 수도 없고 저 사람들이 느끼는 대로 공감할 수도 없을 거
야. 평생 저들이 가진 건 가져보지도 못하겠지. 나도 해보겠다고 덤
볐다가 실패한 게 어디 한두 번인가 뭐."라고 생각하는가? 아직도 빠
른 효과를 내세우며 유행처럼 번지는 다이어트 얘기를 들으면 호들
갑을 떠는 척한다거나 일시적으로 기대감에 부풀지도 모르지만, 진
지하게 마음속 깊이 여러분이 정말 해낼 수 있다고 믿는가? 그렇지
않다면 절대 성공할 리가 없다.

그러나 그와 반대로 자신의 롤 모델을 보면서 "이제 내가 해볼 차
례야."라고 생각한다면 지금이 바로 여러분에게 주어진 기회이다. 그러

나 지금까지 해왔던 행동들을 그대로 이어간다면 지금의 모습을 그대로 유지하게 된다. 반대로 지금까지와는 다르게 변화를 준다면 분명히 달라진다. 자기 자신에게 더 많은 것을 요구하기 시작하면 틀림없이 변화가 생긴다.

이런 모든 변화는 여러분의 생각을 바꾸는 것에서부터 시작한다. 자기 자신에 대한 부정적인 생각은 모두 버리고 긍정적인 생각들로 채워야만 한다. 자신이 무엇을 잘하는지 발견하고 있는 그대로를 받아들여야 하며, 자신을 가치 있는 인간으로 만드는 고유한 특성과 자질, 성격을 인정해야 한다.

내 인생을 예로 들어보자. 어린 시절 내 자아는 심각하게 훼손된 상태였다. 우리 가족은 겨우 입에 풀칠할 정도로 가난했고 아버지는 심각한 알코올 중독자였으며 한때는 굶기를 밥 먹듯 하며 집 없이 떠돌던 시절도 있었다. 죽을힘을 다해 뛰어도 겨우 2등 시민같이 느껴질까 말까 했다. 그러나 결국은 좋은 코치들을 만나서 도움을 받은 덕분에 내가 무엇을 잘하는지 찾을 수 있었다. 알고 보니 나는 제법 쓸 만한 운동선수였다.

그렇다고 농구선수 마이클 조던이나 미식축구 간판선수 톰 브래디처럼 탁월한 정도는 아니었다. 그러나 일단 경기장에 나가면 꽤 빠르게 달릴 수 있었고, 꽤 높이 뛰어오를 수 있었으며, 무엇보다 공을 잘 잡고 놓치지 않는 재주가 있었다.

경기 끝을 알리는 호루라기가 울리면 팀 동료들은 내가 어디에 사는지, 내 가족이 누구인지 조금도 신경 쓰지 않았고 오로지 내가 운동을 잘한다는 사실에만 관심을 집중했다. 그리고 내가 존경해 마지않던 팀원들이 하나같이 내가 그들보다 우월하다고 믿으며 내게 상냥하게 대했다. 그때 이런 생각이 들었다.

"동료들이 나를 팀의 주장으로 뽑았다는 건 내게도 분명히 장점이 있기 때문일 거야."

그래서 나는 그 장점에만 집중했고 그때부터 내 안의 자아 존중감이 다시 자라기 시작했다.

그 한 가지 분야에서 가치를 되찾게 된 덕분에 내가 갖지 못한 것을 동경하며 자신을 끌어내리던 예전의 모습은 버리고 그 대신 내가 가진 장점에 초점을 맞추고 그것을 살리는 데 최선을 다할 수 있었다. 나 스스로에게 사실을 바탕으로 한 자아상을 부여했던 것이다.

물론 여러분도 똑같이 할 수 있다. 첫 시작을 위한 네 단계는 다음과 같다.

1. 자신이 잘하는 것 또는 자신의 장점을 찾아라.
2. 그러한 자질이나 특징들을 어떻게 드러내는지 자신을 관찰하고, 주어진 기능이나 활동을 어떻게 익히는지 잘 살펴보라.
3. 실제로 여러분이 가진 잠재력에 걸맞은 삶을 살고 있으며 인생에서 자신이 정통한 분야가 있다는 사실을 인식하라.
4. 그런 능력을 가진 자신을 인정하고 격려하라.

이제 자신의 신체나 체중 감량에 대한 생각에도 이런 접근 방식을 적용할 필요가 있다. 반드시 살을 빼겠다고 결심하고 분명히 살을 뺄 수 있다고 진심으로 믿어야 한다. 건강한 음식을 먹고 일상생활에서 꾸준히 가벼운 운동을 계속하다 보면 눈앞에서 체중계와 줄자가 줄어들면서 점차 체중 감량에 성공하는 자신을 발견하게 될 것이다. 그리고 자아 역시 자기 힘으로 이루어낸 새로운 현실을 반영한 모습으로 바뀌게 된다. 자아가 변하기 시작하면 자신이 과거에 저지른 모든 실수를 더 이상 자책하고 속상해하지 않게 될 것이다. 이처럼 생각과 믿음을 바꾸고 나면 행동은 저절로 따라오게 되어 있으므로 여러분은 성공을 향해 나아갈 수 있다.

오래된 건 버리자

이 프로그램을 시작하면서 자기 자신뿐만 아니라 식습관과 운동도 똑같이 열린 마음으로 완전히 새롭게 출발해야 한다. 지금까지 살을 빼는 데 도움이 된다고 알고 있던 정보들은 별 효과가 없었음이 분명하므로 이번만큼은 성공할 수 있도록 실질적인 도움을 주는 새로운 이론과 정보를 알려주고자 한다.

어쩌면 과거에 배운 많은 정보를 제대로 활용하지 못했을 수도 있다. 예를 들면 한때 저지방 다이어트가 해결책이라는 말이 유행처럼 번진 때가 있었다. 귀가 솔깃해진 여러분도 '저지방'이라는 문구가 붙은 과자란 과자는 다 사들고 와서 마음 놓고 한 통씩 먹어치우면서 도대체 왜 살이 빠지지 않는지 답답했을지도 모른다. "분명히 상자에 '저

지방 식품'이라고 붙어 있어서 한 통 다 먹었단 말예요!"라며 억울해할
수도 있다.

하지만 중요한 사실은? 과자를 만드는 주성분인 정제된 설탕 자체
에는 지방이 들어 있지 않다. 그러나 아무리 그래도 하루에 약 2kg씩
이나 섭취하면서 조금도 살이 찌지 않을 거라고 믿는가? 절대 그럴 리
가 없다! 우리는 단순탄수화물이라고도 알려진 과도한 당분이 우리
몸에 들어가면 지방으로 변해서 몸무게를 늘린다는 사실을 알고 있
다. 그래서 정확한 정보를 받아들이고 올바른 방법으로 정보를 활용
하는 것이 중요하다. 이제 우리는 우리 몸에 영향을 주는 많은 부분에
관해 더 잘 알게 되었다.

이번에는 잠시 모든 것을 멈추고 30초 동안 과거에 살을 빼려고
시도했던 방법을 모두 적어보자. 일주일 내내 쫄쫄 굶다가 주말에 폭
식한 적이 있다면 그대로 적어라. 살을 빼려면 오로지 굶는 방법밖에
없다고 생각한다면 그대로 적어라. 칠면조 고기 조각과 햄버거 고기
패티만 먹으며 버틴 적이 있다면 빠뜨리지 말고 적어라. 모든 다이어
트와 운동 프로그램, 시스템, 장기 세척, 각종 상품들과 시도했던 모든
과정을 있는 그대로 모두 적어보라.

일단 모두 적고 나면 하나하나 읽어가면서 실패했던 것들을 지워
나간다. 하나씩 지울 때마다 그 방법이 효과가 없었다는 사실을 머릿
속에 새겨 넣고, 그럼에도 원하는 목표에 반드시 도달할 수 있다는 사
실도 다시 한 번 인식하기 바란다.

이런 정리 과정이 다 끝나고 나면 가차 없이 종이를 구겨서 쓰레

기통에 버린다. 이는 마음을 다지는 상징적인 행위이므로 얼마든지 과장해도 좋다. 불을 붙여 태워버려도 좋다. 물론 집에 불을 내지 않도록 조심하면서.

이는 이 과정을 통해 여러분이 뒤늦게 깨달은 지혜를 바탕으로 과거를 모두 잊고 완전히 새로운 출발을 하면서 마음을 활짝 열고 지금부터 배울 새로운 정보를 받아들이겠다고 스스로 다짐하기 위함이다.

몸과 마음의 밀접한 결합

체중 감량을 돕는 도구 중에서 지시적 심상요법이라는 강력한 방법이 있다. 이는 심리학자들이 암 환자들을 치료할 때 사용하는 방법이기도 하다. 심리학자들은 병에 걸린 환자들로 하여금 자신이 개미떼의 공격을 받고 있다고 생각하거나 환자들의 면역 세포를 게임에 나오는 팩맨이라고 상상하고 암세포를 집어삼키고 있다고 생각하라고 주문한다. 이렇게 하면 심각한 병에 걸렸어도 그것을 통제할 수 있는 힘과 능력이 환자 자신에게 있다는 생각을 하게 된다. 그뿐만 아니라 실제로 스트레스와 불안감을 줄여주며 뇌파를 바꾸고 신체의 자연적인 면역력을 높여준다는 효과가 있다고 알려져 있다. 그래서 환자들이 자신의 질병에 대처하는 데 도움을 주며, 이는 체중을 감량할 때도 마찬가지이다.

먼저, 여러분 몸에 붙은 지나치게 많은 살을 어떤 특정한 상징으로 생각해본다. 여러분을 가두고 구속하는 교도소의 쇠창살이 될 수도 있고, 다른 사람들의 눈에 띄지 않게 모습을 가려버리는 모자 달린 검은 망토가 될 수도 있으며, 여러분의 몸을 친친 감은 채 힘껏 조이고 있는 거대한 비단뱀이라고 상상할 수도 있다. 그런 다음 스스로에게 물어본다. 왜 이런 일이 일어날 때까지 가만히 있었지? 왜 스스로를 가둬버렸지? 왜 숨어 있는 거야? 왜 스스로에게 사형선고를 내린 거야?

현재 여러분이 겪고 있는 과체중 문제는 아마도 천천히 조금씩 진행되었을 것이다. 미처 깨닫지 못하는 사이에 벌어진 상황일 수도 있지만 지금과 같은 체중에 이르게 된 이유는 대부분 여러분의 결정 때문이다. 설령 무의식적으로 일어난 일이라 해도 어떤 식으로든 보상이 있었기 때문에 살이 찌는 선택을 했을 거라 생각한다. 아무런 보상이 없는데도 살을 찌우는 행동을 계속하지는 않았을 테니까.

예를 들어보자. 성추행을 당한 적이 있는 사람은 때로 무의식적으로 살을 찌워야겠다고 생각하는 경우가 있다. 그러면 성적인 매력이 떨어져서 그 누구도 어떤 식으로든 성적인 관심을 보이지 않을 것이라고 생각하기 때문이다. 또는 즐거움이나 동료애, 편안함, 끊임없이 관심을 받고 싶은 뿌리 깊은 욕구를 만족시키기 위해서나 비합리적인 형태의 보상을 얻기 위해 음식에 탐닉하는 사람들도 있다. 여러분이 선택한 보상도 이러한 요인들 중 하나이거나 여러 가지가 복합적으로 섞였을 수 있다. 어느 쪽이든 중요한 것은 먼저 여러분 스스로가 그것을 깨닫고 보상의 내용을 건전한 행동으로 변화시키는 방법을 배우는 것이다. 나는 여러분과 함께 앞으로 나올 내용들을 배우고 생각하면서 여러분도 그런 변화를 이끌어낼 수 있도록 도와줄 작정이다.

이제 과도한 살을 어떻게 생각했는지 여러분이 선택한 상징으로 다시 돌아가보자. 살을 빼는 모습을 상상하면서 그 과정에서 자기 자신에게 강력한 힘을 부여해본다. 예를 들면 무섭게 죄어오는 거대한 뱀을 한 손으로 제압해 뱀이 힘없이 풀어지는 모습, 슈퍼맨 같은 힘으로 여러분을 가두고 있는 교도소 창살을 엿가락처럼 휘어버리는 모습, 무겁고 시커먼 망토를 시원하게 벗어버리는 모습을 머릿속에 그려보라. 이제 주도권은 여러분에게 있다. 실제 생활 속에서 살을 빼기 시작하면 마침내 이런 상상이 더 이상 필요하지 않을 때까지 수시로 머릿속에 떠올리기 바란다.

의지력이 맥을 못 추는 이유

생각을 바꾸는 과정에서 통제력과 의지력이 근본적으로 다른 말이라는 사실을 이해하는 것 또한 매우 중요하다. 우리 연구 팀은 많은 사람을 대상으로 체중 감량 프로그램을 중도에 그만두거나 포기하는 전형적인 이유가 무엇인지 물어보았다. 배고픔과 음식에 대한 갈망, 도움이 되지 않는 친구들과 가족, 침체기, 의지력 부족 등과 같이 일반적으로 생각할 수 있는 원인들을 나열하고 각 원인이 중도 포기 결정에 얼마나 영향을 미쳤는지 그 정도를 표시해달라고 부탁했다.

흥미로운 조사 결과를 밝히기 전에 먼저 여러분도 이 질문에 정직하게 대답해보길 바란다. 다이어트에 실패했거나 체중 감량의 레이스를 끝까지 완주하지 못한 적이 있다면, 포기하겠다는 결정을 내리는 데 '의지력 부족'이 얼마나 큰 영향을 미쳤는가? 1점에서 10점까지,

1점은 전혀 영향을 미치지 않았다, 10점은 매우 큰 영향을 미쳤다고 할 때 몇 점을 줄 것인가?

만약 10점이라고 대답했다면 여러분은 다수에 속한다. 조사 결과 놀랍게도 전체의 37.6%에 이르는 사람이 의지력 부족을 체중 감량 실패의 가장 큰 원인으로 꼽았다. 하나같이 10점 중에 10점을 주었다는 뜻이다.

내가 몇 년째 되풀이하는 말이 있다. 의지력은 결코 오래가지 않는다. 의지력이란 일시적인 방법에 불과하다. 누구나 다이어트를 시작할 때는 "바로 이거야! 이번에야말로 성공하고 말겠어! 이를 악물고 버텨서 마침내 살을 빼고 말 거야."라고 생각한다. 그러나 어떤 결과를 얻을지 쉽게 예상할 수 있다.

물론 처음 며칠 동안은 굶는 데 성공해서 몇 킬로그램 정도 빠질 수도 있다. 그러나 그다음에는 어떤 일이 벌어지나? 머릿속에는 온통 먹으면 안 되는 음식 생각만 가득 차오르고, 버티고 버티다 마침내 무릎을 꿇는 순간 한꺼번에 둑이 무너져 내리듯 큼지막한 라지 페퍼로니 피자 한 판을 마파람에 게 눈 감추듯 먹어치운다. 그러고 나서는 스스로를 자책하며 좀 더 의지력을 다져서 다음번에는 꼭 성공하겠노라고 마음먹는다. 이렇게 부정적이고 스스로를 갉아먹는 악순환이 계속 반복되기 십상이다.

그러나 지금부터는 여러분이 알고 있는 의지력의 개념을 싹 지워버리고 그 대신 통제력, 프로그래밍과 같은 의미와 개념들을 입력해야 한다.

지금 현재를 즐기고 내일부터 노력하면 된다고 말한다.	○	○	○	○	○	○	○	○	○	○
배가 고프기 때문이거나 내 몸이 음식을 원하기 때문이라고 말한다.	○	○	○	○	○	○	○	○	○	○
몸에 좋고 신선한 음식을 살 돈이 없기 때문이라고 말한다.	○	○	○	○	○	○	○	○	○	○

조사 결과 사람들이 가장 많이 선택한 상위 세 가지 답변은 다음과 같다.

1. 지금 현재를 즐기고 내일부터 노력하면 된다고 말한다.

2. 맛있으니까 먹어야 한다고 말한다.

3. 배가 고프기 때문이거나 내 몸이 음식을 원하기 때문이라고 말한다.

여기서 잠시 과거에 자신의 나쁜 행동을 합리화하기 위해 수시로 둘러대던 거짓말과 변명들을 떠올려보자. 나쁜 것을 선택할 '자격'이 충분하다고 스스로를 확신시켜서 옳은 선택들을 피해 가기가 얼마나 쉬운지, 정말 놀랍지 않은가?

하지만 곰곰이 생각해보면 몹시 터무니없는 일임을 쉽게 알 수 있다. 여러분은 보다 나은 삶을 살고, 더 건강해지고, 체중을 감량할 자격이 충분하다. 그러나 어느 한순간 특정 자극에 반응해서 피자와 맥주를 먹을 자격이 있다고 스스로를 안심시킨다. 마음속으로는 그것이 보상이라고 생각할지 모르지만 실제로는 스스로에게 벌을 내리는 셈이다. 순간의 즐거움을 만끽하고 싶어서 스스로에게 무슨 말이든, 어떤 이유든 둘러대며 합리화하려 든다.

그러나 이제 이와 같은 자기 파괴적인 행동 패턴은 그만 멈춰야 한다. 앞으로는 터무니없이 몸에 해로운 음식을 앞에 두고 고민하며 군침을 흘리는 자신을 발견했을 때 생각을 직접 통제할 수 있어야 한다. 마음껏 먹기 위해 둘러대던 변명들은 다음에 나오는 합리적인 생각들로 대체하거나 자신만의 생각으로 대체해서 마음이 약해지는 순간에 적절히 대처하고 잘 극복할 수 있는 전략을 준비해두어야 한다.

- 지금 내가 하는 선택은 내 미래에 영향을 미친다. 나중에 내 선택을 후회하지 않기 위해서 지금의 유혹을 거절할 것이다.
- 순간적인 만족감을 주는 보상만으로는 더 이상 충분하지 않다. 순식간에 사라지는 달콤함을 맛보기 위해 목표에 도달하려는 나의 노력을 헛되게 하지 않겠다.
- 만약 지금 내가 느끼는 배고픔이 진짜 신체적 공복감이라면 이 플랜에 나와 있는 식품을 골라 섭취하고 다음 식사시간까지 잘 버텨낼 것이다.

여러분의 루틴은?

여러분은 음식 루틴이 무엇이냐고 묻는다면 어떻게 대답할 것인가? 음식 루틴이 있기는 한가? 아니면 일주일 내내 그저 급하게 아무거나 집어 들고 가거나 먹기 쉬운 간편한 음식을 우겨넣는 스타일인가?

지금까지 수년 동안 내가 만나고 상담했던 과체중 환자들 대부분은 공통적으로 주변에 있는 건 언제든 다 먹어치운다고 말했다. 그러나 결단력 있는 루틴이 부족한 것도 일종의 루틴이라고 할 수 있다. 물론 건강한 방법도 아니고 체중 감량에 도움이 되는 방법도 아니지만 그래도 계속 반복하고 있으니 루틴은 루틴이다. 그리고 실제로 이것이 현재 여러분이 겪고 있는 과체중 문제를 일으킨 가장 큰 요인일 수도 있다. 언제 또는 얼마나 자주 먹는가의 문제도 무엇을 먹는가의 문제만큼이나 중요한 요인이라는 최신 이론들도 나와 있기 때문이다.

　어느 하루를 정해서 종일 입으로 들어가는 모든 음식을 빠짐없이 적어보라.

　차 안에서 마신 크림과 설탕이 들어간 커피에서부터 직장에서 먹은 초콜릿, 드라이브스루에서 집어 든 치킨 너깃, TV를 보며 무심코 집어 먹은 칩에 이르기까지 하나도 빠짐없이 일일이 다 적어야 한다. 음식 일기를 적어도 좋고 휴대폰이나 스프링 노트, 포스트잇 여러 장에 적어도 좋다. 물론 일부러 자제하거나 덜 먹으려 애쓰지 말고 평소에 먹던 대로 똑같이 먹어야 한다. 다른 점이 있다면 먹은 것을 하나도 빠짐없이 낱낱이 기록해서 그 기록을 보관한다는 점뿐이다.

　이 기록을 만들 때 음식을 먹은 시간과 먹는 동안 무슨 생각을 했는지도 적어두면 더 효과적인 자료를 만들 수 있다. 아무 생각도 하지 않고 먹기만 했다면 있는 그대로 '아무 생각 없었다.'라고 적는다. 배가 고파서 음식을 먹었고, 먹는 동안에도 내내 배고파 죽겠다는 생각뿐이었다면 '배고파 죽겠어.'라고 적는다. 그 밖에도 얼마나 피곤한지, 얼마나 화가 나는지, 얼마나 지쳤는지 생각하고 있었다면 있는 그대로 기록한다. 이 모든 것이 매우 중요한 데이터가 되기 때문이다.

이런 훈련은 미처 몰랐던 정보의 세계로 우리를 이끌어준다. 현재 여러분이 먹는 음식에 어떤 가치를 부여하고 있는지도 깨달을 수 있다. 이 부분에 대해서는 나중에 좀 더 자세히 설명하기로 하고 지금 당장은 내일 아침 눈을 뜨는 순간부터 입으로 들어가는 모든 음식을 하나도 빠짐없이 기록하겠노라고 다짐하는 게 중요하다.

그리고 모든 내용이 완성되면 차분히 들여다보라. 어떤 패턴이 보이는가? 여러분이 음식을 먹는 이유가 신체적으로 먹어야 할 필요성을 느껴서가 아니라 대부분 어떤 감정이나 자극 때문에, 또는 단순히 습관적인 이유로 먹을 때가 더 많다는 사실을 알게 되었나? 아니면 배가 고파도 아무것도 먹지 않은 채 그냥 지나쳐서 마침내 음식을 눈앞에 두었을 때는 지나치게 폭식하게 되었나?

나의 하루 음식 일지		
시간	음식이나 음료	먹으면서 무슨 생각을 했나

뒤에 가서 이런 습관과 성향에 대해 좀 더 자세히 다루기로 하고, 지금은 여러분 자신의 루틴, 나중에 우리가 함께 바꾸어갈 현재의 루

틴을 정확히 파악하는 것만으로도 훌륭한 출발점이 된다.

살은 빼고 싶지만 좋아하는 음식을 포기하고 싶지는 않은가? 건강해지고 싶지만 두말할 나위 없이 운동은 싫어하는가? 지금도 "언젠가는 살을 뺄 거야."라고 생각만 하고 있는가? 만약 이런 말들이 낯설지 않게 들린다면 여러분은 아직 진심으로 준비되었다고 할 수 없으며, 이 시점에서는 나 역시 어떤 말로도 여러분을 확신시키기 힘들다.

그러나 이제 완전히 바닥까지 내려와서 더 이상 다른 선택의 여지가 없다는 걸 인정한다면 당장 아무 효과도 없는 과거의 습관은 몽땅 내다버리고 각자의 목적을 달성하는 데 꼭 필요한 변화를 꾀할 준비가 되었다고 믿는다.

행동으로 옮기는 인생은 보상이 따르기 마련이다. 더 이상 체중 감량을 머릿속으로 생각만 하지 말고 당장 실행에 옮겨야 한다. 바로 지금이 의자에서 일어나 본격적으로 뛰어들 때이다. 인생은 여러분이 마음을 정할 때까지 마냥 기다려주지 않는다.

다음 장에서는 드디어 자신의 목표를 달성하기 위해 필요한 구체적인 플랜을 세울 것이다. 그러고 나면 목표 달성을 위한 본격적인 여정이 시작될 것이며 여러분 앞을 막아설 사람은 아무도 없다!

4장

올바른 목표 세우기

행동방침을 세우고 그것을 끝까지 따르는 데는 용기가 필요하다.

— 랠프 월도 에머슨

먼저 올바른 방법으로 올바른 목표를 설정하는 것이 반드시 필요하다. ≪더 얼티미트 웨이트 솔루션≫에서 여러분이 목표로 삼는 현실적인 몸무게를 정의하는 기준을 설명했으며 그것은 두 가지 이유에서 시작되었다.

첫 번째, 여러분 자신에게 안전하면서 실현 가능한 범위가 어느 정도인지 현실적으로 생각해야 한다. 만약 180cm 키에 떡 벌어진 넓은 어깨, 웬만한 나무등치만큼 굵은 허벅지를 가진 여성인데도 자그마한 체구의 친구들처럼 56kg 정도의 몸무게를 원한다면, 한마디로 비현실적이고 건강에 해로우며 실현 가능성도 거의 희박한 체중을 목표로 삼은 것이다.

심리학적인 관점에서 볼 때도 현실적인 목표 설정이 중요하다. 단순히 체중계에서 보고 싶은 숫자를 정했다가는 십중팔구 빙글빙글 도는 요요현상의 악순환이 이어지리라는 건 자신도 이미 잘 알고 있을 터이다. 자신의 몸을 잘 생각해보라. 그리고 자신의 몸을 사랑하고, 자랑스러워하고, 신이 주신 나만의 개성을 인정하고, 존중과 사랑으로 대할 수 있는 체중을 목표로 삼도록 하자. 이 프로그램의 단계를 차례차례 거치다 보면 자신의 몸에 대한 생각이 바뀌는 심리적인 변화도 경험할 수 있다.

자신의 변화를 지켜보라

요즘은 너나 할 것 없이 찍어 올리는 셀카가 인터넷을 도배하고 있지만 나는 여러분에게 자신을 위한 셀카를 찍으라고 강력하게 추천한다. 지나간 과거를 들여다보는 게 매우 효과적이라는 사실은 이미 잘 알고 있겠지만 앞으로 올 상황 역시 반드시 분명하게 마음속에 그리고 있어야 한다. 이제 자신의 발전 상황을 점검하고 나아갈 길을 닦는 데 도움을 줄 지표를 만들어보자.

이 플랜을 시작하기 전에 먼저 'before' 사진을 찍어두고, 한 주가 끝날 때마다 사진을 찍으면 여러분의 몸에 일어나는 변화를 눈으로 확인할 수 있다. 매일 거울을 보다 보면 몸에 일어나는 작은 변화들을 놓치기 쉬우므로 지속적인 동기부여를 위해서는 사진을 찍는 게 큰 도움이 된다.

더불어 시작과 동시에 간단히 치수를 재서 기록한다. 똑바로 서서 배를 쑥 집어넣거나 내밀지 말고 자연스럽게 편안한 자세로 가만히 선다. 일부러 근육을 풀 필요도 없다. 여러분에게 필요한 건 정확하고 자연스러운 상태에서 잰 치수이다. 이 플랜을 진행하는 동안 처음 기록한 부위와 똑같은 부위의 치수를 재서 아래의 차트에 기록하면 진행 상황을 확인할 수 있고, 지속적인 동기부여에도 많은 도움이 된다. 전체적인 몸매와 근육 상태가 점점 좋아지고 있음을 눈으로 확인할 수 있기 때문이다.

그러나 이때 유의할 점은 이런 숫자에 지나치게 집착하지 않는 것이다. 다시 한 번 강조하지만 이 기록은 여러분의 발전 상황을 눈으로 확인하고 긍정적인 결과를 일구어냈을 때 스스로를 격려하고 칭찬할 기회를 만드는 작업일 뿐이다.

	처음 치수	1단계 후	2단계 후	3단계 후
몸무게(kg)				
배꼽 위치에서 재는 허리둘레				
아랫배 둘레 (엉덩이 바로 윗부분)				
가장 넓은 부분의 엉덩이 둘레				
팔 위쪽의 가장 두꺼운 부분 둘레				
허벅지에서 가장 두꺼운 부분 둘레				

분명한 목표를 세우는 과정의 마지막 단계는 다음 쪽에 나오는 차트를 보고 여러분의 적정 몸무게 범위를 확인하는 일이다. 역시 정확한 과학은 아니지만 키에 비례해서 건강한 몸무게라고 널리 알려져 있

허리둘레 위험신호

지금까지 당뇨병과 고혈압, 관동맥성 심장병과 같은 심혈관대사 이상을 일으키는 위험 요인들을 점검하는 방법에 관한 많은 연구 조사가 이루어졌다. 그중에서 가장 간단하게 자신의 위험 수준을 알아볼 수 있는 방법이 허리둘레 치수로 판단하는 방법이다.

일반적으로 봤을 때 여자의 경우 허리둘레가 35인치를 넘고, 남자의 경우 40인치를 넘으면 심각한 질병에 걸릴 확률이 남들에 비해 좀 더 높다고 봐야 한다.

그렇게 판단할 수 있는 근거는 무엇일까? 허리둘레 치수는 우리 몸속 내장지방의 정도를 알려주는 척도이며 내장지방은 복벽 아래 쌓인 지방을 말한다. 내장지방은 몸속의 장기들을 '옭아매서' 원활한 기능을 방해하기 때문에 몹시 위험한 지방으로 절대로 가볍게 넘겨서는 안 된다. 내장지방이 지나치게 쌓여서 허리둘레가 위험한 범위에 속한다면 귓가에 강하고 시끄럽게 위험신호를 울려야 한다. 그리고 지금부터라도 체중 감량을 진지하게 고려해야 하며 느긋하게 걷지 말고 당장 의사에게 달려가서 위험을 줄일 수 있는 방법을 상담하기 바란다.

는 범위이다.

물론 예외는 있다. 길고 가녀린 몸매의 소유자가 있는가 하면 원래 다부진 체격의 소유자도 있고, 어떤 체형은 근육이 쉽게 붙는가 하면 근육을 찾아보기 힘들게 생긴 체형도 있다. 그러니 상식적으로 생각해서 자신에게 가장 적절하고 현실적인 목표를 세워야 한다. 자신은 건강한 몸무게라고 생각하지만 차트에 나온 적정 범위에서 벗어난 경우에는 의사와 상담을 통해 본인에게 맞는 몸무게를 판단할 것을 권한다.

아래의 차트를 이용해 여러분의 신체 조건에 적합한 목표를 세우기 바란다.

키	이상적인 몸무게 범위
약 137cm	35~47kg
약 140cm	36~48kg
약 142cm	37~50kg
약 145cm	39~52kg
약 147cm	40~54kg
약 150cm	42~56kg
약 152cm	43~58kg
약 155cm	44~60kg
약 157cm	46~62kg
약 160cm	47~64kg
약 163cm	49~66kg
약 165cm	50~68kg
약 168cm	52~70kg
약 170cm	53~72kg
약 173cm	55~74kg
약 175cm	57~77kg
약 178cm	58~79kg
약 180cm	60~81kg
약 183cm	62~83kg
약 185cm	63~86kg
약 188cm	65~88kg
약 191cm	67~90kg
약 193cm	69~93kg
약 195cm	71~95kg
약 198cm	72~97kg
약 201cm	74~100kg
약 203cm	76~103kg

미래의 자기 모습에 대한 뚜렷한 비전

이 플랜을 따르면서 앞으로 어떤 발전을 이끌어낼 것인지, 여러분의 인생이 어떻게 바뀔 것인지 분명한 비전을 갖는 게 목표 설정에 매우 중요한 영향을 미친다. 아래의 질문에 정직하게 대답해보자.

각 항목에 체중이 얼마나 영향을 미쳤는지 또는 영향을 미치고 있는지 1에서 10까지(1=전혀 아니다, 10=매우 그렇다) 대답해보자.

성생활	1	2	3	4	5	6	7	8	9	10
사회생활	○	○	○	○	○	○	○	○	○	○
연애	○	○	○	○	○	○	○	○	○	○
직장/직업 생활	○	○	○	○	○	○	○	○	○	○
일반적인 인간관계	○	○	○	○	○	○	○	○	○	○
각종 운동경기 참여도	○	○	○	○	○	○	○	○	○	○

짐작건대 위에서 제시한 모든 측면은 아니라도 적어도 대부분의 항목에 지금의 몸무게가 많은 영향을 미치고 있다는 결과가 나왔으리라 생각한다. 이제 조금 더 깊이 들어가보자. 하고 싶었지만 몸무게 때문에 포기했던 일이 있다면 있는 그대로 기록해본다. 너무 오랫동안 뒤로 미뤄뒀던 것들이라서 거의 잊어버리고 살았던 염원일 수도 있다. 나중에 실망하지 않으려면 반드시 현실적인 내용이어야 한다. 만약 여러분의 '꿈'이 ≪스포츠 일러스트레이티드Sports Illustrated≫의 수영복판 표지모델이 되는 것이라면 현실을 다시 점검해볼 필요가 있다. 하지만

올바른 목표 세우기 | 101

그게 아니라 올 여름 비키니 수영복을 입고 바닷가에서 몸매 자랑을 하고 싶은 바람이 있다면? 충분히 실현 가능한 목표다.

좀 더 쉽게 생각할 수 있도록 몇 가지 생각을 더 예로 들어보자. 부끄러워서 몇 년째 혼자 지내다가 다시 연애를 시작하겠다는 목표를 세우고 싶을 수도 있고, 아이들을 데리고 놀이공원에 가서 같이 놀이 기구를 타고 싶다거나, 몇 년째 서랍장 한구석에 처박혀 있는 작아진 청바지를 다시 꺼내 입고 싶다는 간절한 바람이 있을 수도 있다.

아래의 여백에 여러분의 꿈과 목표를 적어보라.

1단계: 내가 하고 싶은 일

이번에는 적어도 30초 동안 자신이 진심으로 하고 싶은 일을 하고 있는 모습을 마음속에 그려보는 단계로 이 작업의 2단계이다. 이렇게 하면 실제로 목표에 도달하기 전에 미리 자신의 잠재 가능성을 볼 수 있다.

운동선수들은 늘 이런 훈련을 한다. 농구 선수들은 자유투 라인에 서서 농구공을 던지기 직전에 자신이 공을 던지는 모습과 그 공이 성공적으로 골대를 통과하는 모습을 머릿속에 떠올린다. 공이 골대

그물망 속으로 빨려 들어가는 바로 그 모습! 골프 선수들은 퍼팅을 하기 전에 먼저 머릿속에서 공이 구멍으로 들어가는 모습을 본다.

　이들과 마찬가지로 여러분도 자신이 원하는 일을 하고 있는 모습을 자세하게 그려봐야 한다. 정확히 어떤 차림인지, 기분은 어떤지, 과체중의 구속에서 벗어난 뒤 달라질 인생의 특정한 이미지를 머릿속에 떠올려본다. 그리고 그 순간에 느껴지는 들뜨고 흥분되는 기분이나 어떤 느낌을 마음속에 분명하게 각인시켜야 한다. 이는 그러한 상상을 실제로 실현하는 데 꼭 필요한 단계이다. 마음속으로 그려보는 단계를 마쳤다면 아래의 여백에 적어보자.

2단계: 어떤 기분이 들까

지금껏 현재의 상황에 젖어서 가능한 일을 상상해보기를 꺼려했다면 이 작업을 통해 꽤 감정적인 자극을 받을 수 있다. 실패에 대한 두려움 때문에 주저했을 수도 있고, 절대 현실로 이룰 수 없는 꿈을 좇게 될까봐 망설였을 수도 있다. 나는 여러분이 바로 지금 이 자리에서 두려움을 극복하고 승리하기를 원한다. 이번에는 실패하지 않을 것이다. 이번에는 여러분이 원하는 바를 반드시 성취할 수 있다.

　이제 각자의 목표를 달성하기 위해 자신만의 플랜을 만들어보자. 이 방법은 나도 수년째 이용하고 있고, 내가 상담한 사람들이 효과를 보는 모습도 직접 봤기 때문에 누구에게나 적극 추천하는 방법이다. 이는 성공을 향해 자신을 똑바로 세우는 능력을 기를 수 있다.

　각 단계를 간단히 소개한다.

- 실제로 측정 가능하고 현실적인 말로 자신의 목표를 나타낸다.
- 특정한 행동으로 자신의 목표를 나타낸다.
- 자신의 목표에 분명한 시간표를 만든다.
- 자신의 목표를 실천하기 쉬운 단계들로 세분화한다.
- 믿을 만한 지원군을 확보한다.

이제 위의 내용을 하나하나 찬찬히 살펴보기로 하자.

실제로 측정 가능하고 현실적인 말로 자신의 목표를 나타낸다

　새로운 체중 감량 요법을 시작하면서 "살을 빼고 싶어."라는 불분명하고 수치화할 수 없는 선언을 하는 실수를 저지르는 사람들이 의외로 꽤 많다. 이런 말은 앞으로 다가올 상황을 진지하게 받아들이지 않는 사람들이 애용하는 표현으로 뜨뜻미지근하고 미진하며 힘없는 말에 지나지 않는다. 단순히 살을 빼고 싶다고만 말해서야 목표에 도달했는지 어떻게 알 수 있을까? 500g 정도 살이 빠졌을 때? 5kg쯤 살이 빠졌을 때? 처음부터 분명히 측정할 수 있는 기준을 세워놓지 않았기 때문에 도무지 알 길이 없다. 자기 자신을 성공으로 이끄는 사람들, 즉 승자들은 처음부터 매우 자세하고 구체적으로 자신의 목표를 세운다. 여러분의 체중 감량 목표도 반드시 수치로 표현할 수 있고 현실적이어야만 한다.

만약 현재 10kg 과체중이라면 "살을 10kg 빼서 목표 체중인 59kg을 달성하고 말겠어."라고 나타낼 수 있다. 몸무게보다 허리둘레에 중점을 두고 있는 경우라면 "허리둘레를 3인치 줄여서 목표 치수인 34인치에 도달하고 말겠어."라고 말할 수 있겠다.

수치로 표현할 수 있고 현실적인 나의 목표는

특정한 행동으로 자신의 목표를 나타낸다

어떻게 행동하느냐에 따라 성공 여부가 결정된다. 그러므로 목표를 이루려면 어떤 행동을 하기 시작할 것인지, 어떤 행동을 그만할 것인지, 또는 어떤 행동을 계속할 것인지 자세하게 적어야 한다. 예를 들면 패스트푸드는 그만 먹고 이 플랜에 제시된 식단을 따르겠다고 다짐할 수 있다. 운동할 시간을 내기 위해서 일일 스케줄을 조정할 수도 있고, 운동 측정 기구를 사서 매일매일 조금씩 더 움직이고 더 걸을 수도 있다. 또 현재 스트레스를 줄이기 위해 복용하고 있는 약을 계속 복용할 수도 있다.

이 시점에서 과거의 실수가 얼마나 중요한 역할을 하는지 아무리 강조해도 부족하다. 여러분은 이미 어떤 방법이 효과가 없는지 알고 있으므로 그런 루틴과 자기 파괴적인 행동들을 아래 마련된 여백에 기록해보자. 자신의 생활 전반을 곰곰이 생각해보고 목표 달성을 위해 당장 멈춰야 할 행동, 시작해야 할 행동과 계속해야 하는 행동을 적는다.

지금부터 내게 필요한 행동		
멈춰야 할 행동	시작해야 할 행동	계속해야 할 행동

자신의 목표에 분명한 시간표를 만든다

목표와 꿈의 차이는 시간표가 만든다. "언젠가 살을 빼야지."라는 태도로 이 프로그램을 시작한다면 보란 듯이 실패하기 십상이다. '언젠가'는 일주일의 어느 하루가 아니다. 자, 당장 달력을 꺼내서 여러분의 목표 달성에 현실적인 시간표를 부여해보자. 그야말로 미래의 어느 하루를 정해서 목표를 달성하는 날이라고 표시할 수 있다니 정말 흥분되는 일이다. 여기서 내가 여러분의 시간표가 현실적이어야만 한다고 강조한 것을 기억해야 한다. 그런데도 여전히 환상 속에 살면서 10kg이나 과체중인데도 3주 만에 확실한 비키니 몸매가 될 거라고 생각하고 있다면 그야말로 착각이다. 10kg의 살을 빼려면 현실적으로 10주에서 20주 정도 잡아야 한다.

더불어 지속적인 동기부여에 도움을 주려면 최종 목표를 달성할 날짜만 달랑 정해놓기보다는 목표를 달성하는 과정 중에 몇 가지 이정표를 만들어두면 더 효과적이다. 첫째 달에 3kg을 빼고 싶다면 그대로 기록했다가 그 목표를 달성했을 때 자신의 노력을 칭찬하고 격려함으로써 체중 감량에 성공한 자신의 모습을 직접 확인한다. 그러면 승자로서 자신의 참 자아를 정의하는 데도 도움이 된다.

아래의 여백에 여러분이 설정한 체중 감량 목표를 정확한 시간표로 나타내보라. 일주일 단위로 세분화해도 좋고, 무엇이든 각자가 원하는 방법으로 표현하면 된다. 어떤 식으로 나타내든 아래에 그 내용을 기록하고, 스마트폰에 알람을 설정하거나 컴퓨터 달력에 내용을 저장해서 눈으로 볼 수 있는 메모로 남기는 것이 중요하다. 비전이 성공에 얼마나 중요한 역할을 하는지 이제 이해하겠는가?

나의 현실적인 시간표 – 중간 목표

자신의 목표를 실천하기 쉬운 단계들로 세분화한다

이번에는 자신의 목표를 달성하려면 정확히 어떤 단계를 거칠 것인지 결정하는 단계이다. 물론 아직은 어떤 단계를 거쳐야 하는지 자세히 몰라도 괜찮다. 이 목록은 여러분의 여정을 따라가는 동안 함께 변화하기 때문이다. 중간중간에 무엇이 필요한지 깨달을 때마다 다시 돌아와서 목록을 작성하도록 하자.

지금 단계에서는 일반적인 내용이 될 수 있다. "이 책에 나오는 정보를 배우고 적용시켜야지.", "최소한 한 시간에 한 번은 일어나서 움직여야지." 또는 "더 이상 드라이브스루는 찾지 말아야지." 이 정도면 충분하다.

내 목표 달성을 위해 거쳐야 할 단계

....

....

....

믿을 만한 지원군을 확보한다

다음은 믿을 만한 사람이나 사람들을 찾는 일이다. 그들에게 여러분이 세운 목표와 목표 달성을 위한 시간표, 거쳐야 할 단계 등을 알려주면 매주 그들과 상의할 수 있고 어떻게 진전되고 있는지 알려줄 수 있다. 이런 지원군은 반드시 여러분에게 편안한 상대여야 한다. 그래서 좌절감을 느낄 때 그들을 찾아 위안을 얻고 중간 목표를 달성했을 때 함께 성취감을 나누고 축하할 수 있어야 한다. 믿을 만한 친구나 가족, 배우자 또는 누구라도 여러분과 가까운 사이라면 가능하다.

아래에 여러분이 믿을 만한 사람이나 사람들의 이름을 적어보자.

믿을 만한 내 지원군

드디어 여러분의 목표를 설정하고 도달하는 데 꼭 필요한 전략을 완성한 것을 축하한다. 먼저 자기가 무엇을 원하는지 분명하게 알아야 그것을 얻기 위한 여정을 시작할 수 있고, 실제로 성공하는 데 필요한 가속도를 높이는 힘을 얻을 수 있다. 어느새 여러분은 상당한 진전을 보이고 있는 셈이다.

주변 환경 정리하기

이런 상황을 한번 생각해보자. 여러분이 앉아 있는 방바닥에는 이쪽 벽에서 저쪽 벽까지 꽉 차게 얼룩말 무늬 카펫이 깔려 있고 벽지와 의자에는 온통 촘촘한 얼룩말 무늬가 있으며, 벽마다 얼룩말 사진이 걸려 있고 세렝게티 초원에서 들리는 소리가 울려 퍼지는 것도 모자라 창밖으로 얼룩말 무리가 지나가고 있다고 생각해보라. 그야말로 모든 감각이 얼룩말과 관련된 내용에 뒤덮여 있는 상황이다. 그 상황에서 얼룩말만 빼고 무엇이든 떠올려보라고 한다면 어떨지 생각해보라. 무슨 생각을 할 수 있을까? 얼룩말이라고 대답하지 않았다면 여러분은 충분히 주의를 기울이고 있지 않은 거다! 여기서 검은색과 흰색 스트라이프 무늬의 네발 달린 동물 말고 다른 뭔가를 떠올리기 위해서 주변 상황을 차단하고 집중하려면 대단한 노력이 필요하다.

물론 지나치게 과장된 예이기는 하다. 이것 하나만 물어보자. 만약 여러분의 모든 감각이 지금의 과체중에 이르게 한 각종 정크 푸드 냄새와 이미지에 푹 젖어 있다면 하루 종일 그 음식을 생각하며 침을 꿀꺽 삼키다가 결국 먹게 되지 않겠나? 정크 푸드에 둘러싸여 있으면서 안 먹고 참는 일은 그야말로 고문이다.

일반적으로 과체중인 사람들은 정상 체중인 사람들에 비해서 좀 더 외부적인 요인의 지배를 받는다. 예를 들어 설명하겠다. 두 그룹의 사람들이 있다. 한 그룹은 과체중인 사람들이고, 다른 한 그룹은 정상 체중인 사람들이다. 이들에게 똑같이 누가 봐도 적은 양의 점심식사를 제공하고 음식이 부족하면 냉장고 안에 더 있다고 말해주었다. 이때 어느 그룹이 냉장고에 가서 음식을 더 꺼내 먹을까?

뜻밖의 대답에 놀랄 수도 있지만 정상 체중인 사람들이 냉장고에서 음식을 더 가져올 가능성이 많으며, 이유는 포만감이 들 만큼 먹지 못했기 때문이다. 이들은 내부 자극인 신체적 공복감에 지배를 받는다. 반면 과체중인 사람들은 외부적인 요소에 더 영향을 받기 때문에 눈앞에 있는 음식만 먹고 멈출 뿐 냉장고에서 더 꺼내 오는 경우가 드물다. 그러나 두 그룹에게 패밀리 스타일과 같은 많은 양의 음식을 제공했을 때 혀로 핥은 것처럼 깨끗하게 접시를 비울 가능성이 높은 그룹은 어느 쪽일까? 답은 과체중 그룹이다. 그들은 눈앞에 음식이 있기 때문에 배가 부른 순간을 훨씬 넘어가도 계속 먹는다.

여러분도 어떤 외부적인 자극으로 음식을 먹는 경우가 많으리라고 짐작된다. 카운터 위에 놓인 사탕 병을 보면 그때까지 사탕은 생각도 안 했고, 배고프지 않아 먹을 생각은 전혀 없었는데도 어떤 행동을 하게 되나? 대개는 병뚜껑을 열고 한 움큼 집어 입속에 털어 넣기 십상이며, 무의식적으로 그럴 수도 있다. 여러분은 그저 눈에 보이는 자극에 반응했을 뿐이다. 이처럼 단순한 문제는 고치는 방법 또한 간단하다. 자극이 되는 요인을 없애고 건강한 대안으로 바꾸면 해결된다.

없애고 바꿔야 한다고 말한 이유는 단순히 집 안에 있는 정크 푸드를 싹 없애버린다고 해서 해결되는 문제가 아니기 때문이다. 언젠가는 배가 고파질 테고, 배는 고픈데 아무리 뒤져도 집 안에는 오래된 과자 조각이나 피클밖에 없다면 다시 옛날 습관이 살아나 드라이브스루를 찾거나 피자를 배달시킬 가능성이 높다. 그렇기 때문에 몸에 좋지 않은 음식을 없애는 대신 몸에 좋은 음식으로 채워야 한다는 말이다.

비만과 흡연, 알코올 중독이라면 100% 확실하게 고칠 수 있다. 농담이 아니다! 하루에 담배 네 갑을 피워대는 골초라면 담배를 빼앗고 남극으로 보내버린다. 어떻게 될까? 흡연 문제는 자연히 해결된다. 안 그런가? 다시 말해서 환경을 바꾸면 이런 문제들을 해결할 수 있다는 뜻이다. 약물에 손을 댈 수 없는 환경이라면 남용할 수도 없으니까.

그러나 알코올이나 흡연에 비해 음식 중독을 해결하기 힘든 이유는 늘 음식을 가까이하기 때문이다. 술이나 담배는 선택 사항이므로 다시 손을 대지 않을 수 있지만 음식은 생존을 위한 기본 본능이므로 불가능하다. 그래도 최소한 감정적인 이유로 음식을 찾지 않도록 환경을 재정비할 수는 있다. 한밤중에 감자 칩 생각이 간절해서 벌떡 일어났지만 집 안에 감자 칩이 없다면 포기할 수 있다. 물론 옷을 입고 차를 몰아 편의점에 가서 사올 수도 있겠지만, 부엌으로 몇 발짝 걸어 들어가 한 봉지를 먹어치우는 것보다 훨씬 번거로운 절차를 거쳐야 한다. 그러므로 주변 환경을 미리 정리해두면 마음이 약해지거나 결심이 흔들리는 순간에 여러분을 지켜주는 지지대 역할을 할 수 있다.

내가 《더 얼티미트 웨이트 솔루션》에서 '실패 없는 환경'의 개념을 처음 설명한 이후로 환경의 정의가 상당히 넓게 확대되었다. 물론 우리 모두는 물리적인 공간 속에서 일하고 놀며 생활한다. 그러나 기술이 급속도로 발전해서 사회의 거대한 단면에 손쉽게 접속할 수 있게 되면서 이제 우리의 공간은 가상공간으로까지 확장되었다. 음식과 관련된 메시지에 노출될 기회가 얼마나 많은지 생각해보라. 이메일과 소셜 미디어, 인터넷 등 무수히 많다. 온라인상에 뜨는 음식 광고나 친구가 올리는 엄청난 디저트 사진 때문에 견디기 힘든 순간이 많이 생긴다. 심지어 '음식 포르노'라는 말이 생길 만큼 온라인상에는 침을 줄줄 흘릴 만한 음식 사진들이 대량으로 올라온다. TV나 e-리더, 잡지는 더 말할 것도 없다! 지금 우리 사회는 광적이리만큼 지나치게 음식에 집착하고 있지만 여러분은 그럴 필요가 없다.

이제 모든 측면에서 여러분의 생활을 꼼꼼히 점검해 실패 없는 환경으로 바꿔야 할 부분들을 찾을 때다. 그 첫 번째 단계로 여러분은 어떤 신호에 반응하는지 알아보자. '카운터 위에 놓인 사탕 병'처럼 여러분은 자신이 어떤 외부 자극에 약한지 알고 있나? 다음에 실제로 배가 고프지 않은데도 먹게 되는 몇 가지 흔한 자극들을 예로 들어보았다.

식욕을 자극하는 일반적인 외부 신호들

- 오고 가는 길에 있는 패스트푸드점
- 요리 또는 음식 중심의 TV 프로그램
- 소셜 미디어와 사진 공유 사이트에 올라오는 각종 음식 사진들
- 자동판매기
- 냉장고나 냉동고, 부엌에 쌓인 음식들
- 레스토랑이나 음식을 광고하는 간판들
- 잡지 광고
- 볼 때마다 식욕을 자극하는 특정 음식이나 음료
- 레스토랑에서 풍기는 음식 냄새
- 생일 파티나 각종 모임
- 과거에 자주 폭식하던 장소에 갔을 때

이 중에서 일부 또는 모든 신호가 해당될 수도 있고 그 밖의 다

른 신호에 반응할 수도 있다. 잠시 짬을 내서 여러분을 약하게 만드는 외부적인 음식 신호를 떠올려보라. 물론 그런 신호들을 남김없이 몽땅 없애버릴 수는 없다. 그러나 간단한 방법들을 통해 매일 맞닥뜨리는 위기의 순간을 상당히 많이 줄일 수 있다. 가장 손쉬운 방법은 칩이나 사탕, 탄산음료, 흰 빵, 설탕 덩어리 시리얼, 페이스트리 등 모든 가공 식품을 부엌에서 몰아내는 방법이다. 무슨 말인지 이해할 것이다! 만약 여러분이 자제력을 잃고 넘어갈 때까지 끊임없이 유혹하는 아이템이 집 안에 있다면 당장 몰아내도록 하자.

나는 맥그로 집안 남자들은 강하다고 입버릇처럼 말한다. 고통이나 유혹만 빼면 어디에도 끄떡없다고. 어디서 많이 들어본 말 같다고? 그럴 만도 하다. 많은 사람들의 공통점이니까. 우리는 어떤 고통이 따르면 그만두고 뭔가 있으면 선뜻 시작하기 마련이다. 그러므로 집 안 구석구석에 몸에 해로운 먹을거리가 꼭꼭 들어차 있다면 실패할 것이 뻔하다. 알코올 중독자에게 바텐더로 일하라고 권하지 않는 이치나 매한가지다. 당연한 거 아닌가. 어수룩하기로 대표적인 만화 속 캐릭터 호머 심슨도 그 정도는 알고 있다! 여러분도 마찬가지 아닌가? 여러분이 회복 중인 비만 환자이건 그저 건강한 체중을 유지하려는 사람이건 충동을 불러일으키는 음식들로 가득한 환경 속으로 들어가거나 그 안에서 살기를 바라는 사람은 아무도 없다.

집 밖에서도 마찬가지다. 매일 출퇴근하는 길에 패스트푸드점이 있다면 당장 달콤한 밀크셰이크 한 잔 생각이 간절해지므로 시간이 좀 더 걸리더라도 다른 길을 찾아야 한다. 또 소셜 미디어에 끊임없이 음식 얘기를 올리면서 여러분을 유혹하는 친구가 있다면 그 친구의 계정을 삭제해야 할 수도 있다. 물론 개인적으로 그 사람에게 나쁜 감정이 있어서는 아니다. 그 대신 운동 루틴 사진이나 건강한 식단 정보를 공유하며 여러분을 지지하는 사람들을 친구로 추가한다. 또 몸에 나쁜 갖가지 음식이 등장하는 TV 프로그램에 중독되어 프로그램이 끝나고 자막이 나올 때쯤이면 영양가는 없이 1만 칼로리쯤 섭취하는 경우가 다반사라면 그 프로그램에 규제 장치를 걸어서 볼 수 없게 해야 한다. 이처럼 무심코 음식에 손을 대게 만드는 외부 자극이 무엇인지 파악하고 그 자극에 노출되는 횟수를 줄일 수 있는 방법을 생각해 봐야 한다.

다음 장에서는 뱃속에서 꼬르륵 신호가 들릴 때 올바른 선택을 할 수 있도록 부엌에 채워둬야 하는 식품 목록을 실었다. 누구나 알고 있듯이 배가 고프면 당연히 먹어야 하므로 미리미리 올바른 음식들을 준비해두길 바란다.

하지만 아이들은 무얼 먹나요?

"우리 애들은 다이어트 안 하는데 나 때문에 아이들까지 좋아하는 과자를 몽땅 포기하고 건강식품만 먹으라고 할 수는 없어."라고 생각하며 부엌에서 정크 푸드를 몰아내기를 주저하고 있다면, 거기에 대한 내 대답은 간단하다. 그런 생각이야말로 부모라서 할 수 있는 위험한 생각들 중 하나이다. 사람은 기름기 많고 설탕 덩어리인 정크 푸드에 대한 갈망을 갖고 태어나지 않는다. 사는 동안 미각이 그런 음식을 탐하도록 배우고 길들여진 결과일 뿐이다. 과연 자녀들에게도 기름기 많고 설탕과 소금에 흠뻑 전 음식을 먹여서 그런 맛을 당연하게 느끼도록 만들고 싶은가? 그렇게 하면 자녀들도 여러분과 같은 길을 걸을 게 뻔하다.

전 국민의 비만도가 점점 증가하고 있는 요즘 어린아이들도 예외가 아니다. 질병통제예방센터에 따르면 과거 30년 동안 소아 비만이 두 배로 증가했으며 청소년 비만은 세 배 이상 증가했다고 한다. 한마디로 말해 이 나라 어린이들 세 명 중 한 명은 비만이라는 뜻이다. 정말 심각한 비극이 아닐 수 없다. 과체중이거나 비만인 어린이들 중 80%는 어른이 되어서도 과체중이나 비만으로 이어진다. 체중 문제 때문에 추가로 들어가는 의료비는 또 얼마나 되는지 짐작할 수 있나? 무려 1900억 달러에 이른다.

여러분은 지금 자녀들의 머릿속에 음식과의 관계를 정립하고 평생 동안 유지되는 식습관을 형성해주고 있다는 사실을 한시라도 빨리 깨달아야 한다. 지금으로부터 20년 뒤에 자녀들이 지금의 여러분과 똑같은 상황에 처하기를 바라는가? 늘 체중 문제로 고민하고 친구들에게 따돌림을 당하거나 생명을 위협하는 심각한 질병에 걸리기를 바라는가?

당연히 아니다! 자녀들이 하루 종일 담배를 피우며 빈둥거린다면 절대 그대로 내버려두지 않겠지? 그런데 왜 매일매일 몸에 독이 될 수 있는 음식을 먹으려 하겠는가? 아이들이 디저트로 큼지막한 아이스크림 대신 과일 한 그릇을 선택할 수 있게 가르친다면 앞으로도 그런 패턴을 계속 유지할 수 있다. 부모로서 우리의 할 일은 자녀들이 한 단계 질 높은 삶을 살 수 있게 도와주는 일이므로 몸에 해가 될 수 있는 음식에 빠지지 않도록 이끌어주어야 한다.

그러므로 음식에 관한 여러분 자신의 결정을 변화시키는 과정에서 자녀들도 건강한 변화에 동참할 수 있도록 해보자. 물론 한꺼번에 과자를 모두 없애버렸다가는 감당 못할 상황이 벌어질 수 있다. 그러므로 오로지 자녀들만을 위해서 '어린이 전용 선반'에 과자 몇 개 정도 남겨두는 건 괜찮지만 하루 섭취량은 꼭 제한하도록 한다. 또 건강한 식품을 고르고 채우는 과정에 자녀들도 참여시켜서 아이들도 그런 식품을 좋아하고 즐길 수 있도록 유도하자. 물론 친구 생일 파티에 가서 케이크와 아이스크림을 먹고 할로윈에는 사탕도 먹을 수 있다. 나는 극단적으로 모든 것을 제한해야 한다고 주장하는 게 아니다. 그러나 여러분과 마찬가지로 아이들 역시 일단 건강한 식습관이 자리 잡으면 자기도 모르는 사이에 정크 푸드에 대한 갈망이 사라지고 몸에 좋은 음식을 원하고 찾게 된다.

자신의 것을 되찾자

이 다이어트를 시작하면서 그동안 익숙하게 젖어 있던 패턴에서 벗어나 여러분이 가질 수 있고 가져야 하는 것을 당당하게 되찾길 바란다. 어쩌면 지금까지 늘 다른 사람들의 요구를 우선시하고 주변 사람들을 챙기는 일에 빠져 살았기 때문에 정작 여러분 자신의 건강이나 행복에 관한 부분은 우선순위에서 빠져 있을지도 모른다.

나는 하루빨리 여러분이 목표로 하는 체중에 도달하고 건강을 챙기며 새로운 인생을 찾길 바란다. 여러분은 분명 그렇게 할 수 있고, 그래야 마땅하며, 이 도전을 받아들일 수 있음을 나는 확신한다. 물론 가끔씩 힘들 때도 있겠지만 말이다. 여러분이 이 과제를 진지하게 받아들여 우선순위의 첫 번째로 삼는다면 체중은 더 이상 문제가 되지 않을 것이다. 자기 손에 넣으려면 이름을 붙여야 하는 법이다.

시작을 위한 준비 작업

체중 감량 목표 달성을 위한 여정을 시작할 준비가 되었는지 확인할 수 있는 몇 가지 간단한 방법을 소개한다. 각 조항을 확인하는 데 30초 정도면 충분하다.

환경 감사: 여러분 주변의 모든 환경을 떠올리며 머릿속으로 감사를 실시한다. 주변을 실패 없는 환경으로 적절하게 변화시켰는가?

현실적인 롤 모델: 건강과 몸 상태를 생각할 때 여러분이 따라 하고 싶은 롤 모델을 떠올려본다. 현실적인 사람, 건전한 사고방식을 가진 사람을 고른다. 여러분이 걸어갈 여정 내내 그 사람으로부터 영감을 받을 수 있다.

식료품 가게 방문: 1단계를 시작하기 전에 달력을 꺼내서 20/20 식품을 사러 식료품 가게에 가는 날을 정해둔다. 중요한 점은 식사를 마치고 난 직후 든든한 상태에서 식료품을 사러 가야 정크 푸드에 홀리지 않는다.

자신과의 다짐

여러분이 목표 달성을 향해 가는 길을 함께 해주고 지지해줄 믿을 수 있는 지원군을 이미 정해두었다. 그러나 여러분이 믿을 수 있는 가장 중요한 사람은 바로 여러분 자신이다. 이제 다음 쪽에 나오는 계약서를 작성해서 그 내용을 분명히 기록해두자. 이는 여러분이 실행에 옮기려고 하는 약속을 나타내는 시각적인 상징이다.

나의 약속 이행 계약서

나, _____ 는 내가 원하는 현실적인 체중 감량 목표를 달성하기 위해서 직접 세운 시간표와 단계들을 열심히 따르겠다고 다짐한다. 인생의 다른 모든 것이 그렇듯 이 다이어트는 한 번 성공하고 끝나는 여정이 아니므로 그 과정에서 일탈하는 경우가 생겨도 나 자신을 책망하거나 실패에 대한 변명으로 삼지 않겠다고 약속한다. 그 대신 다시 정상 궤도로 돌아올 것이다. 나는 변명을 하지 않을 것이며 나 자신을 방해하거나 다른 사람들이 내 노력을 방해하도록 내버려두지 않겠다고 약속한다. 내가 내린 결정은 나 자신이 통제하고 지배한다. 나는 미래에 대한 뚜렷한 비전을 설정하여 반드시 목표를 달성할 수 있으며 나 자신이 더 나은 것을 누릴 자격이 있음을 굳게 믿는다.

(서명) _____ (날짜) _____

5장

가짜 허기 다스리기

통계를 보면 습관적으로 먹는 사람들 중에 살아남은 사람은 별로 없다.

— 조지 버나드 쇼

공복감은 선물이다. 맞다, 텅 빈 위장이 뇌에 음식이 필요하다는 신호를 보낼 때 알 수 있는 느낌이라고 설명할 수 있는 공복감은 선물이 분명하다. 공복감을 느끼기 때문에 살아 있을 수 있다. 우리 몸에 필요한 에너지의 원천인 음식을 필요로 하는 욕구는 생존을 위한 기본적인 욕구 중 하나이며 공복감이라는 선물이 보내는 신호 덕분에 우리는 언제 음식이 필요한지 알 수 있다.

몸이 보내는 신호를 무시하거나 배고프다는 신호가 울리지 않았는데도 음식을 집어넣기 시작하면 문제가 생길 수 있다. 그래서 나는 여러분에게 자신의 몸이 보내는 신호에 귀 기울이고 더 이상 음식을 잘못 사용하거나 남용하지 않는 방법을 알려주고자 한다.

나는 한때 휴대용 칼을 항상 몸에 지니고 다녔는데 누군가 칼을 빌려달라고 하면 제일 먼저 "어디에 사용할 건데요?"라고 물었다. 혹시 뭔가를 열기 위해 스크루드라이버 용도로 사용할 참이라거나, 무엇이든 자르기 외의 다른 용도로 칼을 쓰려고 하는 사람에게 내 대답은 "안 돼."였다. 칼날의 용도는 단 한 가지, 자르기뿐이다. 그 밖의 용도로 칼을 사용하려고 하면 십중팔구 칼날을 부러뜨리게 된다. 내가 지니고 다니던 휴대용 칼과 마찬가지로 음식도 원래의 용도 외에 다른 이유로 사용하면 안 된다. 물론 그럴 수도 있지만 대가를 치러야 한다. 그보다는 함께 노력해서 행동을 변화시킬 필요가 있다.

그렇다고 음식의 맛과 질감, 먹는 즐거움을 포기해야 한다는 뜻은 절대 아니며 여전히 얼마든지 음식을 즐길 수 있다. 그러나 식사의 궁극적인 목적은 몸에 영양을 공급하기 위함이므로 그 밖의 또 다른 욕구나 욕망을 채우기 위해서 음식을 찾는 습관을 버려야 한다는 뜻이다. 내가 엉뚱한 이유로 음식을 남용하는 여러분의 행동을 멈추게 할 수 있다면 더 바랄 나위 없다. 그러나 여러분 마음속으로는 음식을 만병통치약으로 생각하고 있을 가능성이 높다.

생각해보자. 슬퍼? 먹자. 외로워? 맛있는 거 먹으러 가자. 축하할 일이 생겼어? 먹으면서 축하해야지. 오늘 밤은 아무 약속 없어? 그럼 피자나 배달시키지 뭐. 실제로 우리의 모든 행동과 모든 감정이 어떤 형태로든 먹는 행위로 연결되어 있다는 사실을 알면 놀라지 않을 수 없다. 마치 하루 종일 꼴망태를 얼굴에 매고 다니며 끝없이 먹는 말이라도 된 기분이다. 사회 전체가 쉴 새 없이 먹어대고 있는 것만 같다! 심지어 애지중지 기르는 애완동물들까지도 본능을 거스르고 음식을 잘못 사용하도록 훈련하고 있지 않은가. 주변에 뚱뚱한 강아지와 고양이가 얼마나 많은지 한번 둘러보라.

이처럼 광기에 가까운 먹기를 멈추기 위해서는 습관을 통제하고 충동을 극복해야 하며 배고픔을 알리는 신호를 제대로 파악하는 방법을 배워서 우리가 느끼는 서로 다른 허기의 종류를 구분할 수 있어야 한다. 이 부분에 관해 앞에서도 간단히 언급했지만 이제 좀 더 깊이 다뤄보기로 하자.

먼저 신체적으로 느끼는 공복감이 있다. 대개 위장에서 나는 꼬르륵 소리처럼 신체적인 증상을 동반하며 이때 아무것도 먹지 않고 너무 오래 버티면 두통과 가벼운 현기증을 느낄 수 있다. 물론 신체적인 공복감에도 단계가 있어서 약간 배가 고픈 정도에서부터 소 한 마리를 통째로 삼킬 수 있을 것처럼 잔뜩 굶주린 상태도 있다.

다음은 내가 '정신적 허기'라고 부르는 감정으로 여러분이 지금껏 음식과 연결시켜온 특정한 감정을 경험할 때 느끼는 상태이다. 아마 미처 깨닫기도 전에 무의식적으로 반응해온 상황인 경우가 많을 터이다. 예를 들어보자. 직장에서 스트레스를 받을 때마다 습관적으로 먹다 보면 다음번에 상사에게 혼이 났을 때 찌릿한 허기를 느끼고 복도 자동판매기를 찾을 수도 있다. 이는 분명 그 순간에 몸을 움직이기 위한 에너지가 필요해서 음식을 찾는 것이 아니라 어떤 특정 상황에 처하면 음식을 찾도록 무의식적으로 뇌를 훈련시킨 결과이다. 감정적인 욕구에 신체적으로 반응하고 있는 셈이다. 때로는 어떤 자극을 받아 음식을 갈망하면서도 배가 고프기 때문이라고 스스로를 세뇌시킬 수도 있다.

마지막은 내가 '습관적인 허기'라고 부르는 것으로 특정 환경이나 상황에 있을 때 배가 고프다고 느끼는 경우이다. 먹을 때가 됐기 때문에 먹을 수도 있고 자주 가는 식당이라서 먹을 수도 있으며, 영화나 스포츠 경기를 보거나 장거리 여행을 할 때와 같이 주로 음식과 연관된 어떤 행동을 하기 때문에 무심코 먹고 있을 수 있다.

언제 얼마나 먹어야 하는지에 관해 정상적이고 건강한 관점을 되찾는 데 도움을 주고자 나는 공복감과 포만감 등급표를 만들었다. 이 등급표의 내용을 잘 익혔다가 음식을 먹기 전에 먼저 정말 신체적으로 배가 고픈 건지, 정신적인 허기 또는 습관적인 허기인지 잘 파악할 수 있어야 한다. 이 등급표는 매우 유용한 도구이므로 완전히 습득해서 몸에 밸 때까지 매일매일 사용하길 권장한다.

닥터 필의 공복감과 포만감 등급표
1 — 몸에 힘이 없고 집중하기 힘들며 배가 고프다 못해 머리까지 아픔.
2 — 대단히 배가 고픔. 배에서 끊임없이 꼬르륵거림.
3 — 적당히 배가 고픔. 배에서 약간 꼬르륵 소리가 들리며 곧 먹어야 하지만 아주 굶주린 상태는 아님.
4 — 음식이 당기긴 하지만 배에서 꼬르륵 소리가 날 정도로 신체적으로 음식이 필요한 상태는 아님.
5 — 배가 고프지도 부르지도 않은 상태 — 중립
6 — 만족스럽고 너무 배가 부른 상태는 아님. 쾌적함.
7 — 배가 좀 많이 부름. 조금만 덜 먹었으면 좋았을 거라는 생각이 듦.
8 — 배가 많이 부름. 가득 찬 느낌으로 좀 불편함.
9 — 너무 많이 먹었다는 신체적인 신호를 느낌. 속이 더부룩하고 졸리며 상당히 불편함.
10 — 너무 배가 부르다 못해 배가 아프고 메스껍고 기분까지 우울함.

왼쪽 세로: 이상적인 범위 / 신체적인 허기

공복감과 포만감 등급표를 사용하는 방법

식사를 시작하기 직전 가장 바람직한 상태는 3이며 어떤 상황에서도 3 아래로 내려갈 때까지 방치해서는 안 된다. 너무 과하게 아래로 내려가면 폭식으로 이어질 위험이 크기 때문이다. 고기도 두 배, 치즈도 두 배가 되고 결국 다이어트 실패로 이어지기 십상이다.

이는 다이어트 하는 사람들이 저지르는 가장 큰 실수 중 하나이다. 위장을 텅 비워야 한다는 생각에 뱃속에서 "에너지가 바닥났어! 빨리 채워야 해!"라는 신호를 보내며 급하게 재촉할 때까지 버티고 버티다 마침내 굴복하고 나면 눈에 보이는 건 뭐든지 먹어치울 수밖에 없다. 몸에 영양분이 부족하면 우리 신체는 생존 모드로 변경되어 이미 저장되어 있는 지방에 집착하기 시작한다. 더 이상 들어오는 에너지가 없을 때 목숨을 유지하기 위한 인체 기능인 셈이다. 물론 인적 없는 황량한 들판에서 길을 잃어 굶주리는 상황이라면 괜찮지만 단순히 살을 빼려고 할 때는 전혀 도움이 되지 않는다.

1단계의 처음 며칠 동안은 식사시간 한 시간이나 두 시간 전인데도 허기진 정도가 등급표의 3보다 더 아래로 내려가는 느낌이 들 때는 아몬드나 호두, 피스타치오를 한 움큼 정도 먹어서 고비를 넘기는 게 바람직하다. 이렇게 다음 식사시간이 되었을 때 3의 상태를 유지하기 위해서 살짝 허기를 면할 정도만 먹는 것이 중요한 핵심이다. 이 세 가지 견과류를 항상 손이 닿는 곳에 챙겨두면 밖에 나갔을 때도 패스트푸드나 자동판매기의 유혹에 시달리지 않고 슬기롭게 넘길 수 있다. 다만 너무 많이 섭취하지 않도록 주의한다. 견과류는 450g 한 봉지 다가 아니라 한 움큼 정도의 양이면 잠시 공복감을 달랠 정도의 지방과 단백질, 칼로리를 섭취하기에 충분한 양이다.

이번에는 등급표의 반대쪽을 살펴보자. 식사를 할 때는 9나 10의 상태에 이를 정도로 끝까지 먹는 대신 6 정도의 상태에 이르렀을 때 곧바로 포크를 내려놓아야 한다. 물론 접시에 음식이 남아 있다 해도 단호하게 식사를 마쳐야 한다. 어쩌면 먹을 것을 구하기가 힘든 시기를 겪었거나, 어려운 가정 형편에서 자란 탓에 음식이 있을 때는 무조건 먹고 보자는 사고방식을 가졌거나, 어렸을 때부터 식사시간마다 접시는 깨끗하게 비워야 한다는 말을 귀에 딱지가 앉게 듣고 자라서 지금도 식탁에 앉으면 부모님 목소리가 귓전을 울릴 정도로 생생한 사람도 있을 터이다.

그래서 어린 시절의 성장 배경이 현재의 식습관과 음식과의 관계 형성에 어떤 영향을 미쳤는지 알아보기 위해 전국적으로 실시한 설문조사에 그와 관련한 질문도 포함시켰다. 여러분도 아래의 질문에 솔직하게 대답해보고, 조사 결과와 자신의 답을 비교해보기로 하자. 해당하는 것은 모두 체크한다.

어렸을 때 우리 가족은:

☐ 건강한 식습관을 갖고 있었다. (신선한 과일과 채소, 지방이 적은 단백질 공급원으로 필요한 영양분을 섭취했음.)

☐ 건강에 해로운 식습관을 갖고 있었다. (주로 정크 푸드와 튀긴 음식을 먹었으며 신선식품과 자연 식품은 별로 챙기지 않았음.)

- [ ] 사랑과 음식을 동일시했다. (예: "네가 제일 좋아하는 음식을 준비했어.")
- [ ] 가공식품이나 정크 푸드가 늘 부엌을 채우고 있었다. (예: 탄산음료, 칩, 쿠키, 페이스트리)
- [ ] 어떤 행동에 대해 음식으로 보상했다. (예: 성적이 좋으면 사탕을 주고, 남김없이 음식을 먹으면 디저트를 줌.)
- [ ] 식사 때마다 접시를 깨끗하게 비우라는 말을 들었다.
- [ ] 음식에 관한 이야기가 끊이지 않았다.

이 질문에서 가장 많이 꼽은 부분이 "식사 때마다 접시를 깨끗하게 비우라는 말을 들었다."였다. 어쩌면 여러분도 비슷한 경험이 있을지 모르지만 잘 생각해보자. 지금 여러분은 그때와는 다른 시간과 공간 속에 있으며 식사 중인 여러분을 지켜보면서 접시를 비우라고 강요하는 사람도 없다. 적당한 양을 먹고 나면 다음 식사를 위해 남겨두거나 비료로 쓸 수도 있고, 때로는 버릴 수도 있다. 그러니 제발 "난 어려서부터 이렇게 자랐기 때문에 어쩔 수 없어요."라고 둘러대며 목표를 달성하지 못한 자신을 합리화하지 않기 바란다.

말이 나온 김에 "외식하러 나가서 내가 돈을 냈으니 남김없이 다 먹어야 해요."라거나 "무한 제공 뷔페이니 최대한 많이 먹어야 해요."라는 말도 하지 않길 바란다. 이제는 접시를 깨끗이 비워야 한다는 강박 관념을 버리고 너무 배가 부르지 않도록 만족할 때까지만 먹어야 한다고 바꿔 생각하길 바란다.

지금은 자신의 몸과 마음을 위한 새로운 패턴을 만드는 과정이므로 여러분이 공복감을 느끼는 신호도 빠른 속도로 새로운 식사 패턴에 적응하게 될 것이다. 대개 식사를 하고 나서 네 시간쯤 지나면 등급표 3의 상태에 이른다. 그 전에 느끼는 모든 신호는 정신적인 허기일 수도 있고, 아무 생각 없이 계속 집어 먹는 군것질에 익숙해져 늘 어느 정도 배가 부른 상태였기 때문에 등급표 4나 5의 상태만 되어도 불안함을 느낄 수 있다. 그러나 다시 한 번 강조하지만 새로운 루틴을 철저히 지켜야 우리 몸도 그에 따라 적응할 수 있다.

앞서 음식을 찾게 하는 외부 자극을 최대한 제거하는 중요한 단계를 거쳤으므로 전혀 배가 고프지 않은데도 외부 자극 때문에 음식을 먹을 위험은 많이 줄인 셈이다. 게다가 이 플랜의 식단을 준비하는 데 사용한 식재료들은 최근의 연구 조사들이 만족감(포만감)을 높여준다고 제시한 식품들이기 때문에, 포만감을 느끼지 못한 채 식사를 마치고 밤늦게 주린 배를 안고 군것질거리를 찾아 찬장을 뒤지는 일은 없을 것이다.

가짜 허기에 대처하는 일곱 가지 요령

이제 정신적인 허기를 극복하는 데 도움이 되는 확실한 전략을 알려주고 싶다. 내 경험상, 일단 먹고 싶은 충동이 밀려드는 순간을 잘 넘기고 나면 한동안 음식 생각이 나지 않는다. 지금부터 가짜 허기와 싸워 이기는 데 효과적이고 요긴한 방법들을 소개한다.

제일 먼저 여러분이 열흘 또는 10년을 한결같이 마음껏 먹고 마시다가 막 1단계를 시작하지는 않았나 생각해보자. 입으로 들어가는 음식의 질이나 양 따위는 생각하지도 않고 뭐든지 닥치는 대로 먹고 마시는 생활에 익숙해져 있다면, 이 다이어트는 여러분의 시스템에 당연히 쇼킹한 변화일 수밖에 없다. 지금까지의 습관에 따라 약간의 차이는 있겠지만 급격한 변화를 시도하면 처음에는 거슬리고 짜증스러울 게 뻔하다. 끊임없이 군것질거리를 입에 달고 살았다면 갑자기 정해진 식사시간에만 먹어야 하는 변화된 식사 루틴에 쉽게 익숙해지지 않을 터이다.

음주 습관도 마찬가지이다. 매일 술을 마셨던 사람이라면 술을 빼고 생활해야 하는 데서 오는 금단 증상을 경험할 수도 있다. 이 모든 것은 '체중 증가' 모드에서 '체중 감량' 모드로 바꾸기 위해 우리 몸을 재설정하는 과정의 일부이다.

이런 변화가 수월하게 이루어질 거라고 생각하는 사람은 아무도 없다. 그러나 이 플랜은 순식간에 살을 뺄 수 있다는 환상을 품고 시작하지만 결국 무거운 몸은 예전과 달라지는 게 없는 신기루 같은 다이어트들과 본질적으로 다르다. 지극히 현실적인 방법이며 어느 정도의 조정이 불가피한 플랜이다. 지금부터는 배가 고프다고 느껴질 때 몸이 새로운 전략에 적응하는 데서 생기는 일시적인 현상은 아닌지 생각해봐야 한다.

지금부터 가짜 허기와 음식에 대한 갈망을 이겨내는 데 도움을 주는 일곱 가지 요령을 소개한다. 이 방법들을 그대로 이용해도 좋고 이 내용을 바탕으로 여러분에게 맞는 새로운 방법을 만들어내도 좋다.

1. 먹는 속도를 줄이고 음식은 30초 동안 꼭꼭 씹는다

연구 조사에 따르면 비만인 사람들은 마른 사람들에 비해서 음식을 빨리 삼키고 씹는 횟수도 적다고 한다. 그 부분은 나 역시 과체중 환자들을 관찰하면서 느낀 점이기도 하다. 여러분도 크게 한 입 베어 물어서 겨우 삼킬 정도로만 씹어 삼키고, 곧장 또 한 입 베어 물고 있지는 않나? 분명히 말하지만 한자리에 앉아 음식을 빨리 먹거나 많이 먹는다고 상을 주는 대회에 나간 것이 아니라면 절대 그럴 필요가 없다.

지금부터라도 의식적으로 먹는 속도를 줄이고 한 입에 들어가는 양을 줄여야 한다. 이때 디너 포크 대신 샐러드 포크를 사용하면 좀 더 쉽다. 한 번 먹을 때마다 30초 동안 꼭꼭 씹도록 하라. 연구 조사에 따르면 많이 씹으면 씹을수록 실제로 공복감을 느끼는 호르몬인 그렐린의 수치가 낮아지고 식욕을 억제하는 호르몬인 콜레키스토키닌의 수치가 올라간다고 한다. 그렇다. 단지 더 천천히 먹고 더 오래 씹기만 해도 과식을 막을 수 있는 신체적인 반응을 이끌어낼 수 있다.

2. 화면을 끈다

스마트폰이나 태블릿을 늘 가까이하며 베스트 프렌드라고 생각할지도 모르지만 그것 때문에 더 많이 먹을 수 있다는 사실을 알고 있나? 괜히 꾸며대는 거짓말이 아니다. 미국수면의학회American Academy of Sleep Medicine에서 발표한 자료에 따르면 저녁식사 전이나 식사 도중에 그런 화면이 방출하는 푸른빛에 노출된 사람들은 배고픔과 인슐린 저항 수치가 현저하게 올라간다고 한다. 그뿐만이 아니다. 이러한 푸른

빛이 수면 시간도 줄인다고 알려져 있는데, 수면 패턴이 방해를 받으면 다음날 군것질거리를 찾을 확률이 훨씬 더 높아진다.

그러니 식사시간 즈음이나 잘 시간에는 e-리더나 스마트폰을 끄도록 하자. 그래도 뭔가 읽어야 쉽게 잠들 수 있다면 옛날로 돌아가 하드커버 책이나 페이퍼 북을 추천한다.

3. 수면의 질을 개선한다

적절한 수면은 체중 감량에 매우 중요하다. 특히 《미국 임상영양학 저널American Journal of Clinical Nutrition》에 최근 실린 무작위 수면 연구의 내용을 살펴보면 매일 일곱 시간 이하의 수면을 취하는 사람일수록 과체중이 되는 경향이 있다고 하니 잘 자는 것이 얼마나 중요한지 짐작할 수 있다. 실제로 이러한 수면 부족 실험에 참가한 사람들은 충분히 잠을 잔 사람들에 비해 하루에 300칼로리 정도 더 섭취했으며, 그 칼로리의 대부분이 포화지방이었다. 그러니 매일 밤 이상적인 수면 시간인 7~9시간을 지켜 충분히 자도록 하자.

4. 제대로 마신다

때로는 목이 마른 갈증 신호를 배가 고픈 공복감 신호로 오해하는 경우도 있다. 그러므로 다짜고짜 먹을 것부터 찾기 전에 물 한 잔 마셔보는 것도 좋은 방법이다. 더구나 물이 열 생성을 증가시킬 수 있다는 가능성에 대한 연구도 계속 진행 중에 있는데, 이는 과학자들이 특정 연구를 통해 발견한 내용을 토대로 하고 있다. 평소에 물을 많이 마시지 않는다면 레몬즙을 살짝 뿌려 상큼함을 더하거나 취향에 따라 탄산수를 마셔도 좋다.

5. 이를 닦는다

양치질을 하고 난 직후에는 어떤 음식을 먹어도 그 맛이 매우 쓰다는 건 누구나 경험을 통해 알고 있을 터이다. 그 사실을 이용해서 음식 생각에 사로잡혀 마음이 약해지려 할 때는 양치질을 하라. 대개 음식을 다 먹고 난 후에 양치질을 하기 때문에 머릿속에서 입안에 감도는 상큼한 박하 향은 식사를 마쳤다는 의미로 해석되므로 순간적인 식탐을 다스리는 데 도움이 된다.

6. 도움을 청한다

믿을 수 있는 사람들에게 기대는 방법도 있다. 전화를 하거나 문자 또는 이메일을 보내 필요한 순간에 지지와 격려를 구해보자. 그거야말로 지원군의 역할이 아닌가!

7. 임무를 완성한다

하루 중 가장 마음이 약해지기 쉬운 때가 언제인지 대충 알고 있을 터이다. 자녀들이 잠자리에 들고 난 늦은 밤 시간이나 한낮, 퇴근 후일 수도 있다. 보통 사람들이 하루에 평균 4~7회 정도 경험하는 그런 충동적인 순간에 대비해서 쉽게 처리할 수 있는 간단한 일의 목록을 준비해두자. 그러면 충동에 넘어가 무조건 음식을 집어 드는 일이 줄어든다.

생각해보라. 청구서 정리나 빨래 개기, 세차나 심부름도 좋다. 아니면 30초 동안 가볍게 런지(다리 운동 중 하나)나 점핑잭(팔 벌려 뛰기)을 하면 칼로리 소모에도 도움이 되므로 일석이조의 효과가 있다. 해야 할 일에 관심을 집중하면 음식 생각은 자연히 약해지는 법이다. 그러니 마음 약해질 때를 대비해서 절대 먹으면서 동시에 할 수 없는 일의 목록을 미리미리 준비해두자.

오랜 상처가 의욕을 꺾을 때

혹시 깊고 오래된 상처 때문에 아직도 괴로움을 겪고 있으며 그 상처가 체중에도 영향을 미치고 있는가? 감정적, 신체적, 성적으로 학대받은 경험이 있는가? 어린 시절 매우 엄격한 부모님 밑에서 자랐나? 무자비한 따돌림으로 괴롭힘을 당한 경험이 있나? 결혼에 실패했거나 배우자가 외도를 했나?

고뇌의 원인이 무엇이든 해결되지 않은 감정의 문제는 이제 그만 덮어야 한다. 그렇지 않으면 또 한 번 체중 감량을 방해하는 걸림돌이 될 게 뻔하다.

이런 문제를 극복하는 데 조금이라도 도움을 주기 위해서 내가 최소 유효 대응이라고 부르는 절차를 소개하고자 한다. 여기서 중요한 말은 '최소'이다. 최대 대응이라고 한다면 힘든 상처를 안겨준 나쁜 사람을 총으로 쏴버리는 극단적인 방법을 생각할 수도 있지만, 그랬다가는 전혀 새로운 다른 문제를 일으키는 결과를 초래할 뿐이므로 건전한 마무리를 위한 훌륭한 전략은 분명 아니다. 그러나 최소 대응은 또 다른 문제를 일으키지 않으면서도 최대의 결과, 즉 꼭 필요한 감정적인 마무리를 할 수 있는 방법을 의미한다.

여러분에게 상처를 준 상황이나 사람에 대한 최소 유효 대응을 찾기 위해 먼저 아래의 질문들을 곰곰이 생각해보라.

- 여러분이 느끼는 감정적인 고통을 해소하기 위해 어떤 행동을 취할 수 있는가?
- 이 문제가 해결된다면 어떤 감정이 들까?
- 그 감정은 여러분이 바라던 감정과 일치하는가?
- 효과적이면서도 최소한의 대응을 찾고 있다는 사실을 알고 있는 상황에서, 여러분이 원하는 해결책을 얻을 수 있는 다른 방안이 있나?

이 절차를 거친다고 해서 여러분에게 일어난 일에 대해 그럴 수도 있는 일이라고 인정한다는 뜻은 절대 아니다. 그 사람들의 행동이 정당하다고 받아들이는 것이 아니라 더 이상 그때의 일 때문에 여러분의 긍정적 사고와 자존감, 의욕과 장점들이 훼손되도록 방치하지 않겠다고 다짐하는 것이다. 그만하면 충분히 오랫동안 시달렸다.

여러분을 꽁꽁 묶고 있던 밧줄을 풀어서 던져버리고 뒤돌아서서 마침내 "이제 그만. 모든 걸 덮겠어. 이런 감정적인 고문은 다 끝났어. 이상 끝."이라고 자신 있게 말하며 분명히 마침표를 찍기 바란다.

먹어도 먹어도 배가 고픈 음식들

지금까지 얘기했듯이 연구 조사에 따르면 다른 식품들에 비해서 포만감을 좀 더 빨리 느끼게 하고 오래 지속시키는 특정 식품들이 있으며, 이 플랜에서 그 식품들을 많이 섭취하게 될 것이다. 그런데 그와 반대로 실제로 더 허기지게 하고 음식을 더 갈망하게 하는 식품들이 있다는 사실도 알고 있나? 이런 식품들은 우리 뇌와 공복감을 느끼게 하는 특정 호르몬 생성에 영향을 미쳐서 계속해서 더 먹을 것을 찾게 만든다. 말 그대로 먹어도 먹어도 배가 고픈 식품들인 셈이다. 이런 식품들은 매우 위험하지만 우리가 일상생활에서 흔히 접하는 식품들이다.

불필요한 공복감을 유발할 수 있는 다음과 같은 음식의 덫에 걸리지 않도록 하자.

- 일반 소다와 다이어트 소다
- 인공감미료와 당 알코올을 포함한 농축 감미료가 들어간 식품(상표를 자세히 살펴서 아스파탐이나 수크랄로스, 폴리덱스트로스, 자일리톨, 락티톨, 만니톨, 말티톨, 시럽과 네오탐이 들어 있는지 확인해야 한다.)
- 흰 빵, 파스타, 그 밖에 흰 밀가루로 만든 탄수화물 식품
- 설탕이 들어간 시리얼
- 알코올
- 가공육(소시지, 베이컨, 햄)
- 패스트푸드

■ 감자튀김과 프라이드 칩

아마 이런 식품들이 더욱 배고픔을 느끼게 하고 더 많이 먹게 만든다는 사실은 미처 몰랐을 터이다. 그러나 이제라도 알았으니 의식적으로 이런 식품을 피해서 목표 달성에 방해가 되지 않도록 하는 게 중요하다. 현재 이런 식품들을 종종 애용하고 있다고 해도 너무 걱정할 필요는 없다. 다음 장에서 이처럼 몸에 해롭고 건강을 해치는 식품들 대신 선택할 수 있는 몸에 좋고 건강을 챙겨주는 20/20 식품들에 관해 배우게 될 것이다.

현명하게 음식을 고르자

다음 장에서는 우리가 이 다이어트 식단의 주재료로 20가지 식품을 고른 이유를 설명하였다. 이러한 20/20 식품들은 체중 감량 목표를 달성하는 데 필요한 새로운 생활방식에 적합하며 몸에 좋고 현명한 선택임에 분명하다.

감정적인 자극에 대처하는 법

우리가 실시했던 설문지에는 음식을 부르는 일반적인 자극에 대한 질문도 있었다. 과식이나 몸에 해로운 음식을 먹게 하는 흔한 원인을 15가지 나열하고 각각 1에서 10까지 점수를 매기도록 했다.

예상했던 대로 응답자의 49%가 분노나 스트레스, 우울함, 외로움 또는 행복과 같은 '감정'이 과식을 유발하는 가장 강력한 자극이라고 답했다. 그 외에도 응답자의 30.1%가 '위안을 찾거나 신체적, 감정적 고통으로부터 벗어나기 위해서'를 가장 강력한 자극으로 꼽았다.

과식을 유발시켰거나 사과 대신 칩을 집어 들게 했던 감정이 다시 느껴질 때는 다음에 나오는 대로 따라 해보자.

- 30초 동안 코로 천천히, 깊게 숨을 들이마시고 입으로 천천히 내뱉는다.
- 발생한 문제나 이슈를 어떻게 해결할 것인지 차분히 생각해서 결정하고 계획을 적어둔다.
- 계획을 실행하기 위해 행동으로 옮긴다.

믿기지 않겠지만 연구 조사에 따르면 감정이 상당히 고조된 상태에서는 얼마나 기름진 음식을 먹고 있는지 제대로 잘 인식하지 못한다고 한다. 우울할 때 아이스크림 한 통을 꺼안고 있는 게 매우 위험한 이유가 바로 여기 있다. 아무 생각 없이 나도 모르게 한 통을 다 먹어치울 가능성이 대단히 높기 때문이다. 앞으로는 어떻게 행동해야 하는지 깨달았으리라 믿는다.

20/20 긴급 개입

패스트푸드나 정크 푸드 광고의 목적은 시청자의 식욕을 자극하는 것이 아니라 더 나은 생활을 갈구하는 내적 욕망을 자극하는 것이다. 그들은 여러분에게 감자튀김 한 봉지가 아니라 행복을 파는 셈이다. 그러나 여러분은 그런 전략에 휘말리지 말고 이겨내야 한다. 어떻게 하면 그럴 수 있을까?

앞으로 슈퍼마켓에서 과자와 사탕이 진열된 통로를 만나거나 패스트푸드 점 앞을 지나갈 때마다 여러분을 현혹시키려 하는 광고를 떠올리고, 30초 동안(사실 30초도 안 걸린다!) 처음부터 끝까지 광고를 되살려본다. 그리고 예전에 정크 푸드를 먹었을 때 어떤 기분이 들었는지 기억을 되살린다.

농담이 아니다. 머릿속에 스며들던 뿌연 안개와 더부룩한 느낌, 꼼짝하기 싫게 만드는 나른함과 먹고 나서 얼마나 우울한 기분이 들었는지 기억하고 되살리면서 천천히 카트를 밀고 다른 통로로 가거나 차를 돌려 건전한 대안을 찾아 그 자리를 떠나야 한다.

그러다 보면 광고가 여러분의 머릿속에 주입하려 했던 메시지를 성공적으로 물리칠 수 있게 되고 평온함과 자신감을 느낄 수 있다. 체중을 감량하겠다는 목표를 달성할 수 있는 힘은 오로지 여러분 자신에게 있다는 사실을 깨달을 수 있기 때문이다. 과거에는 수없이 굴복하고 정크 푸드를 구입했을지 몰라도 오늘만큼은 여러분이 승리했다.

지금껏 우리는 우리의 생각을 미음대로 쥐었다폈다 휘둘러서 자기들 제품을 사도록 유인한 거대한 마케팅 기계에 끌려 다녔다. 그런 사실에 불같이 화를 내고 은밀하고 교묘하게 작용하는 그들의 전략에 분노해야 마땅하다. 누군가에게 인정받았다는 감정을 얻기 위해 음식을 사게 만드는 그들의 술책을 알았으니 더 이상 어리석게 휘둘리지 않도록 단단히 경계태세를 갖추어야 한다.

6장

20/20 식품 채우기

책에 나온 다이어트란 다이어트는 다 시도해봤고,
심지어 책에 나와 있지 않은 다이어트도 해봤다. 책을 먹으려고도 해봤다.
사실 웬만한 다이어트 음식보다 그게 더 맛있더라.

— 돌리 파튼

이제 여러분은 음식에 관해 다시 생각하게 됐고 가짜 허기에 대처하고 극복하는 방법을 알아가기 시작했으니 매우 중요하고 꼭 필요한 단계를 거쳤다. 지금부터는 제대로 된 체중 감량에 꼭 필요한 식품들에 대해 알아보기로 하자.

이 다이어트의 핵심에는 20가지 식품이 있으며 처음 닷새 동안에는 오로지 이 식품들로만 만들어진 음식을 먹어야 한다. 그러나 전혀 걱정할 필요 없다. 20가지 식품을 여러 가지로 조합해 만들 수 있는 맛있는 음식의 종류가 다양할 뿐만 아니라 조리법도 간단하고 따라하기 쉽다. 또 처음 5일이 지나고 나면 맛 좋고 영양가 풍부한 다른 식품들을 식단에 추가할 수 있으므로 평생 20가지 식품만 먹고 살아야할까 봐 지레 겁먹을 필요도 없다.

이번만큼은 여러분이 다이어트 도중에 반란을 일으키고 집어치우지 않도록 하겠다는 약속을 지키기 위해서 100% 실행에 옮길 수 있고, 심지어 즐겁기까지 한 플랜을 만들었다.

앞서 새로운 이론들과 계속 진행 중인 연구 조사 결과들을 바탕으로 체중 감량 목표를 달성하는 데 도움을 줄 수 있는 식품들이 있다는 사실을 간단히 언급했다. 그러나 하루 종일, 일주일 내내 이 식품들만 달고 산다고 해서 엉덩이와 허벅지에 몰려 있는 지방이 기적처럼 사라질 거라고는 말하지 않았다. 또 이 식품들을 잔뜩 쌓아놓고 언제든 양껏 배부르게 먹어도 좋다고 풀어줄 생각도 전혀 없다. 여러분도 지금쯤은 '일단 먹고 뒷일은 나중에'라는 사고방식은 지금까지 실패했던 다른 다이어트 전략들과 함께 버렸으리라 믿는다. 게다가 진짜 배가 고파서 울리는 몸의 신호를 파악하게 되면 쉴 새 없이 먹어야 할 이유도 없어진다.

지금 내가 하고 싶은 말은 이런 식품들이 가진 특정한 성질들이 우리 몸에 들어가 열 생성을 증가시키거나 좀 더 포만감을 지속시킨다는 흥미롭고 새로운 연구 조사 결과 내용이다.

지나치게 심한 규제로 쿠키를 박스째 집어삼킬 정도로 배를 곯리는 다이어트들과 달리 나는 포만감을 느낄 수 있는 플랜을 제시하고 싶다. 그렇다고 너무 배가 부른 상태가 아니라 충분한 영양을 공급받았다는 만족감과 건강해지는 느낌을 갖길 바란다.

실제로 체중 감량에 도움을 줄 수 있다는 가능성을 제외하더라도 이 식품들은 이미 하나같이 몸에 좋고 영양가가 풍부해서 우리 몸에 꼭 필요한 양질의 연료를 제공한다. 이 목록에서는 우리 몸에 해를 입히는 어떤 가공식품이나 설탕과 소금, 화학 성분이 첨가된 소위 '다이어트' 식품들은 하나도 찾아볼 수 없다.

그뿐만 아니라 정체가 불분명하고 이국적이며 이름도 들어본 적 없는 낯선 식품들이 아니라 언제 어디서나 저렴한 가격에 쉽게 구입할 수 있는 일상적인 슈퍼 푸드들이다. 또 전형적인 다이어트 식품들도 아니다. 그저 셀러리나 브로콜리처럼 흔한 다이어트용 식품들을 대충 짜깁기해서 만든 목록이 아니다. 각 식품 자체의 맛도 좋을 뿐 아니라 여러 가지 다양한 방법으로 입맛 당기는 음식을 만드는 훌륭한 재료가 된다. 아마 그중 대부분은 지금 여러분의 부엌에서도 찾을 수 있을 거라 장담한다.

노력 대비 효과 높은 식품

내가 추천하는 20가지 식품들과 음식들은 모두 들어가는 노력과 비용에 비해 효과가 높은 영양 만점 음식들이다. 이는 내가 ≪더 얼티미트 웨이트 솔루션≫에서 처음 소개했던 개념으로 준비해서 먹는 데 어느 정도 시간과 노력을 들여야 하는 음식들을 뜻한다. 그냥 통째로 삼킬 수 있는 게 아니라 어느 정도의 작업이 필요하고 공들여 씹어야 한다. 더불어 칼로리는 적으면서 풍부한 영양을 제공하는 식품들이다. 달리 말하면 들어가는 돈과 노력에 비해 영양 가치는 매우 높다고 말할 수 있다.

나와 우리 영양 팀이 지방과 과일, 채소, 단백질과 탄수화물의 균형을 고려해서 준비한 식단은 올바른 영양분으로 여러분 몸에 필요한 연료를 제공하는 데 이상적인 데다가 양도 적절하게 맞추었기 때문에 지나치게 많은 칼로리를 섭취할 염려도 없다. 또 이 목록만 가지고 어떻게 식사 준비를 해야 하는지 걱정하지 않도록 우리가 미리 필요한 기본 작업을 다 마쳤으므로 스트레스를 받을 필요가 없다. 나중에 관리 단계에 들어가면 여러분이 직접 이러한 균형을 맞추는 방법도 익힐 수 있다.

이 플랜의 단계별로 소개된 조리법들은 준비하는 데 약간의 노력이 필요하긴 하지만 최대한 간단하게 만들었기 때문에 정신없이 바쁜 생활 패턴에 적용시키기에 별 어려움이 없다.

이제 어떤 이유 때문에 이런 식품들을 선택했는지 좀 더 잘 이해하기 위해 새로운 관련 이론과 연구 조사 결과들을 간단히 살펴보기로 하자.

다시 말하지만 어떤 눈속임이나 마법이 아니며 시야를 가리는 뿌연 연기나 헷갈리게 하는 거울 장치도 없다. 다만 건강에 좋고 영양가 풍부하며 우리가 제시한 저칼로리의 합리적인 음식에 잘 어울리는 식품들일 뿐이다. 이러한 식품들의 효능을 확실하게 증명하기 위해서는 아직 좀 더 많은 연구가 필요하지만, 새롭게 떠오르는 최신 정보들을 접하고 받아들여서 여러분의 목표 달성에 효과적인 도구로 활용하길 바란다.

잠재적인 열 생성 특징을 가진 식품

새로운 이론들에 따르면 우리 몸에 들어가서 열 생성 가능성을 높이는 데 도움을 준다는 특정 식품들이 있다. 지금부터 그에 해당하는 다섯 가지 식품을 소개하고 체중 감량에 어떤 도움을 주는지 설명하고자 한다.

코코넛 오일

버진 코코넛 오일에 들어 있는 지방은 중간사슬지방MCT이다. 여기서 말하는 오일은 말 그대로 순수한 형태의 코코넛 오일이며 가공되거나 일부 수소가 첨가된 다른 제품은 해당되지 않는다. 과학자들은 중간사슬지방이 매우 빠른 속도로 흡수되어 곧장 간으로 가기 때문에 거의 대부분이 간에서 연료로 소모된다고 생각한다. 또 일부 과학자들은 이러한 과정이 신진대사를 촉진한다고 주장하며, 실제로 소규모 실험에 따르면 긴사슬지방LCT만 섭취했을 때와 비교했을 때 중간사슬지방을 섭취하고 난 직후 잠시 동안 열 생성이 증가하는 현상이 일어났다고 한다.

코코넛 오일에 관한 이런 연구 결과가 매우 흥미롭긴 하지만 중요한 것은 이러한 연구 결과들이 계속해서 발전하고 있다는 사실이다. 모든 연구가 다 긍정적인 결과를 얻지는 못했기 때문에 중간사슬지방이 장기적으로 열 생성이나 체중 조절에 영향을 주는지 아직 확실하게 증명된 상태는 아니다. 그러나 나는 코코넛 오일이 건강한 음식을 만드는 데 부족함이 없다고 믿기 때문에 망설임 없이 목록에 포함시켰다.

녹차

녹차의 여러 효능과 체중 감량 효과에 관한 얘기는 다들 한 번씩은 들어봤으리라 생각한다. 그러나 이 목록에 오른 모든 식품과 마찬가지로 녹차를 병째 들이마시거나 소량의 녹차 추출물만 섭취하면서 살이 쪽 빠질 거라고 기대하는 건 오산이다. 과거에 시도해봤는지 모르지만 화장실에 가는 횟수만 늘어날 뿐이다.

녹차가 체중 감량에 효과가 있는지는 아직 연구가 진행되고 있지만 녹차에 들어 있는 성분인 에피갈로카테킨 갈레이트EGCG를 매일 최소 270mg만 섭취해도 열 생성이 증가한다는 보고가 있다. 우리는 하루에 2~3잔 정도의 녹차를 마시라고 권장하며 최소한 그중 한 잔은 카페인이 함유되어 있어야 한다. 이 밖에도 녹차를 마시면 건강에 유익한 다른 효과들도 기대할 수 있다.

머스터드

우리가 즐겨 찾는 소스 중 하나가 맛도 좋은 데다 다른 유익한 효과도 있다는 사실에 놀랄 수도 있다. 25명이 관련된 연구 결과가 ≪영국 영양학 저널British Journal of Nutrition≫에 실린 적이 있는데 가정에서 사용하는 일반적인 다른 양념류와 비교했을 때 머스터드가 섭취 직후에 열 생성을 증가시킬 가능성이 있다는 내용이었다. 이러한 효과를 확실하게 증명하고 체중 감량에 미치는 영향을 밝히려면 더 많은 연구가 필요하지만 머스터드가 저칼로리이면서 음식의 맛을 살려주는 훌륭한 재료임에는 틀림없다. 우리 플랜의 식단에서도 여러 종류의 머스터드를 새롭게 이용한 조리법들을 볼 수 있다.

호두

《미국 임상영양학 저널》에 29명이 공동 실시한 한 연구 조사 내용이 발표된 적이 있다. 이는 호두 역시 포화지방산이 많은 유제품에 비해 섭취 후 몇 시간 동안 열 생성에 긍정적인 효과를 줄 수 있다는 내용이었다. 앞서 다른 식품들과 마찬가지로 효능을 확신하려면 더 많은 연구가 필요하지만 최신 정보와 흥미로운 이론에 관해 알고 있는 편이 도움이 되리라 생각한다.

더구나 호두에는 소화와 세포 성장, 혈액 응고와 같은 기본적인 신체 기능에 유익한 영향을 주는 식물성 오메가3 지방산도 많이 함유되어 있다.

올리브 오일

호두에서 언급했던 똑같은 연구 조사 내용에는 올리브 오일의 열 생성 특질에 관해서도 나와 있다. 그 내용에 따르면 올리브 오일도 호두와 마찬가지로 유제품에 비해 섭취 직후에 열 생성을 증가시킬 수 있다고 하며 이러한 효능에 관해 더 많은 연구가 이루어지리라 기대하고 있다.

영양학 분야에서는 최근 몇 년간 올리브 오일에 잠재된 건강 효과에 관해 많은 관심을 보이고 있으며, 그 예로 심장 건강과 인지 활동에 도움을 주는 올리브 오일의 효과에 관한 연구 조사도 진행되고 있다. 대다수의 영양학자들은 올리브 오일이 건강 지방의 하나로 균형 잡힌 식단에 포함되어야 한다는 사실에 이의를 제기하지 않는다.

속을 든든하게 채워주는 식품

음식을 먹는 가장 중요한 이유는 신체적인 허기를 느꼈을 때 우리 몸에 영양을 공급하기 위해서이다. 그러나 모든 식품이 만족감과 포만 감을 주지는 않기 때문에 오히려 쓸모없는 칼로리만 잔뜩 배를 채우는 경우도 있다.

그러나 그와 반대로 다른 식품에 비해 포만감과 만족감을 더 느 낄 수 있다고 알려진 특정 식품들이 있다. 다음은 그런 식품들을 만나 볼 차례다.

아몬드

건강에 좋은 단일불포화지방과 비타민 E, 마그네슘을 포함하고 있는 아몬드는 포만감을 높여준다고 잘 알려진 식품이다. 의학 전문 저널 ≪영양과 신진대사Nutrition and Metabolism≫에 실린 연구 소사는 동 아몬드와 아몬드 버터, 아몬드 가루, 아몬드 오일과 아몬드가 함유되 지 않은 제품을 비교해 어떤 제품이 포만감에 가장 많은 영향을 주는 지 알아보았는데 그중 포만감을 가장 많이 느끼게 한 것은 통 아몬드 였다. 또한 아몬드는 심혈관계와 몸에 좋은 콜레스테롤에도 유익한 영 향을 준다고 알려져 있다.

사과

오랜 세월 꾸준한 사랑을 받고 있는 맛 좋은 섬유질 덩어리 과일인 사과 역시 포만감을 높여주는 식품으로 알려져 있다. 특히 상대적으로 덜 사랑받는 다른 과일들과 비교했을 때 사과 소스와 사과 주스(섬유질이 더 첨가되었거나 아니거나 상관없이), 사과를 먹으면 다음 식사 때 음식 섭취량이 줄어드는 효과가 있다는 내용의 연구 조사 결과가 ≪식욕Appetite≫이라는 저널에 실린 적도 있다.

"매일 사과를 한 개씩 먹으면 의사가 필요 없다."라는 속담이 오랜 세월 동안 이어진 데는 그만한 이유가 있는 법이다. 사과에는 심혈관 건강과 면역 기능을 높이는 데 효과가 있는 케르세틴이라는 성분도 들어 있다.

병아리콩

가르반조 콩이라고도 알려진 병아리콩은 단백질과 섬유질 함량이 매우 높아서 자연스럽게 포만감을 느낄 수 있는 식품이다. 언젠가 우연히 ≪식욕≫이라는 저널에 실린 흥미로운 한 연구 결과를 접하게 되었는데, 실험 대상자가 병아리콩을 섭취했을 때 포만감을 훨씬 더 많이 느낄 수 있었고 배변 기능도 좋아졌으며 전반적으로 먹는 음식량이 줄었다는 내용이었다. 그중 특별히 한 가지 내용이 내 관심을 끌었는데, 실험에 참가한 대상들이 병아리콩 섭취를 중단하자 가공 스낵을 더 많이 먹기 시작했다는 내용이었다. 다시 말해서 병아리콩이 고 칼로리 저 영양소 정크 푸드에 대한 갈망을 줄이는 데 도움이 된다고 짐작할 수 있다.

우리 팀의 영양학 전문가들은 모든 연구 결과가 다 긍정적인 내용만은 아니기 때문에 병아리콩의 효능을 확신하기 위해서는 더 많은 연구 조사가 필요하다고 생각한다. 그러나 이 연구 결과가 매우 흥미로운 것은 사실이며 병아리콩으로 만들 수 있는 맛있는 음식들도 많을 뿐더러 심장 건강에 도움을 주는 엽산도 많이 함유되어 있다.

말린 자두(프룬)

혹시라도 말린 자두를 과잉 섭취해서 당황스러운 일이 생길까 봐 염려한다면 그런 걱정은 하지 않아도 된다. 우리 팀의 영양학 파트너인 신시아는 그럴 가능성을 고려해서 모든 조리법에 적당한 양을 지켜 사용했다.

말린 자두가 허기에 어떤 영향을 주는지 그리스에서 실시한 실험 결과에 따르면 말린 자두가 포함된 간식을 먹은 실험 참가자들이 배고픔을 덜 느꼈고, 간식과 식사시간 사이에 다른 음식을 찾는 욕구도 훨씬 약했다고 한다. 실험을 주도한 학자들은 말린 자두에 함유된 높은 수용성 섬유질 때문일 거라는 가능성을 제시했나.

말린 자두에 섬유질이 많다는 것은 분명한 사실이며 위장을 떠난 음식의 소화 과정 속도를 늦춰서 혈당을 안정시키는 데 도움을 준다고 알려져 있다. 전문가들은 또 말린 자두가 뼈 건강에도 도움을 준다고 생각한다.

푸른 잎 채소

본격적인 식사 전에 아이스버그 양상추와 로메인 상추가 들어간 샐러드를 먹으면 포만감과 음식 섭취에 어떤 영향을 주는지 알아보는 실험이 있었다. 그 결과 파스타 식사 전에 샐러드를 먹은 실험 참가자들이 전체적으로 칼로리를 적게 섭취했고 포만감을 더 느꼈다고 한다. 이를 바탕으로 영양학 전문가들은 푸른 채소가 칼로리는 낮지만 부피가 크기 때문에 포만감을 느끼는 데 도움을 준다는 이론을 세웠다

푸른 잎 채소가 건강에 좋은 이유를 들어보지 못한 사람들을 위해 이번 기회에 몇 가지 알려주고자 한다. 첫째, 종류가 다양한 덕분에 선택의 폭이 넓어서 "난 어려서부터 시금치의 '시'자도 싫어했어."라는 사람도 얼마든지 먹을 수 있다. 당장 시금치 한 단을 사들고 와 저녁식사로 억지로 먹지 않아도 되니까.

콜라드 그린, 붉은 잎 시금치, 양상추, 아루굴라, 케일을 비롯해 포만감을 느끼게 하는 푸른 채소들은 얼마든지 많다. 각 채소에 들어 있는 영양소와 항산화제의 종류는 달라도 모두 건강에 유익한 성분임에 틀림없다. 채소 코너를 천천히 돌아보며 한 번도 들어본 적 없는 푸른 잎 채소를 골라보는 건 어떨까.

렌즈 콩

토론토 대학교 영양학과에서는 서로 다른 종류의 콩과 식물들이 식욕과 음식 섭취에 미치는 영향에 대한 연구를 실시해 병아리콩과 렌즈 콩, 흰 강낭콩과 노란 콩을 파스타, 소스와 비교했다. 그 결과 다

른 종류보다도 렌즈 콩으로 만든 음식이 만족감을 느끼는 데 가장 큰 영향을 주는 것으로 나타났고, 유일하게 렌즈 콩이 음식 섭취량을 줄이는 데 도움을 주었다고 한다. 이런 연구 결과는 나와 우리 팀에 대단히 흥미로운 내용이었다.

믿기 힘들겠지만 렌즈 콩은 단백질이 풍부하며 포타슘과 섬유질, 철분, 비타민 B, 마그네슘과 칼슘의 함량도 높다. 한마디로 렌즈 콩은 크기는 작아도 속이 알찬 슈퍼 콩이다. 더구나 뜨겁게 요리해서 먹을 수도 있고(렌즈 콩 수프라고 들어봤을 터이다), 차갑게 해서도 먹을 수 있다. 이 책의 뒷부분에 가면 렌즈 콩을 넣은 샐러드 조리법이 나와 있다. 렌즈 콩은 그야말로 저렴하면서도 최고의 영양을 자랑하는 식품인 셈이다.

천연 땅콩버터
브라질에서 비만 여성들을 대상으로 실시한 한 연구 조사에서 연구원들은 아침식사에서 땅콩버터를 함께 먹었을 때 포도당 수치 조절에 도움을 주었고 만족감을 주는 호르몬 생성을 증가시켰다는 사실을 발견했다. 다시 말해서 실험 참가자들이 포만감을 느끼고 식사 후 다른 음식을 먹고 싶은 마음이 줄었다는 뜻이다.

설탕이 잔뜩 첨가된 제품이 아니라 100% 천연 땅콩버터는 몸에 필요한 연료를 제공하는 건강한 지방이다. 제품의 성분 목록을 꼼꼼히 살펴서 설탕이 전혀 들어가지 않은 땅콩버터를 고르는 게 무엇보다 중요하다. 미국심장협회American Heart Association에 따르면 에너지의 원천인 천연 땅콩버터에 들어 있는 지방은 콜레스테롤 수치를 높이지 않는다고 한다.

행여 땅콩에 알레르기 반응을 일으킨다 해도 너무 실망할 필요는 없다. 1단계에 들어가면 땅콩버터 대신 선택할 수 있는 대안 식품을 확인할 수 있다.

소금을 넣지 않고 껍질째 구운 피스타치오

《미국 영양학회 저널Journal of the American College of Nutrition》에서 발표한 연구 조사 결과에 따르면 체중 감량 프로그램에 참가한 사람들 중에 간식으로 피스타치오를 먹은 사람들이 프레첼을 먹은 사람들에 비해 체질량 지수와 고중성지방 수치가 낮게 나타났다고 한다. 피스타치오가 상대적으로 지방을 많이 함유하고 있음에도 연구원들은 적절한 양의 피스타치오를 섭취하면 체중 조절에 도움을 줄 수 있다는 결론을 내렸다.

《식욕》 저널에 실린 또 다른 연구 결과에 따르면 피스타치오 껍질을 벗겨서 먹은 사람들과 이미 껍질을 벗긴 피스타치오를 먹은 사람들을 비교했을 때 껍질을 벗겨서 먹은 사람들이 실제로 41%나 적게 먹었는데도 다른 사람들과 비슷한 포만감을 느꼈다. 그러니 이 내용을 기억했다가 껍질을 벗기지 않은 제품을 사서 약간의 노력을 들여서 먹기로 하자. 또 바닥에 남은 껍질을 보면 얼마나 먹었는지 쉽게 가늠할 수 있어 섭취량을 조절하는 데 도움이 된다고 한다. 앞서 설명했던 '노력에 비해 효과가 높은 식품의 개념'과도 일맥상통하는 내용이다.

약간의 노력을 들여 먹어야 하지만 그만한 가치가 충분히 있다.

피스타치오에는 포타슘과 마그네슘, 비타민 K와 같은 영양소가 풍부하며 단백질과 섬유질도 들어 있다. 그뿐만 아니라 피스타치오는 견과류 중에서 칼로리가 가장 낮아서 '스키니 너트'라고도 부른다. 그러나 하루에 500g씩 먹어 치운다면 살이 빠지지 않는다는 사실을 꼭 명심해야 한다.

건포도

≪신진대사Metabolism≫ 저널에 건포도에 관한 연구 조사 내용이 실린 적이 있다. 특히 오랜 시간 걷기와 건포도 섭취가 결합되었을 때 배고픔을 덜 느끼고 음식 섭취량도 줄어든다는 내용이었는데, 아마도 포만감과 관련된 호르몬을 변화시키는 방법 때문일 것이라고 추측했다. 또 흥미롭게도 실험 참가자들의 저밀도LDL 콜레스테롤이 줄어들었고 식후 포도당 수치가 낮아졌다는 사실도 발견했다.

그뿐만 아니라 건포도를 먹으면 안토시아닌이라는 항산화제를 섭취할 수 있는데 과학자들은 이 항산화제가 심장 건강에도 도움을 주는 등 건강에 좋은 영향을 준다고 한다.

탈지 요구르트

≪영국 영양학 저널≫에 실린 연구 조사에 따르면 간식으로 먹는 치즈와 우유, 물과 비교했을 때 요구르트가 식욕을 억제하는 데 탁월한 효과가 있다고 한다. 실험에 참가한 사람들은 치즈를 먹거나 우유

나 물을 마셨을 때와 비교해서 요구르트를 먹고 난 후에 느끼는 공복감의 정도가 24%나 적었다고 평가했다. 중요한 점은 다른 식품보다 유제품을 섭취한 참가자들이 이후에 섭취한 음식량이 줄었으며 그중에서 요구르트가 우유나 치즈보다 더 높은 효과를 보였다는 사실이다.

인공감미료를 잔뜩 첨가했거나 초콜릿 칩과 같이 몸에 안 좋은 재료를 첨가한 제품만 아니라면, 요구르트는 배를 채워줄 뿐만 아니라 영양학적으로도 흠잡을 데 없는 식품이다. 소화를 돕는 몸에 좋은 박테리아와 칼슘도 들어 있으며, 특히 그릭 요구르트는 전체적으로 단백질 함량이 높고 당분이 적은 것으로 잘 알려져 있다.

달걀

달걀이 포만감에 미치는 영향에 대해서는 여러 차례 연구 조사가 진행되어왔으며 특히 탄수화물 중심의 식사와 비교했을 때 달걀에 '속을 든든하게 채워주는' 특성이 있다는 한결같은 결과가 나왔다. 실험에 참가해 아침식사나 점심식사에 달걀을 먹은 사람들이 이후에 섭취하는 음식량이 줄었으며, 달걀 섭취 후 36시간 동안의 음식 섭취량이 줄었다고 발표한 연구 결과도 있다.

달걀에 들어 있는 단백질이 고품질인지에 대해서는 학자들 간에 약간의 의견 차이가 있지만 아미노산이 다량 함유되어 있어서 다른 형태의 단백질 식품과 비교했을 때 표준이라는 데는 이의가 없다. 달걀은 또한 비타민 A와 비타민 E, 비타민 B_{12}를 많이 함유하고 있으며 가격도 저렴하다.

대구

생선 단백질을 포함한 음식을 섭취했을 때 포만감에 어떤 차이가 있는지 알아보는 연구 조사가 몇 차례 실시된 적이 있다. ≪유럽 임상 영양학 저널European Journal of Clinical Nutrition≫에 실린 한 연구 조사는 실험 참가자들을 대상으로 대구와 소고기로 만든 음식이 허기와 만족감에 미치는 영향을 조사했다. 그 결과 대구로 만든 음식을 먹은 참가자들이 그 다음번 식사시간에 좀 더 적은 양의 음식을 섭취했다. 이런 결과를 바탕으로 예상 외로 소고기보다 대구가 더 오랫동안 포만감을 지속시켜주었기 때문에 그 이후에 먹는 양이 줄어들었다고 짐작할 수 있다.

대구는 또한 칼로리가 낮고 맛도 좋은 흰 살 생선이라서 매우 다양한 방법으로 요리할 수 있다. 더구나 생선에 함유된 수은 수치에 대한 우려가 점차 증가하는 요즘, 식품의약국Food and Drug Administration에 따르면 대구가 수은 함량 수치가 낮은 생선류 가운데 하나라고 하니 금상첨화가 아니겠나. 그뿐만 아니라 생선을 꾸준히 먹으면 심장 건강에도 도움을 준다. 수은 함량이 낮은 것으로 알려진 다른 어패류에는 조개류, 라이트 캔 참치, 크기가 작은 바닷물고기 등이 있다.

호밀

통호밀은 여러 연구 조사를 통해 포만감을 지속시키는 효과가 있다고 알려져 있으며 밀과 같은 다른 곡물류와 비교할 때도 마찬가지라고 한다. ≪생리학과 행동Physiology and Behavior≫ 저널에 실린 한 연구 조사에 따르면 참가한 실험 대상들은 통호밀로 준비한 아침식사를 하고 난 뒤 네 시간 동안 음식을 먹고 싶은 생각이 별로 들지 않았다고 했다. 일부 학자들은 호밀 섬유소의 높은 수분 결합 특성(그래서 위장에 머물러 있는 시간이 긺)이 포만감을 오래 지속시키는 데 도움을 준다고 추측했다.

이처럼 통호밀 제품인 호밀 크래커, 호밀 플레이크, 호밀 빵은 여러분의 다이어트에 포함시켜야 할 건강한 복합탄수화물임에 틀림없다.

두부

두부라고 하면 일단 떨떠름한 표정부터 지을 사람도 분명히 있을 거라고 생각한다.

"그 물컹물컹한 거요?"

하지만 두부는 변신이 무한한 식품 중 하나이므로 선입견을 버리고 한번 시도해보길 권한다. 두부를 사랑해야만 하는 이유를 따져보자. 《식욕》 저널에 실린 한 연구에 따르면 두부를 이용한 음식과 닭을 이용한 음식의 영향을 비교한 실험에서 두부로 만든 음식을 먹은 참가자가 식사 후 더 긴 시간 동안 포만감을 느꼈다고 한다. 또한 콩으로 만든 식품이라서 혈압과 콜레스테롤 수치 조절에도 도움을 준다고 알려져 있다.

유청 단백질

유청 단백질은 우유에 함유된 두 가지 주요 단백질 그룹 중 하나이며 주로 단백질 셰이크나 파우더에 사용된다. 《영국 영양학 저널》에 유청 단백질과 참치, 칠면조, 달걀흰자의 단백질이 들어간 음식이 참가자의 포만감에 미치는 영향에 대한 실험 결과가 실린 적이 있다. 여기에서 유청 단백질이 들어간 식사를 한 사람들이 다른 음식을 먹은 사람들에 비해 현저하게 배고픔을 덜 느꼈다고 한다. 유청 단백질이 함유된 음식이 다른 단백질 음식에 비해 식욕을 줄이고 이후 칼로리 섭취량을 줄이는 데 효과가 있으므로 식욕 억제와 체중 감량에도 효과가 있음을 짐작할 수 있다.

시간 지속형 조합

여기에 소개된 새로운 이론들과 각종 연구 조사에 따르면 탄수화물과 단백질, 건강 지방을 균형 있게 올바른 방법으로 섭취하면 우리 몸에 들어가 포만감을 느끼는 시간을 지속시키는 효과가 있다고 한다.

우리 팀은 이러한 정보를 바탕으로 포만감을 느낄 수 있는 균형 잡힌 식단을 고안했으며 나중에 관리 단계에 들어가면 여러분이 직접 균형 잡힌 음식을 만드는 법을 배울 수 있다.

세 가지 단계로 나아가기

마침내 첫 번째 단계로 들어갈 때가 되었다. 이 다이어트를 시작하면서 꼭 기억할 점이 있다. 영양가는 없으면서 칼로리나 설탕 함유량만 높은 음식을 주로 먹는다면 원하는 결과를 얻을 수 없다. 그 대신 내가 추천하는 영양가 높은 플랜을 따라 하면서 스스로를 위해 새로운 식사 습관을 몸에 익히면 체중계의 바늘은 내려가고 몸으로 느껴지는 활력은 강해지며 예전에 비해 몸이 훨씬 가볍고 좋아지는 걸 확실하게 느낄 수 있다.

3부

20/20 다이어트의 세 단계

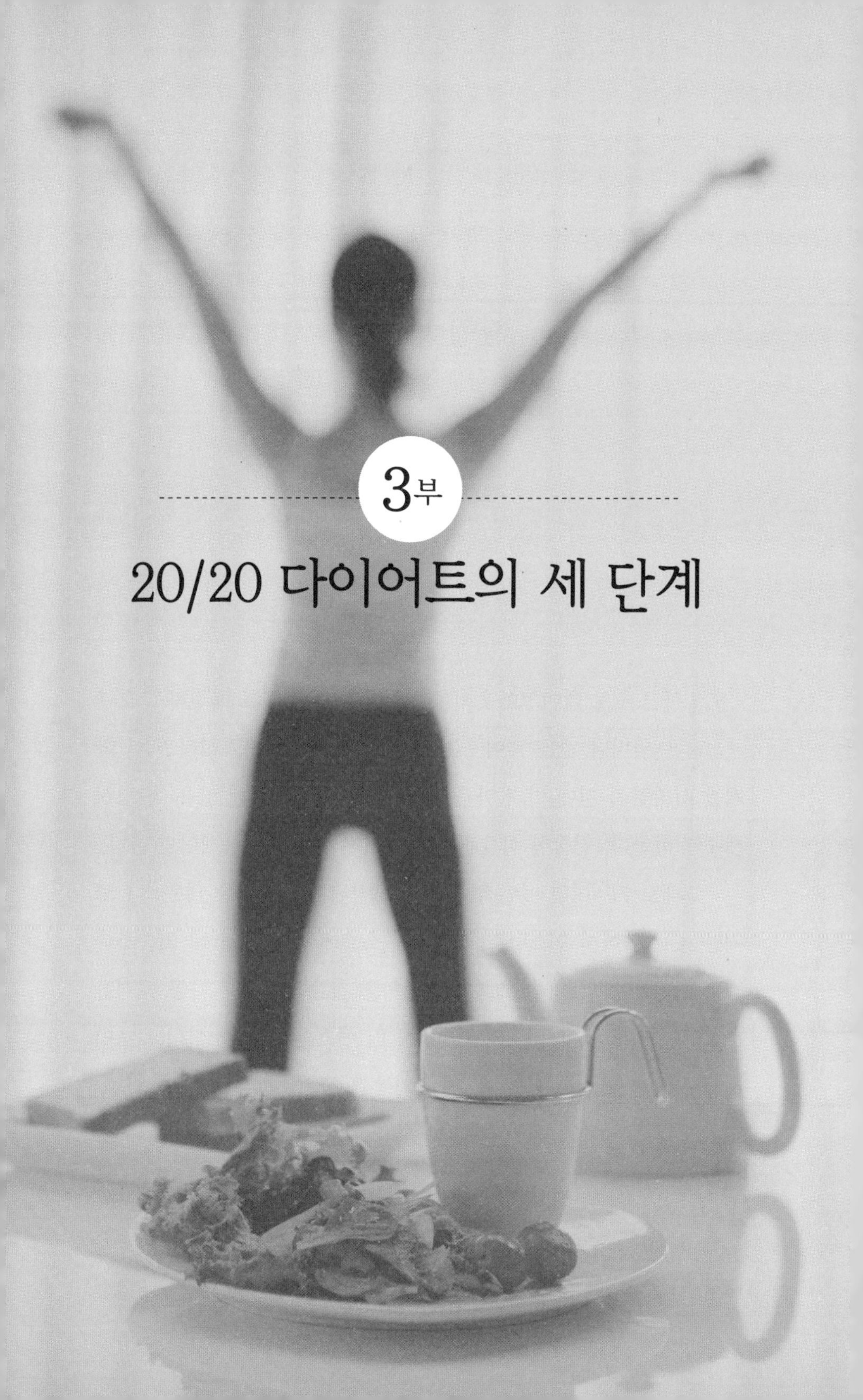

7장

1단계:
5일 부스트

그냥 하면 돼.

— 마야 안젤루

식사는 주로 테이크아웃이나 배달, 패스트푸드로 해결하고 오븐은 냄비나 팬을 넣어두는 용도로 사용하는 사람이라면 이 단계를 시작하기 전에 먼저 마음가짐을 바꿔야 한다. 내 말을 꼭 명심해주길 바란다. 건강한 식습관을 익히려면 부엌을 사용해야만 한다.

그래도 저녁이면 예외 없이 미리 포장된 냉동식품을 데우거나 고기만 조금 볶아서 인스턴트 파스타와 소스에 섞어 먹는 데 익숙하다 해도 걱정할 거 없다. 여태까지 먹어치운 건강에 해로운 가공 음식을 준비하는 것보다 여기 나온 조리법이 더 쉽고 간단할 뿐 아니라 조리 시간도 더 짧거나 같다는 사실에 놀라움을 금치 못할 터이다.

20/20 긴급 개입

여기 나온 조리법을 읽기 전에 지금 당장 아래 적어놓은 말을 큰 소리로 따라 읽기 바란다. "나는 부엌이 두렵지 않다. 나는 최소한의 시간과 노력을 투자해서 건강에 좋은 음식들을 만들고 음식 및 음식 준비와 나 자신과의 관계를 변화시키기 위해서 노력할 것을 스스로에게 약속한다. 부엌에서 요리를 하고 내 부엌의 주인이 되기 위해, 내 건강을 챙기기 위해서 실력 있는 셰프가 되어야 한다는 부담을 느낄 필요는 전혀 없다."

5일 부스트 가이드라인

첫 번째 단계는 5일간 이어지며 오로지 20/20 식품에 나오는 재료들만 이용해서 만든 식단이 제공된다. 바로 앞 장에서 말했듯이 계속 발전 중인 최근 이론과 연구 조사에 따르면 여기에 나오는 일부 식품들은 열 생성 가능성을 증가시키고 더 빨리 포만감을 느끼게 하며 더 오래 포만감을 지속시켜서 한동안 허기를 느끼지 않게 도와주는 특성이 있다.

1단계를 위한 장보기 목록은 다음과 같다.

잠재적으로 열 생성 특징을 가진 식품

코코넛 오일	올리브 오일	
녹차	호두	머스터드(노란색 또는 디종)

속을 든든하게 채워주는 식품

아몬드	건포도	사과
탈지 요구르트	병아리콩	달걀
말린 자두	대구	푸른 잎 채소
호밀	렌즈 콩	두부
천연 땅콩버터	유청 단백질	소금을 넣지 않고 껍질째 구운 피스타치오

하루에 네 끼 먹기

앞에서도 말했지만 1단계를 진행하는 동안은 매일 약 네 시간씩 간격을 두고 총 네 번 식사를 해야 한다. 쉴 새 없이 먹을 것을 입에 달고 다니던 사람이라면 한동안은 익숙해지기 위해 의식적으로 노력할 필요가 있다. 이 부분 역시 플랜의 다른 내용과 마찬가지로 최근의 연구 조사를 바탕으로 결정한 횟수이다.

지금까지는 하루에 조금씩 여러 번 먹는 방법이 살을 빼는 데 도움이 된다는 의견이 지배적이었다. 그러나 새로 등장한 이론에 따르면 그런 섭취 패턴은 실제로 체중 감량에 별 도움을 주지 못하며 오히려 더 공복감을 느낄 수 있다고 한다. 자주 음식을 섭취하지만 한 번도 포만감을 느끼지 못하기 때문에 허기진 상태가 계속 이어질 수 있을뿐더러 그런 상태에서 자주 먹게 되면 과식할 수 있는 기회도 그만큼 늘어나므로 악순환이 반복될 수 있다.

우리가 제시하는 다이어트 플랜은 포만감을 느낄 수 있게 올바른

알레르기 경고

 목록에 나와 있는 식품들 중에는 개인의 체질에 따라 알레르기나 과민증을 유발할 수 있는 식품들도 있다는 사실을 알아차렸을 터이다. 그중에서 자신에게 직접적인 알레르기 반응을 일으키는 식품이 있다면 당연히 먹지 말아야 한다. 아래에 그런 경우 대체할 수 있는 대안 식품들을 적어놓았지만 새로운 식품을 처음 먹는 경우에는 반드시 먹기 전에 담당 의사와 상의를 거쳐야 한다. 만약 모든 견과류 종류에 알레르기 반응을 일으키는 경우에는 씨앗이나 씨앗으로 만든 버터로 대체할 수 있는데 이 경우 해당 제품을 만든 제조 공장에서 견과류를 취급하는지 아닌지 반드시 설명서를 꼼꼼히 읽고 확인해야 한다. 또 연구 조사 결과 아래 제시한 모든 대체 식품들이 열 생성 가능성과 포만감 측면에서 원래 목록에 나온 식품들과 똑같은 효과를 주지는 않는다는 점을 인지하기 바란다.

- 땅콩버터 대신 아몬드나 헤이즐넛, 해바라기 씨 기름, 호박 버터를 이용한다.
- 호두나 아몬드 대신 소금을 뿌리지 않은 해바라기 씨나 호박 씨를 이용한다.
- 글루텐 과민증이나 글루텐 알레르기, 만성 소화 장애가 있다면 일반 호밀 빵 대신 글루텐이 함유되지 않은 통밀 빵을 이용한다.
- 그릭 요구르트를 포함해 유제품에 알레르기가 있거나 과민 반응을 일으킨다면 아몬드 요구르트나 쌀로 만든 우유와 같은 식물성 요구르트나 식물성 우유를 이용한다.
- 유청 단백질 대신 현미나 헴프 씨앗으로 만든 가루나 콩 단백질을 이용한다.
- 달걀 대신 두부나 으깬 병아리콩과 같은 다른 단백질 공급원을 이용한다.
- 생선에 알레르기 반응을 일으킨다면 닭 가슴살이나 다른 저지방 단백질 **공급원**을 이용한다.
- 두부 대신 달걀을 이용하거나 닭 가슴살이나 병아리콩과 같은 저지방 단백질 공급원을 이용한다.

식품을 섭취하는 건강한 식습관을 익혀 그런 악순환의 고리를 끊을 수 있게 도와준다. 그래서 슬슬 배가 고파질 때쯤이면 다음 식사시간이 될 것이다.

아래에 제시한 새로운 식사 스케줄의 예를 참고해서 그대로 적용하거나 각자의 일일 스케줄에 맞춰 변형하기 바란다.

	또는	또는
아침식사 오전 6시	아침식사 오전 8시	아침식사 오전 9시
간식 오전 10시	점심식사 오후 12시	점심식사 오후 1시
점심식사 오후 2시	간식 오후 4시	간식 오후 5시
저녁식사 저녁 6시	저녁식사 저녁 8시	저녁식사 저녁 9시

위에서 제시한 어떤 스케줄도 여러분의 생활방식에 도저히 끼워 맞출 수 없다면 네 시간마다 식사하는 기본 규칙을 지켜 직접 맞춤 스케줄을 짜도록 한다.

남자들을 위한 섭취량

1단계에서 섭취해야 하는 음식량과 비율 계산을 모두 끝냈지만 기본적으로 남자들은 여자보다 좀 더 식사량이 많아야 한다. 남자들을 위한 가이드라인은 간단하다. 하루 네 끼 중에서 한 끼만 재료의 양을 두 배로 늘려서 만들되 하루 중에서 가장 활동량이 많은 시간 직전에 먹는 식사의 양을 늘리는 게 가장 좋다. 예를 들어, 보통 늦은 오후에 운동을 한다면 점심식사나 오후 간식의 양을 두 배로 늘린다.

아침에 대한 진실

하루 중 가장 중요한 식사가 아침식사라는 말을 한 번쯤은 들어봤을 터이다. 아마 엄마의 목소리가 귓전에 들릴지도 모른다. 그러나 그 말을 구실로 내세워 눈을 뜨자마자 설탕이 잔뜩 들어간 음식을 어마어마하게 먹으면서 그래야 나중에 과식하지 않는다고 둘러댄다면 큰 실수를 하는 셈이다. 케임브리지 대학교에서 발표한 연구 결과에 따르면 아침식사를 적게 했다고 해서 보상이라도 하듯 나중에 더 많은 칼로리를 섭취하는 건 아니라고 한다. 중요한 것은 아침식사의 양이 아니라 활기찬 아침을 보내고 다음 식사시간까지 거뜬하게 활동할 수 있도록 올바른 종류의 에너지를 섭취했는지 여부이다.

그러나 밤 근무를 하거나 저녁에 돌아다니는 일이 많다면 하루 중 마지막 식사의 양을 두 배로 늘려야 한다.

그래야 신체 활동이 활발할 때 기운이 빠지지 않고 충분한 에너지를 느낄 수 있다. 몇 시간 전에 섭취한 음식은 이미 다 사라져버려 영양분을 빌려올 수 없으므로 미리 생각해서 신체적으로 가장 왕성하게 활동하기 직전에 먹는 음식의 양을 두 배로 늘리는 게 바람직하다.

1단계 양념

첫 번째 단계에서는 미각을 씻어내고 긍정적인 결과를 얻을 수 있도록 딱 세 가지 주요 양념만을 사용하여 음식의 맛을 살리는 데 중점을 둔다. 음식에 어느 정도의 염분이 필요하긴 하지만 1단계에서는 소금도 사용하지 않는다. 음식에 별도로 소금을 첨가하지 않고 5일간 소금을 멀리하고 나면 수분 정체 현상이 줄어들고(배가 더부룩한 증상이 줄어든다고 생각해보라) 맛을 느끼는 혀의 미뢰들이 소금 맛이 아닌 식품이 가진 고유한 맛을 음미할 수 있게 된다.

1단계에서 사용할 양념들은 다음과 같다.

- 마늘: 마늘의 효능에 관해서는 많이 알려져 있다. 더불어 최근에 발표된 이론들에 따르면 마늘이 체중 감량에도 도움을 줄 수 있다고 한다.
- 시나몬: 일부 연구에 따르면 시나몬이 위장이 비는 것을 늦추는 효과가 있어서 좀 더 오래 포만감을 느낄 수 있다고 한다.
- 레몬즙: 새 연구 결과에 따르면 비타민 C 함량이 매우 높은 레몬즙은 우리 몸의 아미노산 분비를 촉진시키는 데 도움을 주어 열 생성을 증가시킬 수 있다고 한다.

1단계에 마시는 음료

첫 번째 단계에서는 물과 녹차를 마시는 데 중점을 두어야 한다. 매번 식사 때마다 물 약 473ml를 마시도록 하라. 쉽진 않겠지만 5일만 잘 지켜보자. 무엇이든 5일 정도는 지킬 수 있지 않은가.

매일 저녁식사 때마다 와인을 반병씩 마시던 사람에게는 큰 변화임에 틀림없다. 그럴 때면 스스로에게 했던 다짐을 기억하고 살을 빼기 위해 이 여정을 시작한 진정한 이유가 무엇이었는지 다시 한 번 상기해 보기 바란다.

이번엔 커피에 대해 얘기해보자. 18세 이상 미국 인구의 50%가 넘는 사람들이 하루에 한 잔 이상 커피를 마신다고 하니 커피는 누구나 마시는 음료라고 할 수 있다. 우선 안심해도 좋다. 이 플랜에서는 커피를 마셔도 좋다. 물론 20/20 식품에 포함된 녹차가 훨씬 더 바람직한 선택이므로 커피 대신 녹차로 바꿀 수 있다면 더욱 좋겠다. 녹차에도 카페인 성분이 있지만 대개 커피의 카페인 함량보다 훨씬 낮다. 그러나 죽으면 죽었지 커피만은 도저히 포기할 수 없다고 한다면, 1단계 식단에 커피를 포함시켜도 좋다.

그러나 한 가지는 분명히 짚고 넘어가야 한다. 무늬만 커피일 뿐 고지방 설탕 범벅 생크림(휘핑크림)을 얹은 달콤한 디저트 음료는 절대 안 된다. 여기서 내가 커피라고 부르는 건 약 250ml 일반 커피 잔 하나에 탈지 우유나 식물성 우유(아몬드, 코코넛, 쌀) 1/4컵, 흑설탕 1회용 봉지 한 개나 1티스푼만 넣은 단순한 커피를 말한다. 단순 명쾌하게 설명했으니 오해 없기 바란다.

1단계 음식

5일 동안 앞에서 나온 20가지 식품만을 재료로 사용해서 만든 음식을 먹는 이유는 이 다이어트에 나오는 식품에 익숙해지도록 돕기 위함이다. 지금부터 1단계에서 먹을 수 있는 음식들을 소개하겠다.

아침식사 옵션

사과 땅콩버터 스무디

탈지(0%) 바닐라 그릭 요구르트(인공감미료가 아닌 진짜 설탕이 들어간 것) 1개, 껍질째 작게 자른 작은 사과(약 7cm, 레드 딜리셔스, 골든 딜리셔스, 그래니 스미스 등 기호에 따라 선택) 1개, 감미료를 넣지 않은 유청 단백질 가루 1/4컵, 물 1/4컵을 블렌더에 넣고 갈아준다. 여기에 천연 땅콩버터 1테이블스푼, 시나몬 가루 1/4 티스푼과 소량의 얼음을 더 넣고 원하는 농도가 될 때까지 간다.

사과 호두 파르페

작은 사과(약 7cm, 레드 딜리셔스, 골든 딜리셔스, 그래니 스미스 등) 1개를 골라 껍질째 조각낸 다음 레몬즙 1/2테이블스푼을 뿌린다. 여기에 탈지(0%) 바닐라 그릭 요구르트(인공감미료가 아닌 진짜 설탕이 들어간 것) 1개와 반으로 가른 호두 14개를 잘게 다져 파르페 스타일로 올리고 기호에 따라 시나몬 가루를 뿌려도 좋다.

그린 애플 스무디

탈지(0%) 바닐라 그릭 요구르트(인공감미료가 아닌 진짜 설탕이 들어간 것) 1개와 껍질째 조각낸 그래니 스미스 사과(약 7cm 크기) 1개, 시금치 1/4컵, 감미료를 넣지 않은 유청 단백질 가루 1/4컵, 물 2테이블스푼을 블렌더에 넣고 부드러워질때까지 간다. 여기에 코코넛 오일 2티스푼과 소량의 얼음을 추가해서 원하는 농도가 될 때까지 갈아준다.

시금치 스크램블

달걀 1개를 깨서 잘 휘저어 다진 마늘 1/2티스푼으로 양념한다. 적당한 크기의 팬에 엑스트라 버진 올리브 오일 1테이블스푼을 뿌리고 풀어놓은 달걀과 신선한 시금치 1/2컵을 섞어 스크램블 한다. 작은 사과(약 7cm, 레드 딜리셔스, 골든 딜리셔스, 그래니 스미스) 1개를 껍질째 곁들인다.

브렉퍼스트 샐러드

껍질을 벗긴 피스타치오를 으깨거나 부수어 1/4컵 준비한다. 작은 그릇에 디종 머스터드 2티스푼과 물 1티스푼, 레몬즙 1티스푼, 다진 마늘 1/4티스푼을 넣고 잘 섞은 다음 모둠 채소 2컵을 넣고 소스가 골고루 묻도록 가볍게 버무린다. 채소를 그릇에 옮겨서 피스타치오를 뿌리고, 달걀 1개를 원하는 방법(스크램블, 프라이, 수란, 삶은 달걀)으로 요리해 함께 먹거나 단단한 두부 1인분(약 400g 포장 제품의 1/5)을 팬에 익혀서 먹는다.

점심식사와 저녁식사 옵션

애플 코코넛 샐러드

껍질을 벗긴 피스타치오를 으깨거나 잘게 다져서 1/4컵 준비한다. 작은 사과(약 7cm, 레드 딜리셔스, 골든 딜리셔스, 그래니 스미스) 1개를 골라 껍질째 조각내서 레몬즙 1/2테이블스푼을 뿌린다. 중불에 달군 팬에 코코넛 오일 1/2테이블스푼을 넣고 사과를 넣어 부드러워질 때까지 볶는다. 모둠 채소 2컵에 볶은 사과를 올리고 다진 피스타치오를 뿌린다.

말린 자두와 코코넛 스무디

탈지(0%) 바닐라 그릭 요구르트(인공감미료가 아닌 진짜 설탕이 들어간 것) 1개와 말린 자두 5개, 감미료를 넣지 않은 유청 단백질 가루 1/4컵, 물 1/4컵을 블렌더에 넣고 부드러워질 때까지 간다. 여기에 코코넛 오일 1/2테이블스푼, 시나몬 가루 1/4티스푼, 소량의 얼음을 추가해서 원하는 농도가 될 때까지 갈아준다.

호밀 크래커와 달걀 샐러드

작은 그릇에 디종 머스터드 2티스푼과 물 1티스푼, 레몬즙 1티스푼, 다진 마늘 1/4티스푼을 잘 섞고 삶은 달걀 1개를 다져 넣어 달걀 샐러드를 만든다. 호밀 크래커 2개에 달걀 샐러드를 올리고 작은 사과(약 7cm, 레드 딜리셔스, 골든 딜리셔스, 그래니 스미스) 1개를 곁들인다. 달걀 대신 단단한 두부 1인분(약 400g 포장 제품의 1/5)을 잘게 잘라 넣어도 좋다.

렌즈 콩 호두 샐러드

호두 14개를 반으로 갈라서 베이킹 시트에 펼쳐 350도로 예열한 오븐에 8분간 구운 다음 다진다. 작은 그릇에 디종 머스터드 2티스푼과 물 1티스푼, 레몬즙 1티스푼, 다진 마늘 1/4티스푼을 잘 섞은 다음 익힌 렌즈 콩(끓이거나 쪄도 되고 캔 제품을 헹궈 물기 빼고 사용)을 넣어 잘 버무린다. 신선한 모둠 채소 2컵을 그릇에 담아 렌즈 콩을 올리고 다진 호두를 뿌린다. 이때 호두는 굽지 않고 사용해도 좋다.

아몬드를 뿌린 대구와 채소 볶음

소금을 넣지 않은 생 아몬드나 기름 없이 볶은 아몬드를 다져서 1/4컵 준비한다. 얇은 오븐용 접시에 신선한 대구 약 110g을 담아서 350도로 예열한 오븐에 10분간 굽거나 포크로 대구살이 쉽게 떼어질 정도로 굽는다. 모둠 채소 2컵에 엑스트라 버진 올리브 오일 1티스푼과 다진 마늘 1/4티스푼을 넣고 볶는다. 접시에 대구를 담고 볶은 채소를 올린 다음 다진 아몬드를 뿌리고 신선한 레몬을 곁들인다.

차게 즐기는 대구 샐러드

소금을 넣지 않은 생 아몬드나 기름 없이 볶은 아몬드를 다져서 2테이블스푼 준비한다. 작은 그릇에 디종 머스터드 2티스푼과 물 1티스푼, 레몬즙 1티스푼, 다진 마늘 1/4티스푼을 넣어 잘 섞는다. 여기에 익혀서 차게 식힌 대구살 약 85g을 부수어 넣고, 다진 시금치 1컵, 다진 아몬드를 넣어 섞는다. 완성된 대구 샐러드를 호밀 크래커 2개에 올린다.

대구살 완자

중간 크기 그릇에 가볍게 으깬 찬 렌즈 콩(끓이거나 쪄도 되고 캔 제품을 헹궈 물기 빼고 사용) 1/2컵을 넣고 다진 시금치 1/4컵, 디종 머스터드 2티스푼, 물 1티스푼, 레몬즙 1티스푼, 다진 마늘 1/4 티스푼을 넣어 잘 섞는다. 여기에 익혀서 부순 대구살 약 85g과 으깬 호밀 크래커 2개를 넣어 부드럽게 반죽한다. 반죽을 둥글게 빚어서 3개를 만들어 베이킹 시트(붙지 않게 올리브 오일을 가볍게 뿌려준다)에 올려 350도로 예열한 오븐에 앞뒤로 뒤집어 각각 5분씩 굽는다.

간식 옵션

이보다 더 쉬울 수 없는 건포도와 아몬드

건포도 1/4컵과 소금을 넣지 않은 생 아몬드나 기름 없이 볶은 아몬드 1/4컵을 먹는다.

땅콩버터와 말린 자두

통호밀 크래커 2개에 천연 땅콩버터 1테이블스푼을 펴 바른다. 기호에 따라 시나몬 가루를 뿌리고 말린 자두 5개를 곁들인다. 말린 자두를 얇게 썰어 땅콩버터 위에 올려 먹어도 좋다.

구운 병아리콩 피크닉

오븐을 350도로 예열한다. 병아리콩(끓이거나 캔 제품을 헹궈 물기 빼고 사용) 1/2컵에 엑스트라 버진 올리브 오일 2티스푼과 다진 마늘 1/4티스푼을 잘 섞어서 베이킹 시트에 펼쳐서 오븐에 넣어 10분간 굽는다. 작은 사과(레드 딜리셔스. 골든 딜리셔스, 그래니 스미스) 1개와 통호밀 크래커 2개를 곁들인다. 병아리콩은 미리 구워서 냉장고에 보관했다가 차게 먹어도 좋다.

시금치 후무스

병아리콩 1/2컵, 엑스트라 버진 올리브 오일 2티스푼, 다진 마늘 1/2티스푼, 레몬즙 1테이블스푼, 물 2테이블스푼, 시금치 1/2컵을 블렌더에 넣고 걸쭉하게 간다. 필요하면 물을 1테이블스푼씩 첨가하며 농도를 맞춘다. 작은 사과(레드 딜리셔스, 골든 딜리셔스, 그래니 스미스) 1개를 껍질째 잘라 곁들인다.

소노마 두부 샐러드

소금을 넣지 않은 생 호두나 기름 없이 볶은 호두를 다져 1테이블스푼 준비한다. 작은 그릇에 디종 머스터드 2티스푼과 물 1티스푼, 레몬즙 1티스푼, 올리브 오일 2티스푼, 다진 마늘 1/4티스푼을 섞는다. 여기에 으깬 두부 1인분(단단한 두부 약 400g 포장 제품의 1/5)과 건포도 1테이블스푼, 다진 호두를 섞은 다음 호밀 크래커 2개를 곁들인다.

의미를 담은 식사

3장에서 하루 동안 먹은 음식의 목록과 먹을 때 어떤 생각을 했는지 하나도 빠짐없이 기록했던 걸 기억할 터이다. 대개의 경우 사람들은 매일매일 자신이 무엇을 얼마나 먹고 있는지 전혀 몰랐다고들 말한다. 바로 지금 그때의 기록을 찾아서 그 음식들을 먹을 때 무슨 생각을 했었는지 다시 읽어보기 바란다.

스트레스를 너무 많이 받는다고 생각했나? 외롭다고 생각했나? 아니면 파티에서 핑거 푸드 한 판을 다 먹어치웠을 때가 정말 좋았다는 생각을 했을지도 모른다. 혹시 습관적으로 먹지는 않았나? 오후 세 시만 되면 습관처럼 싸구려 음식으로 허기를 달래지 않았나? 어쩌면 아무 생각 없이 마구 음식을 먹어치우고 먹자마자 다 잊어버렸을지도 모른다. 내 목적은 이런 사고방식에서 벗어나서 자신이 먹는 음식에 가치를 부여할 수 있도록 여러분을 변화시키는 데 있다.

이 플랜에 나온 음식을 준비해서 먹기 전에 30초 동안 식전 확인의 시간을 갖도록 하자. 이때 여러분이 목표로 하는 몸무게를 떠올리며 건강한 음식을 먹고 체중을 빼고자 하는 중요한 이유를 기억해보라. 혹은 이제 곧 먹을 음식이 여러분이 원하는 목표를 성취할 수 있는 에너지를 주고, 가족과 함께 더 많은 시간을 보낼 수 있는 에너지를 주고, 또렷한 정신으로 일에 집중할 수 있는 에너지를 준다는 등 각자의 상황에 따른 의미를 부여한다.

어떤 내용이든 눈앞에 놓인 음식에 긍정적인 의미를 부여하면 이 음식이 자신에게 주는 신체적이고 정신적인 보상이라는 생각이 들 것이다. 한 입 한 입 음식을 입에 넣을 때마다 그 행동에 담긴 의미를 되새긴다. 즉 건강을 되찾고 현실적인 목표 체중 달성을 위해 차근차근 나아가는 과정임을 상기하는 것이다.

지금부터 식전 30초 확인의 시간과 더불어 식사하기 위해 자리에 앉을 때마다 섭취량을 조금씩 줄이는 데 도움이 되는 요령을 몇 가지 소개하고자 한다. 이 내용은 ≪더 얼티미트 웨이트 솔루션≫에서 처음 소개한 내용이기도 하다. 장담하건대 식사 때마다 마음을 모으고 주의를 집중할수록 더욱 즐거운 식사를 할 수 있다.

- 식사를 위해 자리에 앉을 때마다 먹기 전 5분 정도 기다린다.
- 한 입 먹을 때마다 포크를 내려놓고, 먼저 먹은 것을 모두 삼키고 나서 또 한 입 먹는다.
- 천천히 먹는다. 반쯤 먹었을 때 뇌가 무엇을 먹었는지 인식할 수 있도록 잠시 쉬어준다.
- 돌아다니면서 먹지 말고 꼭 식탁에 앉아서 먹는다.
- 아무 생각 없이 집어 먹는 일이 생기지 않도록 TV나 컴퓨터, 전화기와 같이 식사 때 주의를 산만하게 만드는 요인을 가까

이 두지 않는다.

- 접시에 음식을 조금 남긴다. 나중을 위해 언제나 음식을 남겨
  도 된다.

운동은 언제 하지?

10장에 들어가면 30초 번 버스트 운동 프로그램을 만날 수 있다. 이 운동 프로그램은 누구나 자신의 생활방식에 손쉽게 적용할 수 있으면서도 대단히 높은 효과가 있는 프로그램임을 금방 알아차릴 수 있다. 1단계를 시작하기 전에 10장을 먼저 읽어봐도 도움이 된다.

2단계로 옮겨가기: 5일 유지기

1단계는 겨우 5일간이었고 2단계도 마찬가지이다. 일단 3단계까지 모두 끝마친 후에도 목표 체중에 도달하지 못했다면 다시 1단계부터 시작해도 좋다. 이 프로그램은 여러분이 원하는 결과를 얻기 위해 언제든 시작할 수 있는 건강하고 유익한 방법이다.

8장

2단계:
5일 유지기

무엇이든 의미 있는 것을 성취하기 위해 꼭 필요한 세 가지가 있다.
첫 번째는 노력, 두 번째는 참을성, 세 번째는 상식이다.

— 토머스 A. 에디슨

5일 부스트를 마친 뒤에는 잠시 짬을 내서 어떤 느낌이 드는지, 몸과 마음에 어떤 변화가 생기기 시작했는지 짚어보는 시간을 갖는 게 중요하다. 바로 지금 다시 4장으로 돌아가서 1단계를 마치고 난 현재의 몸무게와 사이즈를 적어두자. 그 외에도 여러분이 경험하고 있는 다른 변화도 빠뜨리지 말고 기록한다. 미묘하게 전과 다르게 느껴지는 정도일 수도 있고 아주 현저한 변화일 수도 있으며 모든 변화가 다 중요하다. 다음의 질문들에 대답해보자.

하루 종일 몸으로 느껴지는 에너지가 더 많아졌다고 느끼나?	네	아니오
정신이 더 맑아지고 집중이 잘 된다고 느끼나?	네	아니오
호흡기 기능이 향상되었다고 느끼나? 예를 들면 처음 시작할 때에 비해서 운동할 때 숨 쉬기가 더 편해졌나?	네	아니오
배고픔과 음식에 대한 갈망이 줄어들었다고 느끼나?	네	아니오
전체적으로 전보다 더 건강해졌다고 느끼나? 달리 말해서 정확히 말로 표현할 수는 없어도 더 오래 살 수 있을 것 같고 자기 자신과 자신의 선택에 자부심을 느끼나?	네	아니오
소화 기능이 좋아졌다고 느끼나? 예를 들면 속 쓰림, 더부룩함, 변비, 복통 등의 소화 장애 현상이 줄어들었나?	네	아니오
식사와 운동 습관을 스스로 잘 통제하고 있다고 느끼나?	네	아니오

어떤 내용이든 발전했다는 건 매우 긍정적인 현상이므로 위에 언급한 내용 외에도 여러분이 느끼거나 경험하고 있는 내용들은 다음의 빈 칸에 모두 적어보자.

....

....

....

....

 자신의 발전 상황을 축하하고 중간 목표를 달성할 때마다 스스로를 축하하도록 한다. 물론 음식이 아닌 다른 형태의 보상이어야만 한다.

건전한 보상 시스템을 만들자

 먼저 질문 하나. 과거에는 살을 뺐을 때 어떤 방법으로 스스로에게 보상을 주었나? 이런 질문을 하는 이유는 매번 목표한 내용을 달성할 때마다 스스로를 격려하고 칭찬하는 단계가 매우 중요하기 때문이다. 그러니 지금까지 어떤 식으로 보상했는지 이야기해보자. 예를 들어 훨씬 줄어든 몸무게를 확인하고 좋아서 어쩔 줄 몰라 펄쩍펄쩍 뛰면서 가벼운 마음으로 제일 먼저 눈에 띄는 정크 푸드를 향해 돌진하지는 않았나? '보상받아 마땅'하니까? 어쩌면 이렇게 생각했을 수도 있다.

 "4.5kg이나 빠졌어! 이제 피자 몇 쪽은 먹어도 괜찮겠다!"

 얼마나 어이없는 상황인가? 그러나 지금은 올바른 방법으로 살을 빼고 있으니 상을 가장한 벌로 스스로에게 보상을 주는 어리석은 짓을 해서 위태로운 상황을 만들지 않기를 바란다. 그보다 훨씬 더 건전한 보상 시스템을 얼마든지 만들 수 있다. 사실 바로 그 순간의 유혹과 충동을 잘 참고 넘어가기만 하면 이후 몇 시간은 아무 문제없다. 그런 충동은 일단 가라앉고 나면 브라우니 접시에서 눈을 뗄 수 없도록 계속 쿡쿡 찌르지는 않는다. 그건 그렇고, 실패하지 않는 다이어트를 위해 새롭게 환경을 정리한 집 안에 브라우니 따위가 있을 리 없다고 믿는다! 그래서 일단 고비를 넘고 나면 다음 식사시간까지 비교적 순조롭게 기다릴 수 있다.

음식과 상관없는 합리적인 보상의 예로는 마사지나 피부 관리, 매니큐어나 페디큐어를 생각해볼 수 있다. 책을 읽으며 느긋하게 거품 목욕을 하거나 아이들이나 애완동물과 밖에 나가 놀아도 좋다.

아니면 매번 조금씩 살을 뺄 때마다 자신에게 인센티브를 줄 수도 있다. 한 연구 조사에 따르면 살을 뺄 때마다 현금으로 인센티브를 받은 사람들이 체중 감량에 성공하는 경우가 많다고 한다. 그러니 친구들과 공동 출자로 돈을 모으거나 같이 살을 빼는 방법도 바람직하다.

여러분이 바라는 보상의 종류를 적어서 늘 가까이에 두고 부정적인 방법으로 보상을 내리고 싶은 유혹을 느낄 때마다 훨씬 더 긍정적이고 유익한 선택을 할 수 있다는 사실을 떠올리기 바란다.

내가 원하는 긍정적인 보상 목록

....

....

....

....

　　1단계와 마찬가지로 단 5일 동안 계속될 2단계를 시작할 준비가 되었으니 1단계에서 먹었던 20/20 식품에 몇 가지 식품을 더 추가할 수 있다. 1단계 때와 마찬가지로 여러분을 위해 영양학적인 균형을 고려한 식단이 준비되어 있으며, 각 음식에는 단백질 공급원과 더불어 20/20 식품이 최소한 두 가지씩 사용되었다. 약 네 시간 간격으로 하루에 네 번의 식사시간을 지켜야 하는 건 2단계에서도 마찬가지이다.

　　또한 혹시라도 반란이 일어나지 않도록 2단계 식단은 전 단계보다 다양성을 추가해 선택의 폭을 넓혔다. 물론 새롭게 추가된 식품들도 영양이 풍부하고 비타민과 미네랄 등 우리 몸에 필요한 성분을 다량 함유하고 있다. 그 목록은 다음과 같다.

강력 단백질

닭 가슴살
참치(캔에 들어 있는 라이트 참치 덩어리)
검은콩

우수 탄수화물

귀리　　현미　　옥수수

주 생산품 - 채소

당근
토마토　버섯

주 생산품 - 과일

블루베리
오렌지
포도

건강 지방

아보카도
해바라기 씨
캐슈

이 식품들이 2단계에 추가된 이유

특별히 위에 적힌 식품들을 2단계 식단에 추가한 데는 몇 가지 이유가 있다. '강력 단백질'에 포함된 식품들은 단백질 함량이 높고 포화지방은 낮다. 하나같이 기름기 적은 단백질로, 최근 연구 조사에 따르면 이런 단백질이 몸에 들어가 열 생성을 증가시키고 근육량을 유지하는 데 도움을 준다고 한다. 그뿐만 아니라 에너지를 제공하는 비타민과 영양소 등 다른 필수 영양소도 함유하고 있다. 그러면서도 가까운 슈퍼마켓 어디에서나 저렴하게 구입할 수 있고 맛도 좋으니 더할 나위 없다.

'주 생산품'에 들어가는 채소와 과일은 선명한 색깔을 자랑하는 대표적인 식품들로 이런 색깔에는 몸에 좋은 항산화제가 풍부하다. 예를 들면 토마토의 붉은 색깔은 리코펜이라는 성분 때문이며, 당근은 베타카로틴 때문에 주황색을 띤다. 그래서 이렇게 예쁘고 맛도 좋은 채소들이 우리 몸에 들어가면 강력한 천연 항산화제 역할을 한다. 더불어 신선한 채소와 과일에 필수 비타민이 풍부하다는 사실은 어린아이들도 잘 알고 있는 사실이다.

'우수 탄수화물' 역시 눈에 띄는데 이들은 정제하지 않은 통곡물로 우리 몸에 필요한 복합탄수화물의 원천이다. 껍질인 겨와 미생물이 그대로 붙어 있는 가공하지 않는 형태의 곡식이기 때문에 이런 탄수화물은 맛도 좋고 균형 잡힌 식단에 포만감까지 얹어주는 특별부록과도 같은 존재이다. 더불어 우수 탄수화물에는 비타민 B와 주요 미네랄도 함유되어 있고 천천히 타는 에너지를 공급한다. 탄수화물은 우리 몸이 좋아하는 에너지의 원천이지만 자칫 과잉 섭취하면 몸의 연료를 얻기 위해 지방을 태우지 않아도 되는 상황이 발생할 수 있으므로 일상생활에 필요한 에너지를 공급할 만큼만 고려해서 식단을 구성하였다.

2단계에 추가된 '건강 지방'은 심장을 튼튼하게 해주는 지방이다. 여기 속하는 식품들은 비타민과 미네랄, 섬유소를 함유하고 있으며 이런 성분은 2단계의 목표를 달성하는 데 주요한 역할을 한다. 그뿐만 아니라 포만감을 높여주기 때문에 보다 오랫동안 만족감을 느낄 수 있으며 항산화제와 비타민 흡수율도 증가시킨다.

각 카테고리에 해당되는 식품들은 그 자체만으로도 매우 중요하지만 앞에서도 말했듯이 그 식품들을 각 식단에 적절하게 조화시키는 방법 또한 큰 영향을 미친다. 항산화제 성분이 풍부한 식품과 통곡물, 기름기 적은 단백질, 심장에 좋은 지방을 적절하게 조합하면 다양하고 풍성한 영양소를 제공해줌과 동시에 다른 측면에서도 서로를 보완할 수 있기 때문에 더 큰 효과를 발휘할 수 있다.

예를 들어보자. 단백질은 탄수화물과 함께 건강에 좋은 탄수화물의 소화를 늦추는 작용을 해서 혈당과 인슐린 수치를 조절하고 천천히 오래 지속되는 방법으로 우리 몸에 필요한 탄수화물 에너지를 공급한다. 그 결과 혈당과 인슐린 수치가 적절히 유지될 수 있다. 달리 말하면 당분 섭취에 따른 급격한 감정의 기복이 없다는 뜻이다. 마찬가지로 지방은 단백질과 짝을 이루어 세포를 치유하는 데 필요한 원료를 공급한다. 그래서 매 끼니마다 이러한 식품들을 골고루 먹어서 효과를 극대화한다는 원칙을 바탕으로 식단을 준비했다. 단순히 무엇을 먹는가만 생각하기보다는 적절하고 조화로운 영양도 고려해야 하기 때문이다. 곧 등장할 2단계 식단에서도 여러분의 고민과 수고를 덜어주기 위해 필요한 기본 준비는 모두 우리가 도맡았으니 염려할 필요 없다.

합리적인 탐닉을 위한 훈련

우리는 어느 다이어트나 100% 완벽하게 지키기 어려운 현실 속에 살고 있다. 이 플랜도 크게 다르지 않아서 시작함과 동시에 우리가 제시하는 식품들만 좋아하고 다른 건 거들떠보지도 않는 현상은 절대 일어나지 않는다. 그러나 나는 흔히 다이어트를 할 때 '치트'와 자연스럽게 결합되는 죄책감은 느끼게 하고 싶지 않다. 그 대신 지금부터 설명하는 '합리적인 탐닉'이라는 개념을 머릿속에 확실히 새겨두길 바란다. 자, 그 얘기를 시작해보자.

2단계를 시작하면서는 일주일에 한두 번 정도 합리적인 탐닉이 가능하다. 연구 조사에 따르면 원하는 음식을 언제고 먹을 수 있다는 사실을 알고 있는 사람들이 탐닉에 푹 빠지지 않고 다이어트에 성공하는 사례가 많다고 한다. 먹고 싶은 음식을 먹을 수 있다는 사실을 알고 있는 것만으로도 만족감을 느낄 수 있기 때문에 굳이 실제 행동으로 옮기려고 애쓰지 않는다고 한다.

물론 이런 얘기에 반감이 들 수도 있다. "그러면 그렇지. 와인 한 잔 맘 편하게 마시는 꼴을 못 봐서 괜히 심리학자 티를 내면서 어렵게 말하는 걸 누가 모를 줄 알고."라고 생각할 수도 있다. 아니, 절대 그렇지 않다. 여러분이 원하는 음식이 있다면 당연히 합리적으로 즐길 수 있으며 만약 기본 규칙만 잘 지킨다면 체중 감량을 위한 노력이 수포로 돌아가는 일도 없다. 여기서 '만약'이라고 강조한 부분을 눈여겨봐주길 바란다. 합리적인 탐닉에도 분명히 규칙은 있다. 원하는 음식을 먹을 수 있다는 것과 흥청망청 푹 빠진다는 것은 완전히 다른 얘기다.

우선 합리적인 탐닉이 어느 정도인지 정확히 이해하고 넘어갈 필요가 있다. 머리통 크기만 한 팝콘 한 통이나 슈퍼마켓 계산대 옆에 진열된 대형 초콜릿 바가 합리적이라고 생각한다면 커다란 착각이다. 기본적으로 합리적인 탐닉의 대상이 되는 음식은 약 100칼로리를 넘어서는 안 된다. 다음에 나오는 몇 가지 예를 참고해보자.

적포도주나 백포도주 약 120ml

포테이토 칩 14개

슈퍼에서 파는 초콜릿 칩 쿠키 2개

다크 초콜릿 약 30g

젤리 곰 약 114g

캔디 바 두 입 크기

바닐라 웨이퍼 쿠키 3개

먼저 탐닉에 빠지기 전에 30초간 자기 평가의 시간을 갖길 바란다. 아래 질문들을 읽고 잘 생각해보자.

- 슬픔, 스트레스, 지루함 등 다른 감정적인 이유 때문에 음식에 탐닉하려는 것은 아닌가? 만약 그렇다면 음식에 기대지 않고 감정을 다스릴 수 있는 다른 방법이 있지 않을까?
- 원하는 음식을 탐닉할 수 있다는 사실을 알고 있는 것만으로도 충분하므로 꼭 먹어야 할 필요는 없지 않나?
- 물이나 탄산수 한 잔, 따뜻한 차 한 잔을 마시면 식욕이 가라앉지 않을까?
- 목욕을 하거나 가까운 곳으로 산책 가기 등 다른 활동을 하면 식욕을 가라앉히는 데 도움이 되지 않을까?

가능하다면 먼저 탐닉을 피하기 위해 노력해보기 바란다. 때로는 그렇게 시도해보는 것 자체가 꼭 원하는 음식을 먹지 않고 넘어갈 수도 있다는 사실을 스스로 인정하는 셈이다. 그러나 만약 위의 네 가지 질문에 대한 대답이 모두 '아니오'라면 규칙에 따라 원하는 음식에 탐닉해도 좋다. 그리고 먹기 전이나 먹은 후에는 반드시 운동을 해야만 한다. 이렇게 먹고 싶은 걸 먹어도 전체적인 체중 감량 플랜에 지장을 주지 않는 이유가 바로 운동 때문이다. 만약 100칼로리만 먹고 그칠 자신이 없다면 이 사실을 기억하라. 100칼로리를 넘어감과 동시에 목표에 도달하기 위한 여러분의 모든 노력에 금이 가기 시작한다는 사실을.

여러분의 행동에는 긍정적이든 부정적이든 반드시 결과가 따른다고 생각하면 그 어느 때보다 자신의 행동을 잘 통제할 수 있다는 사실을 깨달을 것이다.

2단계 양념

1단계에서는 오로지 마늘과 시나몬, 레몬만으로 음식에 양념을 했다. 그 이유는 과도한 염분을 없애고 소금에 대한 열망을 가라앉힘과 동시에 여러분의 몸과 미각이 건강에 좋은 식품 고유의 맛에 익숙해지게 하기 위해서였다. 그래서 일단 더 이상 소금을 갈망하지 않는 수준에 도달하면 예전에는 즐겨 먹던 소금 범벅 식품을 한 입만 먹어도 당장 뱉어버리고 싶어질 것이다. 설탕도 마찬가지다. 이제는 여러분의 몸이 예전과는 완전히 다른 상태이므로 가장 좋아하던 사탕 하나도 엄청나게 달게 느껴지리라 믿는다.

2단계에서는 원한다면 사용할 수 있는 양념의 종류를 추가할 수 있다. 신선한 허브나 말린 허브처럼 염분이 더 들어가지 않은 양념 중에서 식욕을 만족시키는 데 도움을 주는 풍미와 향을 지닌 양념을 선택할 수 있다. 곧 나올 식단을 보면 알겠지만 2단계 식단에는 이미 고수와 크러시드 레드 페퍼(굵게 빻은 서양 고춧가루), 이탈리안 허브와 같은 양념을 새로 추가하였으며 기호에 따라 좀 더 다양한 양념을 사용할 수 있다.

2단계 식단

음식의 양은 여러분이 직접 만들면서 익숙해지는 게 가장 중요하다. 다시 말해서 이 식단에서 우리가 준비한 음식의 양과 식품의 배합을 잘 따라야 한다는 뜻이다. 각 음식에 들어간 재료들은 단백질과 지방, 섬유소와 탄수화물을 적절한 양으로 균형 있게 공급하여 활력과 포만감을 주되 배가 너무 부르지 않도록 준비하였다.

남자의 경우에는 1단계에서와 마찬가지로 매일 네 번의 식사 중에서 가장 활동적인 시간 직전에 먹는 한 끼 식사의 양을 두 배로 늘리도록 한다.

아침식사 옵션

블루베리 아몬드 오트밀

소금을 뿌리지 않은 생 아몬드나 기름 없이 볶은 아몬드를 다져서 2테이블스푼 준비한다. 작은 그릇에 당분을 첨가하지 않은 유청 단백질 가루 1/4컵과 압착귀리 1/4컵을 잘 섞는다. 여기에 뜨거운 물을 부어(1/4컵 권장) 저으면서 원하는 농도를 맞추고 시나몬 가루를 살짝 뿌려 풍미를 살린다. 신선한 블루베리 1컵과 미리 준비한 다진 아몬드를 뿌린다. 신선한 블루베리 대신 해동시킨 블루베리 3/4컵을 사용해도 좋고, 납작하게 썬 편 아몬드를 사용해도 좋다.

멕시 오믈렛

달걀 1개를 잘 풀어서 다진 마늘 1/4티스푼과 다진 고수(기호에 따라 선택) 1테이블스푼으로 양념한다. 중간 크기 팬에 준비한 달걀과 신선한 시금치 1컵, 해동한 옥수수 1/2컵을 넣어 익힌다. 완성된 음식을 그릇에 담고 잘 익은 아보카도 1/4개를 납작하게 썰어 올린다. 작은 사과(약7cm, 레드 딜리셔스, 골든 딜리셔스, 그래니 스미스 등) 1개를 껍질째 준비해 곁들인다.

오렌지 파르페

탈지(0%) 바닐라 그릭 요구르트(인공감미료가 아닌 진짜 설탕이 들어간 것) 1개와 씨를 제거한 작은 오렌지 1개 작게 썬 것, 호밀 플레이크 2테이블스푼, 소금을 치지 않은 생 해바라기 씨나 기름 없이 볶은 해바라기 씨 2테이블스푼을 파르페처럼 얹어서 준비한다. 호밀 플레이크 대신 압착귀리를 사용해도 좋고 녹차를 곁들이면 20/20 식품을 두 가지 섭취할 수 있다.

땅콩버터 건포도 스프레드

작은 그릇에 천연 땅콩버터 2테이블스푼을 담아서 전자레인지에 30~45초 정도 돌려 따뜻하게 데운다. 여기에 곧바로 감미료를 넣지 않은 유청 단백질 가루 1.5테이블스푼, 물 1테이블스푼, 건포도와 압착귀리 각 1테이블스푼씩 넣고 잘 섞어서 발라 먹을 수 있게 준비한다. 작은 사과(레드 딜리셔스, 골든 딜리셔스, 그래니 스미스 등)를 껍질째 먹기 좋게 잘라서 곁들인다.

청포도 스무디

탈지(0%) 바닐라 그릭 요구르트(인공감미료가 아닌 진짜 설탕이 들어간 것) 1개와 청포도 3/4컵, 시금치 1/4컵, 당분을 첨가하지 않은 유청 단백질 가루 1/4컵, 물 2테이블스푼을 블렌더에 모두 넣고 부드럽게 간다. 여기에 잘 익은 아보카도 1/4개, 호밀 가루 1테이블스푼, 소량의 얼음을 더 넣고 원하는 농도가 될 때까지 갈아준다.

점심식사 옵션

차갑게 식힌 닭고기 옥수수 샐러드

작은 그릇에 엑스트라 버진 올리브 오일 1테이블스푼, 발사믹 식초 1/2테이블스푼, 다진 마늘 1/2티스푼, 다진 고수(기호에 따라 선택) 1테이블스푼, 뼈와 껍질을 제거하고 익혀서 조각낸 닭 가슴살 약 85g, 해동한 옥수수 1/2컵을 넣어 섞는다. 좋아하는 채소 1컵을 넣어 버무리거나 따로 곁들인다.

참치 야채샐러드

다진 호두 2테이블스푼을 준비한다. 작은 그릇에 헹궈서 물기를 뺀 캔 덩어리 참치 약 85g, 발사믹 식초 1.5테이블스푼, 소금이 들어가지 않은 말린 이탈리안 허브 양념 가루 1/4티스푼, 식힌 현미밥 1/2컵을 넣어 잘 섞는다. 원하는 채소(어린잎 시금치, 아루굴라, 미나리, 로메인)를 1컵 준비해 그릇에 담고 샐러드를 얹어 다진 호두를 뿌려준다.

빵을 덮지 않은 달걀 아보카도 샐러드 샌드위치

작은 그릇에 잘 익은 아보카도 1/4개를 으깨서 넣고, 다진 마늘 1/4티스푼, 크러시드 레드 페퍼(기호에 따라 생략 가능) 1/8티스푼과 삶은 달걀 1개를 다져 넣고 잘 섞는다. 통호밀 빵 1쪽(약 30g)에 샐러드를 올리고 미니 당근 1컵과 신선한 씨 없는 포도 1/4컵을 곁들인다. 100% 통호밀 빵을 찾기 힘들면 호밀이 들어간 통곡물 빵이나 100% 통곡물 빵과 녹차로 대신해도 좋다.

닭고기 아보카도 양상추 랩

작은 그릇에 잘 익은 아보카도 1/4개를 으깨서 넣고 다진 마늘 1/4티스푼, 후추 1/8티스푼, 익혀서 조각낸 닭 가슴살 약 85g을 넣고 잘 섞는다. 로메인 상추 바깥쪽 잎 2장에 내용물을 올리고 호밀 크래커 2개를 부수어 뿌린다.

검은콩과 채소 플래터

중간 크기 팬에 시금치 1컵, 잘게 썬 버섯 1/2컵, 반으로 가른 방울토마토 1/4컵, 엑스트라 버진 올리브 오일 1테이블스푼, 저염 채소국물 1/4컵, 다진 마늘 1/2티스푼을 넣고 카엔페퍼 가루(기호에 따라 생략 가능)를 살짝 뿌려서 볶는다. 버섯이 부드러워지면 삶은 검은콩(또는 저염 캔 제품) 1/2컵을 넣어 고루 데운다. 현미밥 1/2컵과 함께 먹는다. 이때 현미밥은 꾹꾹 눌러 담지 않는다.

간식 옵션

사과 캐슈 뮤즐리

캐슈(날것 또는 소금을 넣지 않고 기름 없이 볶은 것)를 다져서 2테이블스푼 준비한다. 작은 그릇에 탈지(0%) 바닐라 그릭 요구르트(인공감미료가 아닌 진짜 설탕이 들어간 것) 1개, 작은 사과(약 7cm, 레드 딜리셔스, 골든 딜리셔스, 그래니 스미스 등) 1개를 껍질째 썰어 넣고, 압착귀리 1테이블스푼, 시나몬 가루 1/8테이블스푼과 캐슈를 넣어 섞는다. 냉장고에 30분 정도 넣어 차갑게 해서 먹으면 좋다.

페퍼가 들어간 아보카도 병아리콩 크래커

작은 그릇에 잘 익은 아보카도 1/4개를 으깨서 넣고, 레몬즙 2티스푼, 다진 마늘 1/2티스푼, 후추 조금, 크러시드 레드 페퍼 1/8티스푼을 넣어 섞는다. 여기에 병아리콩(삶거나 헹궈서 물기를 뺀 캔 제품) 1/2컵을 넣어 잘 섞는다. 통호밀 크래커 2개에 올리고 방울토마토와 미니 당근 각 1/2컵과 함께 먹는다.

초간단 건강 스낵

중간 크기 오렌지 1개, 삶은 달걀 1개, 통호밀 크래커 2개, 생 해바라기 씨나 볶은 해바라기 씨 2테이블스푼을 먹는다. 삶은 달걀은 얇게 썰어서 크래커에 올려 먹어도 좋다.

블루베리 땅콩버터 스무디

탈지(0%) 바닐라 그릭 요구르트(인공감미료가 아닌 진짜 설탕이 들어간 것) 1개, 당분을 첨가하지 않은 냉동 블루베리 3/4컵, 당분을 첨가하지 않은 유청 단백질 가루 1/4컵, 물 1/4컵을 블렌더에 넣고 간다. 천연 땅콩버터와 압착귀리 각 1테이블스푼, 소량의 얼음을 넣고 원하는 농도로 갈아준다.

후무스와 아삭아삭 당근

으깬 병아리콩 1/2컵, 엑스트라 버진 올리브 오일 2티스푼, 다진 마늘 1/2티스푼, 레몬즙 1테이블스푼을 블렌더에 넣고 갈아준다. 미니 당근 1컵과 호밀 크래커 2개를 곁들인다.

저녁식사 옵션

옥수수와 볶은 채소를 곁들인 닭고기

뼈와 껍질을 제거한 닭 가슴살 약 85g을 굽는다. 신선한 채소 2컵과 해동한 옥수수 1/2컵, 엑스트라 버진 올리브 오일 1테이블스푼, 다진 마늘 1/2티스푼, 신선한 딜 1티스푼이나 말린 딜 1/2티스푼을 넣고 볶는다. 볶은 채소를 닭고기에 얹는다.

레몬 페퍼 치킨 파스타

중간 크기의 팬에 반으로 가른 방울토마토 1/2컵, 엑스트라 버진 올리브 오일 1테이블스푼, 다진 마늘 1/2티스푼을 넣고 토마토가 부드러워질 때까지 볶는다. 볶은 토마토를 익힌 통호밀 파스타 1/2컵 위에 얹고 신선한 시금치 1컵, 레몬즙 1/2테이블스푼, 후추 1/4티스푼, 뼈와 껍질을 제거한 닭 가슴살 약 85g을 작게 썰어 넣고 잘 섞는다.

렌즈 콩 볶음

중간 크기의 소스 팬에 다진 플럼 토마토 1개, 좋아하는 채소(어린잎 시금치, 아루굴라, 미나리, 로메인) 1컵, 저염 채소국물 2테이블스푼과 엑스트라 버진 올리브 오일 2티스푼, 다진 마늘 1/2티스푼, 무염 이탈리안 허브 양념 가루 1/4티스푼을 넣고 볶는다. 익힌 렌즈 콩(삶거나 찐 것, 진공 포장 제품, 헹궈서 물기를 뺀 캔 제품 사용) 1/2컵을 넣고 골고루 데워준다. 꾹꾹 눌러 담지 않은 현미밥 1/2컵을 곁들인다.

버섯 두부 볶음

중간 크기의 팬에 코코넛 오일 1테이블스푼, 다진 마늘 1/2티스푼, 저염 채소국물 1/4컵, 크러시드 레드 페퍼 1/8티스푼을 넣고 섞는다. 원하는 채소(시금치, 차이니스 시금치, 케일, 근대) 1/2컵과 저민 버섯 1컵을 넣고 버섯이 부드러워질 때까지 볶는다. 단단한 두부 1인분(약 400g 포장 제품의 1/5)을 작게 잘라 넣고 고루 데운다. 익힌 채소와 두부를 꾹꾹 눌러 담지 않은 현미밥 1/2컵에 올린다.

구운 당근을 곁들인 대구구이

큼직한 당근 2개를 45도 각도로 한 입 크기로 얇게 자르고, 다진 호두 2테이블스푼을 준비한다. 신선한 대구 약 113g을 얇은 팬에 담고 얇게 썬 당근은 베이킹 시트에 펴서 350도로 예열한 오븐에 넣고 약 6분 뒤에 꺼내서 익었는지 확인한다. 포크로 생선살을 쉽게 떼어낼 수 있고 당근이 부드러워지면 오븐에서 꺼낸다. 꾹꾹 눌러 담지 않은 현미밥 1/2컵에 구운 대구를 올리고 다진 호두를 뿌린 다음 구운 당근과 신선한 레몬 조각을 곁들인다.

방해꾼에 대비하기

일단 조금씩 살이 빠지기 시작하면 주변의 방해꾼들에게 휘둘리지 않도록 마음을 단단히 먹고 어떻게 대처할 것인지 미리 준비하는 게 좋다.

우리 주변에는 누군가 살이 빠지기 시작하거나 어떤 면에서든 자기보다 나아 보이는 사람들에게 엄청난 질투심을 느끼는 사람들이 꼭 있기 마련이며, 이들은 어떻게든 틈만 나면 여러분을 '탈선'시키려고 부추길 가능성이 있다. 그들은 은근히 여러분이 내리막길을 걷길 바라는데 절대 체중계의 숫자가 내려감을 뜻하는 게 아니다.

내가 무슨 얘길 하는지 짐작할 터이다. 살을 빼기 시작했을 때 친구나 배우자, 가족들로부터 괜한 미움을 사거나 방해를 받은 적이 있느냐는 조사를 실시한 결과 '그렇다'라는 대답이 41.6%에 달했다.

때로 사람들은 하찮은 일에 매우 좀스럽게 행동하기도 한다. 만약 과체중인 친구들과 외식을 하러 나갔는데 여러분이 약 18kg이나 살을 뺀 상황이라면 그들은 위협을 느낄 수도 있다. 그래서 "그렇게 재미없게 굴지 마. 예전과 너무 달라졌어."라고 비난 아닌 비난을 할 수도 있다. 그러나 단순한 질투심 때문에 그런다는 걸 이해해야 한다.

때로는 맛있는 음식을 잔뜩 차려서 사랑을 표현하는 정이 넘치는 가족들이 방해꾼이 될 때도 있다. 나는 남부 출신이기 때문에 이런 분위기에 아주 익숙하다. 오랜만에 집에 가는 날이면 가족들은 돼지를 잡네, 닭을 잡네 야단법석을 떨고 끝도 없이 감자를 튀기고 그레이비와 파이까지 빠짐없이 준비한다. 그것이 어머니가 우리에게 사랑을 표현하는 방법이다.

그러나 좋은 의도이건 아니건 여러분은 상대의 눈을 바라보며 이렇게 말할 준비가 되어 있어야 한다.

"오랜만에 집에 와서 가족들을 만나고 함께 있어서 정말 좋아요. 전 요새 건강에 무척 신경을 쓰고 있어요. 살도 빼고 생활방식도 바꾸느라 애쓰는 중인데 알코올 중독자가 술을 끊는 거랑 비슷해서 쉽지 않지만 무슨 일이 있어도 이번엔 정말 실패하고 싶지 않아요. 제 상황을 이해해주시고 지지해주시면 정말 감사하겠어요."

여러분이 대응해야 하는 방해꾼이 누구냐에 따라 준비할 말도 달라진다. 어쨌든 지금은 언제든 그런 종류의 방해공작이 생길 수 있음을 예측하고 대처방법을 잘 준비해서 그런 상황이 현실로 일어났을 때 휘말리지 않고 이겨내야 한다.

바로 위에서 예로 든 말처럼 언제라도 쓸 수 있는 모범답안을 머릿속에 새겨둘 필요가 있다. 이렇게 연습해두면 공든 탑을 무너뜨릴 수 있는 잠재적인 위협에 대비할 수 있다.

이때 주의할 점이 하나 있다. 살이 빠진다는 사실에 지나치게 흥분한 나머지 자칫 '내 말은 다 옳다'는 독선적인 태도로 발전하지 않도록 조심한다. 만약 다른 사람들에게 무엇을 하고 무엇을 먹어야 하는지, 상대가 듣든 말든 아랑곳없이 몸에 좋은 식품에 관해 알게 된 정보들을 끝도 없이 늘어놓고 있는 자신을 발견한다면, 이제 그만 입을 다물어야 할 때이다. 틈만 나면 새로 알게 된 지식을 그칠 줄 모르고 쏟아놓는 걸 좋아할 사람은 아무도 없으며 매우 불쾌해할 수도 있다. 순식간에 매력이 뚝 떨어지는 건 말할 것도 없다.

소셜 미디어의 도움을 받자

소셜 미디어를 적절하게 사용하기만 하면 체중 감량 노력에 방해가 되기보다는 오히려 도움을 받을 수 있다. 사우스캐롤라이나 대학교에서 실시한 조사에 따르면 다이어트를 할 때 소셜 미디어에 관련 정보를 올린 사람이 그렇지 않은 사람보다 살을 더 많이 뺐다는 결과를 얻었다고 한다. 온라인 체중 감량 서포트 그룹에 가입하거나 여러분이 먹는 건강 음식의 사진을 찍어 비주얼 음식 일기로 올리고, 비슷한 관심사를 가진 사람들과 온라인상에서 성공을 축하하는 등 다른 사람들과 같은 경험을 공유하고 있다는 사실이 살을 빼는 데 도움을 줄 수 있다.

3단계로 넘어가기: 20일 달성기

2단계를 마치고 나면 자신의 행동과 식습관을 통제하는 데 좀 더 강한 자신감을 느끼게 된다. 이제 다이어트를 시작한 지 10일이 지났고 여러분은 새로운 패턴에 조금씩 익숙해지고 있을 터이니 이는 매우 고무적인 현상이다. 지금까지 신체적, 정신적, 그리고 모든 면에서 꼭 필요한 기본 작업을 마쳤으니 다음에 올 20일에 대비한 준비를 마친 셈이다. 20일 달성기는 20/20 다이어트의 핵심기이기도 하다. 과거를 돌아보기도 했고, 미래를 생각해보기도 했으니 원하는 체중을 현실로 만드는 데 필요한 모든 비전은 다 갖추었다.

9장

3단계:
20일 달성기

성공이 종착역이 아니듯 실패도 치명적이지 않다.
중요한 것은 계속하려는 끈질긴 용기이다.

— 윈스턴 처칠

이제 이 다이어트 플랜을 따르기 시작한 지 열흘이 지났다. 축하한다! 지난 10일은 이 다이어트에서 가장 중요한 핵심 부분인 20일 달성기 단계를 위해 꼭 필요한 준비 단계였다. 여러분은 기초 작업을 탄탄히 마쳤으며 오랜만에 그 어느 때보다 몸과 마음이 가볍게 느껴질 거라 믿는다.

여기서 잠시 짧은 자기 평가를 통해 여러분이 어떻게 발전했는지 확인하고 평가하는 시간을 갖도록 하자. 다시 4장으로 돌아가서 최근의 몸무게와 치수를 적어두고 아래의 질문에 답해보자. 또한 건전한 방법으로 자신의 성공을 축하하고 보상하겠다고 한 약속도 잊지 않도록 한다.

하루 종일 느껴지는 몸의 에너지 레벨이 향상되었음을 느끼나?	네	아니오
정신이 또렷하고 집중력이 좋아졌다고 느끼나?	네	아니오
이전보다 운동이 쉬워졌나?	네	아니오
신체적인 허기를 잘 파악하고 음식에 대한 갈망을 다스리는 게 좀 더 편해졌나?	네	아니오
전체적으로 더 건강해지고 더 가뿐해졌다고 느끼나?	네	아니오
식습관과 운동 습관을 통제하는 데 더 많은 자신감을 느끼나?	네	아니오

이 밖에도 여러분이 느끼거나 경험하는 긍정적인 효과들이 있다면 아래의 빈칸에 모두 적어보자.

....

....

....

....

20일 동안 계속되는 3단계에서는 미각이 지루해지는 것을 막고 반란을 일으키려고 꿈틀거리는 마음을 다스리며 우리 몸에 꼭 필요한 영양소를 제공하기 위해 더 다양한 식품을 추가했다. 지금까지 꼭 먹고 싶던 과일이나 채소가 있었다면 3단계 식단표에서 발견할 수도 있다. 각 음식에는 여전히 20/20 식품을 최소한 두 가지씩 포함하고 있으며 식당에서 외식을 할 때 무엇을 어떻게 주문하면 좋은지 조언도 얻을 수 있다. 이 다이어트를 실시하는 동안에 여러분이 원하는 목적을 달성하고 그 결과를 오래 유지하려면 외식을 포함해 모든 상황에 적용할 수 있는 흔들림 없는 플랜이 필요하다.

20일 달성기 가이드라인

영양가 있고 균형 잡힌 식단을 계속 유지하기 위해 3단계에서도 특별히 마련된 식단 중에서 음식을 선택해야 한다. 성공적인 체중 감량을 위해서는 다양성이 매우 중요하므로 앞으로 20일 동안 원하는 음식을 선택할 수 있도록 80가지 메뉴를 준비해 선택의 폭을 넓혔다(부록 B). 그중에 특별히 좋아하는 메뉴가 있어서 계속 그것만 먹고 싶다면 그래도 좋고, 식단에 있는 메뉴를 하나하나 전부 시도해봐도 좋다. 어느 쪽이든 이러한 건강한 새 식습관을 평생 유지할 수 있는 생활습관으로 삼을 수 있도록 재미를 느끼고 즐길 수 있길 바란다.

이 식단에 나온 음식들은 월등한 요리 실력이 필요하거나 매일 몇 시간씩 시간을 들여 요리해야 하는 까다로운 메뉴가 아니다. 우리들 대부분에게 그런 건 현실적으로 어려운 얘기이므로 특별한 요리 수업이나 시간이 많이 필요한 음식들은 하나도 찾아볼 수 없다. 오히려 요리 경험이 별로 없거나 전혀 없는 사람들을 염두에 두고 짧은 시간에 쉽게 만들 수 있도록 고안한 식단이다.

　이번 단계에서도 전 단계들과 마찬가지로 몇 가지 중요한 내용들이 계속 이어진다.

　적당한 간격을 둔 식사시간 유지: 지금쯤이면 대략 네 시간마다 식사하는 습관에 웬만큼 익숙해졌으리라 생각한다. 이 단계에서도 매일 네 시간에 한 번씩 네 끼를 먹도록 한다. 이처럼 꾸준한 식사 스케줄은 우리 몸이 활동하는 데 필요한 영양을 지속적으로 공급할 수 있는 건강하고 효과적인 방법이다. 공복감을 느낄 때가 되었을 즈음 음식을 먹으면 과식을 막을 수 있고 하루 종일 계속해서 칼로리를 태우는 데 도움을 줄 수 있다.

　5장에 나와 있는 20/20 공복감과 포만감 등급표를 계속 이용하면서 신체적으로 느끼는 진짜 공복감과 가짜 허기, 자극에 의한 허기, 습관적 허기를 구분해서 식사시간에 과식하지 않도록 주의한다. 배가 부르면 무조건 식사를 멈춰라! 여러분 앞에 놓인 접시를 깨끗하게 비워야 한다는 강박관념에서 벗어나야 한다.

　합리적인 탐닉: 2단계에서와 마찬가지로 합리적인 탐닉이 가능하지만 그에 따르는 규칙을 철저히 지켜야 한다. 일주일에 한 번이나 두 번 원하는 음식을 한 움큼 정도 먹을 수 있다는 사실을 유념하고 절대 폭식하지 않도록 한다. 다시는 초콜릿이나 와인을 즐길 수 없다는 절망감에 시달리지 않으면서도 원하는 목표를 달성할 수 있다.

책임감 있는 외식: 제약에 대해 한 가지 더 말하자면 성공적으로 살을 빼기 위해서 평생 외식을 딱 끊고 살아야 할 필요는 없다. 그러나 음식을 주문하기 전에 확실한 계획을 세워 단단히 무장할 필요가 있다. 외식에 필요한 전략에 관해 좀 더 얘기해보자.

외식을 위한 가이드라인

식당에 가면 시각, 후각, 청각이 온갖 유혹과 충동을 일으키는 환경에 놓인다. 그러므로 지금까지 하던 대로 플랜을 지키고 문제를 일으키지 않으려면 차에 탈 때부터 어떤 음식을 어떻게 주문할지 정확히 알고 있어야 한다. 이런 적극적인 선견지명으로 무장하는 데는 오래 걸리지도 않지만 그 효과는 매우 크다. 식당에 들어가기 전에 무엇을 먹고 마실 것인지 몇 초만 미리 생각해두면 나중에 만족스러운 느낌(배가 터질 것 같은 느낌이 아니라)과 더불어 한 번도 실수하지 않고 모든 유혹을 물리쳤다는 뿌듯함에 밝은 얼굴로 식당을 나설 수 있다.

요즘은 온라인상에 메뉴를 소개한 식당이 많아 미리 무엇을 고를 수 있는지 살펴볼 수 있다. 그렇지 않더라고 걱정할 필요 없다. 3단계에서 먹을 수 있는 다양한 식품들을 생각해보면 대부분의 식당에서도 다이어트에 도움이 되는 기본적인 음식을 고를 수 있기 때문이다.

외식에 필요한 기본 규칙

1. 모든 식단과 마찬가지로 20/20 식품 중에서 최소한 두 가지는

포함되어야 한다.

2. 그중 하나인 녹차는 대부분의 식당에서 제공하고 있다.

3. 가능하다면 한 가지 정도는 식당에 가지고 가도 좋다. 예를 들어 아몬드나 호밀 크래커, 건포도는 가지고 다니기도 쉽다.

4. 직접 들고 가는 것이 꺼려진다면 그중 한 가지는 식당에 들어 가기 직전에 먹어도 좋다

5. 주문할 때는 반드시 아래의 재료가 포함된 음식을 고른다.

   ■ 주 생산품(과일과 채소, 과일이나 채소)

   ■ 강력 단백질

   ■ 우수 탄수화물(100% 통곡물 아이템, 옥수수나 껍질을 벗기지 않은 감자)

   ■ 건강 지방

식당 메뉴의 예

대중 레스토랑에서 주문할 수 있는 실제 메뉴의 예를 몇 가지 들 어보았다. 이들 메뉴는 3단계 식단의 요구사항을 만족시키는 음식들 이다. (*는 직접 가져가야 하는 재료를 표시했다.)

BJ's 레스토랑 & 브루하우스

EnLightened Thai Chicken Mango Salad_ 옥수수를 추가하고 튀긴 만두피 대신 아몬드로 대체한다.

캘리포니아 피자 키친

Half a Roasted Veggie Salad_ 옵션은 구운 새우를 선택하고 감미료를 넣지 않은 뜨거운 녹차*나 냉 녹차를 주문한다. 드레싱은 따로 달라고 주문해서 반만 사용하거나 드레싱을 빼고 식초로 샐러드 양념을 대신한다.

치즈케이크 팩토리

Seared Tuna Tataki Salad_ 고추냉이 비네그레트 드레싱 대신 식초와 갓 짠 레몬즙, 후추로 양념한다. 20/20 식품을 위해 아몬드를 뿌린다. 우수 탄수화물 섭취를 위해 샐러드를 먹기 전이나 먹은 후에 호밀 크래커 2쪽을 먹는다.

Beggie Burger(빵은 제외)_ 오일 앤 비니거, 갓 짠 레몬, 후추로 양념한 푸른 채소를 함께 주문한다. 마요네즈 대신 머스터드로 바꿔달라고 주문한다.

칠리스

Mango-Chile Chicken_ 옵션으로 통옥수수(버터나 다른 양념을 하지 않은 것)를 고르고, 식초와 갓 짜낸 레몬즙, 후추로 양념한 사이드 샐러드 및 녹차*와 함께 먹는다.

Caribbean Salad_ 아보카도를 추가하고 식초와 갓 짠 레몬즙, 후추로 양념한다. 호밀 크래커* 1개를 부수어 뿌려준다.

치폴레 멕시칸 그릴

Salad a la carte_ 푸른 채소와 검은콩, 토마토 살사, 옥수수 살사, 과카몰리와 감미료를 넣지 않은 뜨거운 녹차*나 냉 녹차와 함께 먹는다.

엘 포요 로코

Fire Grilled Skinless Chicken Breast_ 사이드 샐러드는 오일 앤 비니거, 갓 짠 레몬즙, 후추로 양념한다. 토르티야 스트립 대신 부순 호밀 크래커* 1개를 뿌리고, 찐 브로콜리와 당근, 콜리플라워 모둠 작은 것을 추가한다.

마카로니 그릴

Grilled Chicken Spiedini_ 샐러드는 식초와 갓 짠 레몬즙, 후추로 양념하고 부순 호밀 크래커* 1개를 뿌려서 녹차*와 함께 먹는다.

큐도바 멕시칸 그릴

Salad a la carte에 들어간 양상추, 구운 닭고기, 피코 데 가요, 구운 칠리 콘과 과카몰리를 녹차*와 함께 먹는다.

스타벅스

Protein Bistro Box(달걀 1개, 화이트 체다 치즈, 허니 땅콩버터 스프레드, 잡곡 뮤즐리 빵, 사과와 포도)

올리브 가든

Herb-Grilled Salmon과 가든 프레시 샐러드에 호밀 크래커* 1 개를 부수어 뿌리거나 병아리콩*을 넣어 먹는다. 샐러드는 식초와 갓 짠 신선한 레몬즙, 후추로 양념한다.

파네라 브레드

Power Chicken Hummus Bowl_ 통호밀 크래커* 2개와 함께 먹는다.

PF 장's

Buddha's Feast_ 두부를 넣어 찐 것으로 선택하고 아몬드를 추가해서 현미밥 1/2그릇과 함께 먹는다. 원한다면 머스터드소스로 양념해도 좋다. 소스는 종업원이 테이블에서 직접 만들어준다.

똑소리 나는 주문 방법

온라인으로 메뉴를 확인할 수 없는 식당에 가는 경우 담당 종업원에게 궁금한 부분은 주저하지 말고 물어봐야 한다. 여러분이 단순한 요리를 원하며 버터 대신 약간의 올리브 오일만 사용하고, 채소는 기름에 볶거나 튀기는 대신 찌는 방법으로 부탁하고, 양은 적당히 달라고 미리 말해야 한다. 아니면 음식의 반은 포장으로 부탁하고 반만 그릇에 담아달라고 부탁하는 방법도 있다. 빵이나 파스타를 주문할 때는 통곡물로 만든 제품인지, 흰쌀 대신 현미를 고를 수 있는지도 물어본다. 대개의 경우 종업원들은 놀랄 만큼 협조적인 태도를 보인다. 종업원들이 원하는 건 두둑한 팁이라는 사실을 명심해서 따지거나 잘난 척하지 말고 친절하고 후하게 대하면 담당 종업원과 식당의 요리사도 기꺼이 여러분에게 도움을 주고자 할 것이다.

다음 단계는……

다음 장에서는 여러분의 일상생활에 쉽게 적용할 수 있는 30초번 버스트 운동 프로그램을 소개하고자 한다. 운동 프로그램이라는 말을 듣자마자 마뜩잖은 표정으로 눈동자를 굴리고 있다면 잘 들어보라. 운동은 오랫동안 체중을 관리할 수 있는 가장 중요한 방법 중 하나이면서 가장 효과적인 방법이라고 할 수 있다. 적정 체중을 영원히 유지하고 싶다면(당연히 그럴 것이다) 일상생활 속에 올바른 종류의 운동을 반드시 포함시켜야 한다.

그렇다고 해서 몇 시간 동안 비참한 표정을 하고 억지로 터벅터벅 러닝머신을 걸을 필요는 없다. 다음에 소개할 프로그램은 운동에 대한 여러분의 인식을 바꾸고 시간을 절약해주므로 여러분 마음에 쏙들 수도 있다. 그러니 시작도 하기 전에 속단은 금물이다!

12장에 가면 감량에 성공한 건강한 체중을 평생 유지할 수 있는 명쾌한 방법도 만날 수 있다.

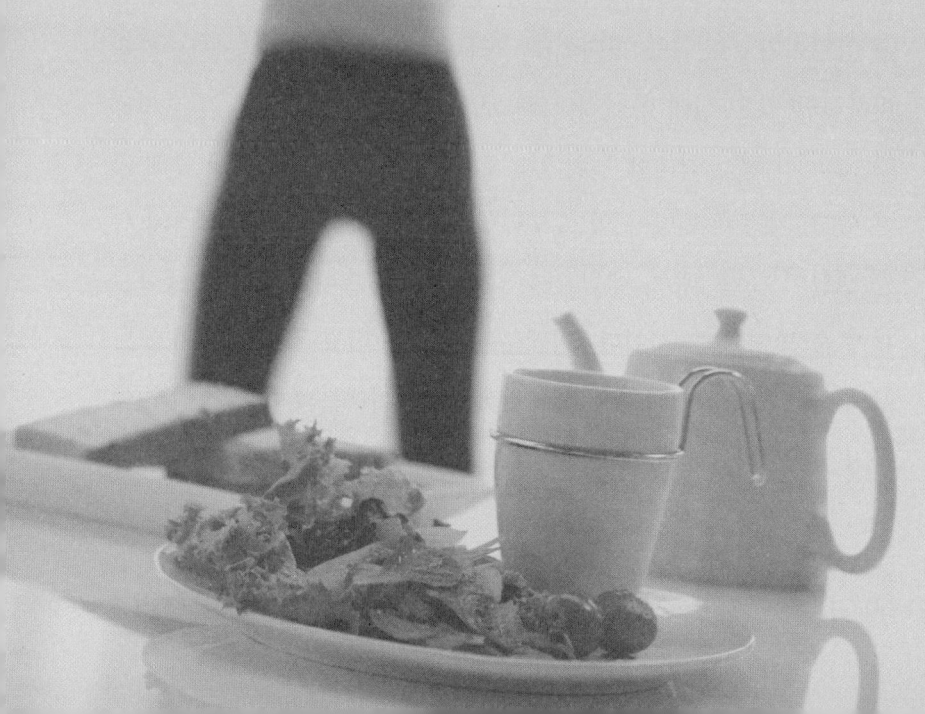

4부

우리 몸이 변화를
수용하는 능력

10장

30초 번 버스트 운동 프로그램

신체 단련, 이것이 병 제품으로 나왔다면 누구나 멋진 몸매를 가졌을 텐데.
— 셰어

오랜 시간 앉아 있기만 해도 실제로 지방세포가 커질 수 있다는 사실을 알고 있는가? 다양한 모양새로 끊임없이 앉아 있는 동안 지방 세포는 점점 커진다. '펑퍼짐한 비서 엉덩이'라는 말을 들어본 적 있는가? 이 말은 장시간 의자에 앉아 있다 보면 의자의 넓이만큼 엉덩이가 커진다는 의미이다. 물론 비서직에서 일하는 사람들을 비하하는 말은 절대 아니지만 썩 보기 좋은 그림이 아닌 건 분명하다. 그러니 평소 침대에 누워 있는 것에서 시작해 주로 책상 앞에 앉아 있고, 자동차에 앉아 있고, TV 앞에 앉아 있다가 다시 침대에 눕는 생활이 매일, 매주, 매월 반복되고 있다면 그야말로 좌식 생활습관에 푹 젖어 있는 것이다. 여러분이 무엇을 먹고 무엇을 먹지 않느냐에 상관없이 일어나서 움직이지 않는 한 여러분의 몸은 절대로 달라지지 않는다.

여러분도 알고 있는지 모르지만 피트니스 산업은 지난 10년간 폭발적으로 발전했다. 여러 가지 모양과 크기, 다양한 가격대의 운동기구에서부터 집에서 하는 강도 높은 운동 DVD들, 잡지와 책, 수업과 트레이너들에 이르기까지 식스팩이 새겨진 단단한 복근과 조각 같은 엉덩이를 꿈꾸는 소비자들이 아낌없이 피트니스 산업에 지출하는 비용이 수억 달러에 이르고 있다.

이처럼 관련 산업이 호황을 누리자 체중 감량과 건강 증진을 돕는 새로운 운동 형태와 방법들을 개발하고 제시하는 연구 조사들도 덩달아 늘어나고 있다. 그 결과 새로운 이론들이 무수히 많이 등장했는데 우리 팀은 이러한 최신 정보들을 수집하고 분석한 결과를 바탕으로 30초 번 버스트 운동 프로그램을 고안했다. 이 프로그램은 바쁜 여러분의 생활 패턴에 쉽게 적용시킬 수 있을 뿐만 아니라 지루하지 않고 신나게 따라 할 수 있는 운동 프로그램이라고 자신 있게 말할 수 있다.

만약 "필 박사님, 전 이미 헬스클럽에 다니고 있으니 귀찮게 하지 마세요!"라고 생각하는 사람이 있다면 내 말을 잘 들어보기 바란다. 헬스클럽에 가서 일립티컬 트레이너에 올라가거나 비스듬히 누워 자전거 페달을 밟으면서 좋아하는 소설을 읽고 TV를 보면서 몇 시간을 보내지만 땀은 거의 흘리지 않는 경우가 있을 터이다. 새로운 이론에 따르면 강도 높고 짧게 이루어지는 운동 프로그램을 활용해서 헬스클럽에서 보내는 시간보다 훨씬 짧은 시간에 똑같은 양의 칼로리를 소모할 수 있다고 한다. 그럴 리 없다고? 자, 화낼 준비부터 하시라. 강도가 낮고 시간만 끄는 운동을 하며 밀린 잡지를 읽거나 좋아하는 TV 프로그램을 보는 기회로 삼고 있는지 모르지만, 분명 최근 드라마를 보는 것보다는 훨씬 더 높은 운동 효과를 끌어낼 수 있는 방법이 있다.

일부 과학자들은 '길고 느린' 운동은 지방을 태우는 최고의 방법이 아니라고 생각한다. 우리 몸이 당분과 지방(두 가지 다 에너지 형태이다)을 태우는 작용에 관련한 새로운 이론들에 따르면 짧은 시간 동안 높은 강도로 몸을 움직이면(버스트) 지방 연소에 큰 효과가 있다고 주장한다. 바꿔 말하면 이런 종류의 운동이 상대적으로 짧은 시간에 더 많은 결과를 얻을 수 있다는 뜻이다.

자, 이제는 효과적으로 운동할 때이다.

지금 하고 있는 운동에 관련한 질문

먼저 출발점을 분명히 알아야 이 운동 플랜을 자신에게 어떻게 맞출 수 있는지 판단할 수 있다. 이를 위해서 아래 질문에 솔직하게 대답해보자.

앉아 있는 자세로 보내는 시간이 하루 평균 몇 시간이나 되나?
(출퇴근, 직장, 식사, TV나 영화 관람 시간을 모두 포함해서)

a. 6시간 이상

b. 3~5시간

c. 1~2시간

1층에서 3층까지 올라가는 방법이 아래와 같다면 여러분은 무엇을 택할 가능성이 높은가?

a. 무슨 일이 있어도 엘리베이터를 탄다. 계단은 비상용 아닌가?
b. 시간은 급하고 엘리베이터가 빨리 오지 않을 때만 계단을 이용한다.
c. 얼마나 빨리 도착해야 하는지에 상관없이 무조건 계단을 이용한다.

차를 몰고 쇼핑몰이나 슈퍼마켓에 가면,

a. 입구에서 최대한 가까운 주차 공간을 찾기 위해 몇 바퀴라도 뱅뱅 돈다.
b. 입구에서 최대한 가까이 주차하는 편이지만 가까운 곳을 찾느라 시간을 낭비하지는 않는다.
c. 조금이라도 더 걷기 위해 멀찌감치 떨어진 곳에 주차한다.

청소나 마당을 쓰는 것처럼 가벼운 신체 활동을 할 때 어떤 기분이 드나?

a. 금방 지친다. 몇 분마다 쉬어줘야 한다.
b. 일을 할 수는 있지만 심장박동이 빨라지고 숨쉬기 힘들어진다.
c. 힘이 넘치고 기운차다.

일부러 20분 정도 시간을 내서 땀이 날 정도로 운동하는 횟수가 얼마나 되는가?

    a.   일주일에 하루 또는 그 이하

    b.   일주일에 2~4일

    c.   일주일에 5~7일

최소한 12시간 이상 깨어 있는 일상적인 하루를 보내고 나면 어떤 기분이 드나?

    a.   지친다. 당장 TV 앞에 주저앉거나 침대 위에 쓰러진다.

    b.   상당히 피곤하지만 몇 시간 정도 TV를 볼 수는 있다.

    c.   활기차고 깨어 있으며 더 움직일 수 있다.

점핑잭을 10회 실시하면 심장박동에 어떤 변화가 있나?

    a.   금방이라도 튀어나올 것처럼 쿵쾅거린다.

    b.   매우 빨라지며 몇 분 정도 기다려야 다시 가라앉는다.

    c.   좀 빨라지긴 하지만 아주 심하지는 않다.

휴식을 취하거나 스트레스를 풀 때 좋아하는 방법은?

    a.   소파나 침대에 누워 책을 읽거나 TV를 본다.

    b.   가벼운 스트레칭이나 정원 손질과 같이 가볍게 몸을 움직이는 활동을 한다.

    c.   자전거를 타러 가거나 조깅, 산책 등 좀 더 강도 높은 운동을 한다.

점수 계산

a는 0점, b는 2점, c는 4점으로 해서 전체 점수를 계산한다.

0~10점: 좌식 스타일

여러분의 점수가 여기 해당된다면 당장 번 버스트 운동 프로그램을 시작하지 않는 편이 좋다. 그보다는 먼저 생활 속에서 더 많이 걷기를 목표로 삼아 걸어 다니면서 전화 통화를 하고, 건물 입구에서 멀리 떨어진 곳에 주차를 하고, 거실을 서성거리며 TV를 보라. 언제, 어디서든, 어떤 상황이든 가능한 한 많이 서서 돌아다니도록 하라.

11~20점: 약간 활동적

여러분의 점수가 여기 포함된다면 이미 생활 속에서 몸을 가능한 한 많이 움직이기 위해 노력하고 있는 단계이며 이제 그 수준을 좀 더 끌어올려야 한다. 이 경우 아래에 소개된 프로그램에 쉽게 익숙해지긴 하겠지만 반드시 의식적으로 노력을 기울여야만 한다. 갑자기 0에서 60으로 확 끌어올리려 애쓸 필요는 없지만 이미 다져놓은 기반 위에서 천천히 늘려가도록 한다.

21~32점: 활동적

여러분의 점수가 여기 포함된다면 일상생활 속에서 부지런히 몸을 움직이는 게 중요하다는 사실을 잘 알고 있는 사람이 분명하다. 이제 더 강하게 밀어붙이고 최근의 연구 결과들을 이용해 결과를 극대화시켜야 할 때이다. 이 플랜을 실행하면서 여러분 몸에 일어나는 변화를 면밀히 관찰하고 열린 마음으로 새로운 운동 방법을 받아들이도록 한다.

의사의 허락을 구하라

현재 본인의 신체 활동 수준과 상관없이 이 운동 프로그램을 시작하기 전에 반드시 의사와 상의해야만 한다. 이는 선택 사항이 아니라 꼭 거쳐야만 하는 필수 사항이다. 만약 운동 프로그램에 영향을 받을 수 있거나 악화될 수 있는 건강 문제가 있고 오랜 시간 좌식 생활에 익숙해져 있었다면, 이 프로그램을 시작하기 전에 반드시 준비 단계를 거쳐야 한다. 그렇지 않으면 심장마비와 같이 심장 관련 문제를 일으킬 수도 있으니 꼭 기억하기 바란다.

이 내용은 그냥 형식적으로 읽고 넘어가는 권리 포기 각서가 아니다. 심혈관계가 건강하다면 운동이 건강 유지에 도움을 주는 게 분명하지만, 그렇지 않은 경우에는 반드시 의사의 조언을 따르도록 한다.

운동자각도(Rate of Perceived Exertion, RPE)

이 새롭고 혁신적인 형태의 운동 프로그램을 본격적으로 시작하기 전에 먼저 여러분의 몸 상태를 주의 깊게 살피기 바란다. 대부분의 사람들은 자신을 둘러싼 주변 상황에 신경 쓰지 않고 자기 몸이 보내는 신호를 알아차리지 못한 채, 그저 터벅터벅 하루하루를 또는 인생을 보내고 있다. 그러나 정신을 바짝 차리고 귀를 기울여보면 우리 몸이 놀라우리만큼 많은 메시지를 보내고 있음을 알 수 있다.

예를 들어보자. 공복감과 포만감 등급표는 어떤 자극 때문에 마음속에서 시작된 가짜 허기와 신체적으로 느끼는 진짜 공복감을 구분하는 방법을 알려준다. 배에서 꼬르륵 소리가 나거나 가벼운 어지러움을 느끼는 등 정말 음식이 필요할 때 경험하는 신체적인 증상들에 대해서도 배웠다. 그와 마찬가지로 매일매일 여러분의 몸이 보내는 또다른 암시와 신호들도 정확히 파악해야 하는데 이는 다름 아닌 신체적인 움직임과 관련된 신호들이다.

지금 당장 움직여라!

세계보건기구와 미 공중위생국에서 권장하는 내용을 보면 성인은 건강을 유지하기 위해서 일주일에 최소한 150분 이상 적정한 강도의 신체 활동(걷기, 춤, 가벼운 수영), 또는 일주일에 75분 이상 높은 강도의 운동(달리기, 자전거 타기, 빠르게 수영)을 필요로 한다. 만약 지금 현재 이 정도의 운동을 하고 있다면 건강 유지에 어느 정도 효과를 느낄 수 있다. 그러나 그보다 더 나은 결과와 체중 감량을 원한다면 일주일에 적절한 강도의 운동 300분이나 높은 강도의 운동 150분을 목표로 정하는 게 바람직하다.

반면에 앉아 있는 시간이 많은 좌식 생활을 하고 있는 사람이라면 이런 운동들이 매우 부담스럽고 비현실적으로 느껴질 수 있다. 그러나 불가능한 얘기라고 단정 짓기 전에 《예방의학(Preventive Medicine)》이라는 잡지에 실린 연구 조사 결과를 들이보라. 좌식 생활에 길들여진 성인이 한 번에 6분 정도 걸리는 약한 강도에서 적정한 강도의 신체 활동(조금 빠른 걸음으로 동네 한 바퀴 돌기 정도)을 하루에 다섯 번만 열심히 해도 한 번에 어느 정도 시간을 들여 한바탕 운동한 사람들과 신체 단련 측면에서 거의 비슷한 효과를 볼 수 있다고 한다.

코끼리를 먹는 방법에 대한 농담을 들어본 적 있나? 정답은 한 번에 한 입씩이다. 운동도 다르지 않다. 특히 처음 시작하는 사람이라면 더더욱 한 번에 모든 걸 끝내려고 애쓸 필요가 없다.

피트니스 분야에서는 심장박동 모니터가 단순히 '의식적인 노력의 정도RPE'를 스스로 확인하는 목적 외에 다른 의미가 없다는 데에 의견이 분분하다. 운동자각도라고 말할 수 있는 RPE는 신체적인 활동량을 스스로 판단하는 데 필요한 내부 시스템인 셈이다. 즉 거친 호흡, 빠른 심장박동 수, 땀, 주요 근육에 느껴지는 피로감 등 운동을 하면서 자신의 몸 상태를 짐작할 수 있는 여러 증상을 말한다. 조각상처럼 소파에 가만히 앉아 있든 러닝머신에서 열심히 달리든 머릿속으로는 우리 몸이 얼마나 움직이고 있는지 늘 파악하고 있다.

아래에 나온 표는 많이 알려져 있는 보그의 운동자각도를 바탕으로 내가 고안한 RPE 측정표이며 심장박동 모니터와 같은 기계가 없어도 얼마나 에너지를 소비했는지 판단할 수 있도록 만들었다. 여러분이 그냥 '운동'할 때와 온 힘을 다해 운동할 때 어떤 차이가 있는지 이해하는 데 도움이 될 것이다.

운동자각도 측정표

0	움직임 전혀 없음. 가만히 앉아 있는 상태. 중립 상태.
1	극도로 가벼운 운동. 에너지 소비는 거의 없음.
2	아주 가벼운 운동. 아주 편안한 상태. 심장박동 수나 호흡수는 전혀 증가하지 않음.
3	가벼운 운동. 살짝 몸이 더워지며 호흡수가 약간 증가.
4	적당한 강도의 운동. 심장박동 수와 호흡수가 눈에 띄게 증가.
5	중간 강도의 운동. 땀이 나기 시작하며 호흡이 가빠지지만 여전히 대화가 가능.

6	다소 강한 운동. 지속적으로 땀이 나며 호흡은 안정적이지만 조금 가빠짐. 대화가 어렵긴 하지만 여전히 가능.
7	중/고강도 운동. 온몸에서 열이 나고 땀이 뚝뚝 떨어지거나 옷에 밸 정도. 그러나 한동안 계속할 수 있는 정도로 금방 나가떨어질 정도는 아님.
8	강한 운동. 힘들지만 몇 분 정도는 더 할 수 있는 정도.
9	아주 강한 운동. 오래 유지할 수 없는 정도이며 원한다면 몇 마디쯤 할 수 있지만 대화는 불가능한 상태.
10	극도로 힘든 운동. 심장박동 수가 매우 높고 헐떡이며 말을 할 수 없는 상태. 신체적으로 가장 힘들게 느껴지는 정도로 단 1초도 더 계속할 수 없는 상태.

　여기서 중요한 점은 모든 사람들이 다 똑같은 상태를 경험하는 건 아니라는 사실이다. 예를 들면 마라톤 주자들은 조금 빠르게 산책할 때 1이나 2의 상태일 수 있지만, 건강이 좋지 않은 사람의 경우는 같은 속도로 산책해도 5나 6의 상태를 느낄 수 있다. 그래서 이 표는 자신의 운동 강도를 결정할 수 있는 이상적인 방법이다. 이 표는 여러분을 위해 만들어졌고 여러분의 일일 운동 강도가 높아짐에 따라 내용도 달라지고 진화할 것이다.

　이제 곧 소개할 고강도 운동을 내가 직접 시도했을 때 순식간에 내 몸의 상태가 0에서 10까지 단번에 쭉 올라가지 않는다는 사실을 금방 깨달았을 것이다. 단계별로 올리기 위해서는 별도의 노력이 필요하다. 그러므로 번 버스트 프로그램에서 말하는 30초는 여러분의 몸 상태가 RPE 측정표의 8이나 9에 도달한 다음부터 재기 시작하는 것이며, 먼저 그 상태에 이르려면 몇 분정도 걸릴 수 있다는 사실을 반드시 기억해야 한다.

무산소운동과 유산소운동

아마 유산소운동에 대해서는 다들 잘 알고 있을 터이다. 요즘은 다들 카디오(cardio, 심장 강화 운동)라고 하지만 과거 한창 유행하던 에어로빅 강좌들을 떠올릴 수도 있다. 유산소운동은 몸속에 많은 산소를 공급하는 운동으로 포도당과 지방을 태워 연료로 사용한다. 반면 무산소운동은 산소가 필요하지 않으며 근육에 저장되어 있는 당분인 글리코겐을 연료로 사용한다. 이런 종류의 운동은 근육 조직을 만드는 운동으로 신진대사를 촉진하고 지방을 태우는 데 높은 효과가 있다. 이번 장에서 내가 제시하는 고강도 인터벌 트레이닝을 실시할 때 30초 버스트는 무산소운동에 가깝다고 볼 수 있다.

그렇다면 지방과 칼로리를 태우는 데 어떤 종류의 운동이 더 효과적일까? 두 가지 다 효과가 있다. 여기서 소개하는 번 버스트 운동 프로그램은 체중을 감량하고 근육을 만드는 데 도움을 주는 무산소운동과 유산소운동이 결합되어 있다.

내 경우 이러한 운동 방법을 적용시킬 수 있는 가장 좋은 방법은 고정 자전거 운동기구였다. 단계를 하나하나 올려가며 페달을 밟다 보면 고강도 수준에 이를 수 있었다. 그러나 운동기구에 앉자마자 고강도 단계를 시작하려고 하면 가만히 서 있는 거나 마찬가지로 페달을 조금도 움직일 수 없었다. 그러니까 요점은 먼저 몸을 움직여서 RPE 단계를 높여간 다음 8이나 9의 상태가 되었을 때 '폭발적인' 순간을 위한 시간을 재야 한다는 것이다.

자세한 운동 프로그램에 관한 설명으로 들어가기 전에 이 운동 루틴을 실행하는 데 오랜 시간이 걸리지 않는다는 걸 다시 한 번 강조하고 싶다. 대략 30분 정도면 다 마무리할 수 있다.

이런 종류의 심혈관 운동을 가리키는 공식적인 용어는 HIIT이며 이는 High-Intensity Interval Training(고강도 인터벌 트레이닝)의 약자이다. 이 운동의 기본 개념은 짧은 순간에 강도 높은 운동(RPE 지수 8, 9, 10에 해당하는 정도)을 완수하고 그보다 조금 긴 휴식 시간을 가진 후 곧바로 다시 강도 높은 운동에 돌입하는 방법이다. 만약 여러분의 운동 시간을 그래프로 그리면 쭉 안정적으로 이어지는 평탄한 선이 아닌 높낮이가 분명한 그래프로 나타날 것이다. 이처럼 강도는 높고 상대적으로 운동량은 적은 인터벌 트레이닝이 효과적인 운동 형태임을 인정하는 연구 결과가 점차 증가하고 있다.

이런 종류의 운동에서 얻을 수 있는 효과 중 하나는 시간을 절약할 수 있다는 점이다. 일부 관련 연구 결과에 따르면 운동의 강도를 다양하게 조정하는 방법으로 보다 짧은 시간에 더 많은 효과를 볼 수 있다고 한다. 대부분의 연구가 작은 규모로 이루어졌고 다른 한계들도 있는 까닭에 이를 분명히 입증하기 위해서는 더 많은 연구 조사가 실시되어야 하지만, 무엇보다 여러분을 소파에서 일어나게 하고 몸을 움직이게 할 수 있다는 점이 중요하다.

나는 개인적으로 이러한 잠재적인 효과에 믿음이 생겼기 때문에 내가 직접 시도해봤고, 몸으로 느껴지는 결과에 상당히 만족했다. 전체적으로 활력이 더 생겼고 테니스 경기에서도 더 좋은 성과를 올렸으며, 전반적인 신체 컨디션이 더욱 좋아졌다.

그러나 처음에는 이런 종류의 운동이 낯설게 느껴질 수도 있으므로 몸이 보내는 신호에 각별히 신경 쓰기 바란다. 30초 버스트 시간에 지나치게 무리했다가는 나가떨어진다거나 운동을 끝낼 수 없는 상황이 올 수도 있으므로 주의해야 한다. 하지만 여러분이 힘든 운동을 통한 효과를 다 거두고 순수하게 에너지를 소비했을 때의 '달콤한 희열'을 느낄 수 있었으면 한다. 지금은 상상하기 힘들겠지만 여러분은 생각보다 빠르게 적응할 것이며 얼마 지나지 않아 운동이 주는 상쾌함도 느끼게 되리라 믿는다.

운동을 하면 뇌에서 엔도르핀이라는 강력한 화학물질이 마구 분비되면서 큰 기쁨을 느낄 수 있고 심지어 극도의 희열을 느낄 수 있다. 아마도 '러너스 하이runner's high'라는 말을 들어봤을 터이다. 이 말은 기분을 좋게 만드는 이 화학물질 때문에 나온 말이며 운동은 우리 몸이 엔도르핀을 분비하도록 도와주는 자연스러운 방법이다. 여기 소개된 운동을 열심히 따라 하다 보면 점점 운동시간을 기다리게 되고, 심지어 운동을 하고 싶은 갈망에 사로잡힐 수도 있다.

카디오 번 버스트 운동 루틴

다음에 나오는 운동들을 저항운동을 하지 않는 날을 골라 일주일에 2~3번 완료한다. 저항운동에 관해서는 곧 설명하기로 하겠다.

3~5분 정도 가벼운 카디오 운동으로 몸을 풀어준다.
가벼운 카디오 운동의 예:
- 빠른 속도로 걷기

- 천천히 조깅하기
- 춤추기
- 점핑잭

30초 번 버스트 사이클을 시작한다.

집이나 헬스클럽, 야외에서 가능한 카디오 운동을 선택해서 고강도로 30초간 집중 운동한다. 주의할 점은 먼저 RPE 지수 8이나 9의 상태에 도달한 다음부터 30초를 재야 한다. 그 정도의 지수에 도달하려면 최소한 몇 초나 몇 분 정도 걸릴 수 있다. 일단 그 상태에 도달하고 나서 시간을 재기 시작한다. 만약 30초 동안 고강도 운동을 지속할 수 없는 경우에는 할 수 있는 데까지 하도록 한다. 계속 운동하다 보면 매번 지속할 수 있는 시간이 조금씩 늘어나므로 꼬박꼬박 시간을 기록해 확인하도록 한다.

똑같은 카디오 운동을 느린 속도로 60~90초 동안 천천히 계속한다.(회복 페이스)

심장박동 수와 호흡수를 어느 정도 진정시키는 시간이지만 완전히 안정된 수준으로 가라앉히면 다음 단계 버스트 운동이 너 힘들어지므로 주의한다.

두 번째 30초 번 버스트를 시작한다.

앞에서와 마찬가지로 RPE 지수 8이나 9의 상태에 도달할 때까지 몇 초 정도 몸을 움직이고 나서 그 상태에 도달한 다음부터 시간을 재도록 한다. 가능한 한 버틸 수 있을 때까지 버티되 30초를 넘기지 않는다.

회복 페이스로 속도를 늦춘다.

이런 순서로 8회 반복한다. 즉 총 8회의 번 버스트와 8회의 회복 페이스를 반복하면 총 운동시간은 15~20분 정도 될 것이다. 각자의 체력 상태에 따라서 2~4회 정도부터 시작해도 좋다. 그러나 시간이 가고 새로운 운동 방법에 익숙해짐에 따라서 한 번에 10~12회 반복할 수 있을 만큼 조금씩 늘려가야 한다.

저항 번 버스트

운동에서 저항운동을 빼놓고는 효과적이고 효율적인 운동을 얘기할 수 없다. 카디오와 저항운동이 결합되어야 균형 잡힌 건강한 몸을 만드는 데 효과적이기 때문이다. 그런 이유로 여러분의 전체적인 운동 플랜에 저항 프로그램을 포함시키길 권장하는 바이다.

이러한 종류의 저항운동을 일컫는 공식적인 용어는 HIRT로 이는 High-Intensity Interval Resistance Training의 약자이다.

저항운동을 하려면 가벼운 웨이트(웨이트를 처음 시작하는 사람이라면 0.5~1kg 정도의 핸드 웨이트부터 시작하는 게 바람직하다)나 저항 밴드가 필요하다. 대부분의 트레이너와 운동 전문가는 특히 초보자들에게 저항 밴드를 추천하는 편이다. 가격도 저렴하고 쓰기 쉬운 데다 가지고 다니기도 쉬워서 여행하는 동안에도 변명의 여지없이 운동이 가능하기 때문이다.

이는 순환운동의 일종으로 직접적인 연관이 없는 근육을 사용하는 여러 동작을 짝지어 하는 방법으로, 예를 들면 상체 운동과 하체 운동을 짝지어 30초만 쉬고 번갈아 운동할 수 있다. 이런 운동을 복합운동이라고 하는데 일부 과학자들은 이 방법이 지방을 태우고 잔 근육을 만드는 데 매우 효과적이라고 말한다.

또 다른 예를 들어보자. 허벅지 안쪽과 바깥쪽을 단련하는 스모 스쿼트를 8~10회 실시한 뒤 쉬지 않고 곧바로 복근과 코어 근육을 단련하는 자전거 타기 동작을 하고 나서 30초간 쉰 다음에 두 번째 세트로 넘어간다.

운동을 할 때는 반드시 이성적으로 판단해서 너무 무거운 웨이트를 선택하거나 엉뚱한 부분에 통증을 느낄 정도로 무리하게 강행군해서 위험한 상황을 초래하지 않도록 주의해야 한다. 현명하게 생각하고 가급적 편안하게 운동에 적응하도록 한다.

저항 번 버스트 운동

이제 저항 번 버스트 운동인 HIRT의 종류를 살펴보기로 하자. 아래에 나오는 설명들을 찬찬히 읽어보고 숙지해서 실제 운동에 들어가기 전에 운동 방법을 완벽하게 이해하는 게 중요하다. 무료 20/20 다이어트 앱을 다운받으면 각 방법마다 정확한 동작을 보여주는 비디오를 직접 확인할 수 있다.

다시 말하지만 다음의 운동을 하려면 핸드 웨이트나 저항 밴드가 필요하며 이런 운동을 처음 하는 사람이라면 가볍게 시작하도록 한다. 시간이 지날수록 점점 무거운 웨이트를 사용하게 되므로 조급하게 생각할 필요는 없다. 지금부터 여러 가지 저항운동의 종류를 알아보기로 하자.

워킹 런지(허벅지, 무릎 뒷부분, 엉덩이 근육, 종아리 근육 운동)

먼저 두 다리를 붙이고 선 다음 오른쪽 발만 45~60cm 정도 앞으로 디딘다. 오른쪽 허벅지가 바닥과 평행해지도록 무릎을 90도 각도로 구부린다. 이때 왼쪽 무릎도 거의 땅에 닿을 정도로 구부린다. 다시 처음 자세로 돌아와 똑바로 섰다가 이번에는 왼쪽 발을 앞으로 내디며 같은 동작을 반복한다. 이렇게 왼쪽과 오른쪽 다리를 교대로 바꿔가며 계속 앞으로 나간다. 8~10회 정도 반복한다.

주의: 발을 앞으로 내디딜 때 구부린 무릎이 발목보다 앞으로 나가지 않도록 한다.

덤벨 로(등 근육 운동)

운동용 벤치나 튼튼한 의자 위에 왼쪽 무릎을 올린다. 바닥과 평행하도록 상체를 앞으로 구부린다. 오른손에 덤벨을 들고 오른쪽 팔을 똑바로 편다. 오른쪽 팔을 옆구리에 붙인 상태에서 팔꿈치를 구부려서 웨이트를 들어 올렸다가 내린다. 이 동작을 8~10회 반복하고 왼쪽 팔도 같은 방법으로 운동한다.

주의: 운동을 하는 동안 등은 똑바로 펴고 있어야 한다.

스쿼트(허벅지와 엉덩이 근육 단련)

다리를 어깨 넓이로 벌리고 양손에 덤벨을 들고 팔은 몸통에 붙인다. 다리를 구부려 허벅지가 바닥과 평행해지도록 최대한 몸을 낮춘다. 거울을 보고 있다면 자기 모습을 확인할 수 있도록 가능한 등은 곧게 펴고 가슴을 앞으로 내밀었다가 천천히 처음 자세로 돌아온다. 같은 동작을 8~10회 반복한다.

주의: 무릎을 굽혀 몸을 낮출 때 꼿꼿하게 몸을 세우는 게 중요하다. 무릎이 너무 앞으로 나가거나 발목보다 앞으로 나가지 않게 주의한다.

체스트 프레스(가슴 근육과 흉부 단련)

평평한 운동 벤치나 표면이 부드러운 바닥에 등을 대고 눕는다. 양손에 덤벨을 든 상태에서 팔꿈치를 구부려 가슴 양쪽에 팔을 붙인다. 팔을 똑바로 펴서 덤벨을 가슴 위로 들어 올린다. 팔을 쭉 폈을 때 가슴 근육을 의식적으로 수축시킨다. 덤벨을 손에 든 채로 천천히 팔을 내려 처음 자세로 돌아온다. 같은 동작을 8~10회 반복한다.

주의: 너무 무거운 웨이트를 사용하지 않는다. 높이 들어 올린 덤벨이 얼굴로 떨어지는 건 상상도 하기 싫을 테니까!

스모 스쿼트(허벅지 안쪽과 바깥쪽 단련)

어깨 넓이보다 조금 더 넓게 다리를 벌리고 서서 발끝을 45도 정도 바깥쪽으로 벌린다. 양손에 덤벨을 들고 팔은 몸통에 붙인다. 무릎을 구부려 허벅지가 최대한 바닥과 평행이 되도록 하되 가슴은 앞으로 내밀고 등은 쭉 편다. 천천히 처음 자세로 돌아온다. 같은 동작을 8~10회 반복한다.

주의: 무릎에 통증이 느껴지면 억지로 많이 구부리지 않도록 한다.

자전거 타기 동작(코어 근육과 복근 단련)

바닥에 등을 대고 눕는다. 손을 머리 뒤에 두고 다리를 허공에 들어 올린 상태에서 무릎을 45도 각도로 구부린다. 어깨는 바닥에서 살짝 떼어준다. 한쪽 무릎을 반대쪽 팔꿈치를 향해 당기고 (예: 왼쪽 무릎을 오른쪽 팔꿈치를 향해 당김) 이때 다른 쪽 다리는 쭉 뻗어준다. 다리와 팔꿈치를 교대하며 할 수 있는 만큼 동작을 반복하고, 최대 50회 정도 운동한다.

주의: 이 동작을 할 때 최대한 배를 앞으로 내밀지 말아야 하며 배꼽을 척추 쪽으로 붙인다고 생각하면 도움이 된다.

체스트 플라이(가슴 근육과 흉부 단련)

양손에 덤벨을 들고 웨이트 벤치나 등받이 없는 의자에 등을 대고 누워 가슴에 덤벨을 올려놓는다. 덤벨을 든 상태로 양팔을 옆으로 쭉 뻗었다가 팔꿈치를 살짝 구부린다. 두 손이 가슴 위에서 서로 닿을 때까지 둥글게 팔을 들어 올린다. 이때 가슴 근육을 수축시킨다. 다시 천천히 처음 자세로 돌아간 다음 같은 동작을 8~10회 반복한다. 편안하게 들어 올릴 수 있는 무게의 덤벨을 선택한다.

까치발 들기(종아리 근육 단련)

계단이나 경사진 곳에 발가락을 대고 서서 발꿈치를 들어 올린다. 한 손은 계단 손잡이나 의자와 같은 견고한 물체를 붙잡아 균형을 유지한다. 발가락에 힘을 주어 최대한 높이 몸을 들어 올렸다가 천천히 내리며 종아리 근육을 당겨준다. 이렇게 발을 올렸다가 내리는 동작을 16~20회 반복한다.

의자 리버스 크런치(코어 근육과 복근 단련)

의자나 워크아웃 벤치 가장자리에 앉는다. 의자나 벤치의 양쪽을 붙잡고 등은 곧게 편 채 뒤쪽으로 살짝 기댄다. 무릎을 구부려 가슴 쪽으로 끌어당겼다가 다시 앞쪽으로 쭉 뻗는다. 처음 자세로 돌아가 할 수 있는 만큼 최대한 많이 같은 동작을 반복한다. 가능하면 한 번에 약 50회 정도 반복한다.

주의: 이 동작을 할 때 최대한 배를 앞으로 내밀지 말아야 하며 배꼽을 척추 쪽으로 붙인다고 생각하면 도움이 된다.

저항 밴드를 이용한 숄더 프레스(어깨 근육 단련)

저항 밴드를 밟고 서서 어깨 넓이만큼 발을 벌리고 손바닥을 앞으로 향하게 해서 손잡이를 잡는다. 저항 밴드를 위로 끌어올려 팔을 구부린 자세로 어깨 높이까지 잡아당긴다(스탠더드 바이셉스 컬과 비슷한 동작). 다시 저항 밴드를 위로 끌어올리며 팔꿈치를 쭉 펴준다. 저항 밴드를 내리며 천천히 처음 자세로 돌아온다. 같은 동작을 8~10회 반복한다.

주의: 저항 밴드를 위로 끌어올릴 때 팔을 최대한 몸 쪽으로 당겨 머리 양쪽에 붙게 해서 팔이 몸 앞으로 나가지 않도록 주의한다.

푸시 업(가슴, 삼두근, 코어 근육 및 복근 단련)

운동용 매트(매트가 없다면 그냥 바닥에 누워도 상관없다)에 엎드려 누워 양쪽 손바닥을 가슴 양쪽에 붙인 상태로 바닥을 짚는다. 코를 매트에 대고 손바닥에 힘을 주며 팔을 쭉 펴서 몸을 들어 올린다. 등을 꼿꼿하게 펴서 바닥에 평행하게 하고 시선은 앞으로 향해 얼굴이 바닥으로 처지지 않도록 한다. 천천히 다시 처음 자세로 돌아간다. 같은 동작을 8~10회 반복한다.

주의: 발끝을 바닥에 대지 않고 무릎을 꿇은 자세에서도 같은 동작을 실시할 수 있다.

저항 밴드를 이용한 바이셉스 컬(이두박근 단련)

저항 밴드를 밟고 서서 두 발을 어깨 넓이로 벌린다. 손바닥을 밖으로 향하게 해서 손잡이를 잡고 팔을 쭉 펴서 몸 옆에 붙인 다음 팔꿈치를 굽혀 저항 밴드를 가슴 쪽으로 잡아당긴다. 이때 팔꿈치가 몸에서 떨어지지 않게 꼭 붙인다. 천천히 밴드를 내려 처음 자세로 돌아간다. 같은 동작을 8~10회 정도 반복한다.

주의: 팔을 올릴 때 이두박근을 의식적으로 수축시킨다.

덤벨 데드리프트(엉덩이 근육, 등과 허벅지 뒤쪽 근육 단련)

덤벨 두 개를 발 앞에 내려놓고 서서 다리를 어깨 넓이로 벌리고 무릎은 살짝 구부린다. 등을 꼿꼿이 펴고 가슴은 내민 상태에서 무릎을 구부려 덤벨을 들어 올린다. 천천히 일어서며 처음 자세로 돌아가고 이때 엉덩이 근육에 힘을 주고 양쪽 어깨를 모아준다. 다시 처음 덤벨을 들어 올릴 때와 마찬가지로 같은 동작을 반복한다. 이 동작을 8~10회 반복한다.

저항 밴드를 이용한 트라이셉 프레스(삼두근 단련)

저항 밴드 위에 어깨 넓이만큼 발을 벌리고 선다. 손바닥을 앞으로 향하게 해서 밴드의 손잡이를 잡고 위로 잡아당겨 팔을 굽힌 상태에서 어깨 높이까지 끌어올린다. 양손이 머리 뒤에서 만나도록 오버헤드 포지션으로 팔을 들어 올리고 이때 팔꿈치가 옆으로 빠지지 않도록 주의해서 정면을 향하게 한다. 경첩을 열듯이 팔꿈치를 활짝 펴면서 팔을 머리 위로 쭉 펴준다. 마지막 동작에서 삼두근에 힘을 주고 천천히 팔을 내려 양손이 다시 머리 뒤에서 만날 때까지 내려준다. 같은 동작을 8~10회 반복한다.

딥스(삼두근 단련)

벤치나 오토만 의자, 튼튼한 의자를 등지고 가장자리에 앉아서 두 손으로 엉덩이 옆 가장자리를 잡는다. 손바닥은 바닥을 향하고 손가락은 앞, 즉 등을 향하게 한다. 팔꿈치는 살짝 구부리고 다리는 앞으로 뻗는다. 삼두근에 힘을 주어 몸을 위로 살짝 들어 올렸다가 다시 천천히 처음 자세로 돌아온다. 같은 동작을 8~10회 반복한다.

저항 번 버스트 운동 루틴

이 운동은 약 30~45분 정도 소요되며 일주일에 3일 정도는 꾸준히 해야 효과가 있다. 이때 근육이 적당히 회복할 시간을 주기 위해 내리 3일을 연달아 하지 않는 게 바람직하다. 세트와 세트 사이에 몸이 완전히 회복될 시간을 주지 않아야 전체적인 칼로리 소모를 높일 수 있으므로 동작과 동작 사이의 휴식 시간은 30초 이내로 제한하여 강도 높은 운동을 한다.

몸 풀기: 5분간 가벼운 카디오 운동

워킹 런지/덤벨 로: 각 운동 8~10회 반복

30초 휴식

스쿼트/체스트 프레스: 각 운동 8~10회 반복

30초 휴식

스모 스쿼트/자전거 타기 동작: 스모 스쿼트 8~10회. 자전거 타기 동작 약 50회

30초 휴식

체스트 플라이/까치발 들기: 체스트 플라이 8~10회, 까치발 들기 16~20회

30초 휴식

숄더 프레스/의자 리버스 크런치: 숄더 프레스 8~10회, 리버스 크런치 약 50회

30초 휴식

푸시 업/바이셉스 컬: 각 운동 8~10회

30초 휴식

덤벨 데드리프트/트라이셉 프레스 또는 딥스: 각 운동 8~10회

2~3주 동안 이러한 루틴을 잘 익혀서 각 세트를 반복해서 운동하기 시작한다. 운동량을 두 배로 늘리면 발전 속도도 그만큼 빨라진다.

새롭고 활동적인 생활방식 짜기

《더 얼티미트 웨이트 솔루션》에는 새로운 활동량에 따라 생활방식을 다시 짜는 법이 설명되어 있다. 여기서도 마찬가지로 새로운 운동 전략을 여러분의 전반적인 생활 루틴 속에 포함시키기 위해 필요한 단계를 알아보기로 하자.

1. 운동의 성과를 인식하자

어떤 체중 감량 프로그램에서나 운동 효과는 일일이 따지기 힘들만큼 많다. 운동은 전체적인 건강과 외모를 긍정적으로 개선하는 힘이 있으므로 이러한 효과들을 마음속에 새겨서 애써 운동하는 이유가 무엇인지 분명히 인식할 필요가 있다.

2. 동기를 부여한다

이러한 버스트 운동 루틴은 선택할 수 있는 운동의 종류가 많아서 장소의 구애를 별로 받지 않으므로 자기에게 맞는 장소와 종류를 선택할 수 있다. 여럿이 같이 운동하는 걸 좋아한다면 친구나 가족, 동료들을 설득해서 함께 운동하도록 한다. 직장에서 걷기 모임을 만들어서 정기적으로 동네를 산책할 수도 있다. 또 누구나 잘 알고 있듯이 좋아하는 음악을 들으며 운동을 하면 효과를 훨씬 더 높일 수 있다. 흥겨운 리듬의 음악을 들으면 그에 맞춰 좀 더 빠른 속도로 운동하거나 걷는다는 연구 결과도 나와 있다.

3. 운동에 보상을 건다

운동에 별 흥미를 느끼지 못한다면 긍정적인 보상과 연결해본다. 다시 말해 원하는 보상을 얻기 위해서 먼저 운동을 하도록 유도하는 방법이다. 자녀에게 숙제를 끝마치기 전까지는 TV를 볼 수 없게 금지하는 규칙과 비슷하다. 이처럼 특정한 행동을 정해놓고 매일 먼저 운동을 해야 그 행동을 할 수 있도록 규칙을 정한다. 빗질이나 신문 읽기, 샤워하기도 괜찮다. 무엇이든 여러분이 중요하게 생각하거나 하고 싶은 행동을 정하는 게 바람직하다.

4. 발전 과정 관찰하기

여러분은 원하는 만큼 살을 뺐을 때의 미래 모습을 분명하게 머릿속에 새겨 넣고 나서 이 프로그램을 시작했다. 그런 비전이 목표를 달성하는 데 도움이 되기 때문이다. 그래서 매주 어떻게 발전하고 있는지 심리적이나 실질적인 기록으로 남겨두는 게 좋다. RPE 지수를 사용하는 경우 8이나 9의 상태에 도달하는 데 걸리는 시간을 기록해두면 그 시간이 점점 짧아지는 현상을 눈으로 직접 확인할 수 있다.

또한 프로그램을 시작하기 전에 전신사진을 찍어두고 몇 주에 한

근육통을 줄이는 방법

몸에 익숙하지 않은 새로운 운동 프로그램을 시작할 때는 예외 없이 근육에 어느 정도 통증이 느껴지기 마련이다. 이런 근육통은 그동안 쓰지 않던 근육을 움직여서 생기는 긍정적인 신호이며 운동을 계속할수록 더 많이 움직이게 되고 여러분의 몸이 프로그램에 적응함에 따라 통증은 점점 줄어든다.

여기서 조언 한마디. 이 프로그램의 카디오 운동 부분과 마찬가지로 30초 고강도 버스트 운동 사이사이에 잠시 쉴 때도 동작을 완전히 멈추지 않아야 한다. 조금 약한 강도의 동작을 계속 반복해서 최소한 RPE 지수 5나 6의 상태를 유지하고 있어야 한다. 연구 조사에 따르면 완전히 움직임을 멈추고 휴식을 취하는 것보다 그렇게 하는 것이 근육에 쌓인 젖산을 더 빨리 줄이는 데 도움을 준다고 한다.

번씩 사진을 찍어서 근육과 체형에 생기는 변화를 관찰하는 방법도 좋다. 이렇게 자신의 가능성을 눈으로 확인하고 애써 노력한 결과가 수치로 잴 수 있는 분명한 변화로 나타남에 따라 미래의 모습을 수정할 수도 있다.

모두 모아서 종합하기

이 프로그램 전체를 시작할 준비가 되면 일주일 동안 매일매일 할 일을 계획하는 것이 첫 번째 단계이다. 각 운동 시간까지 자세하게 기록해서 그 일정이 달력과 마음속에 콕 박히게 해야 한다. 명쾌한 비전이 필요한 부분은 장기적인 목표만이 아니다. 매일 일일 스케줄과 일주일 스케줄을 정확히 알고 있어야 일상적인 루틴에 운동을 포함시킬 수 있고, 그래야 실제 행동으로 옮길 가능성이 훨씬 높아진다.

기회가 있을 때 운동을 하겠다며 시간 날 때마다 하겠다고 생각하는 태도는 매우 위험하다. 언제나 무슨 일이든 생기기 마련이므로 자기 자신에게 그 일이 운동보다 중요하다는 변명을 둘러대기가 매우 쉽기 때문이다. 그러므로 운동 시간을 신성하게 생각해서 이 시간만큼은 여러분의 건강을 위한 여러분의 시간이라는 생각으로 분명한 경계선을 세워 누구도 빼앗아 갈 수 없게 지켜야 한다.

나 역시 몇 년 전부터 그렇게 해오고 있다. 내 주변 사람들은 오후 몇 시에 내가 테니스를 치는지 잘 알고 있으며 나는 그 시간 동안만큼은 테니스 외에 아무것도 신경 쓰지 않는다. 끝. 만일 내가 이 시간을 따로 떼어놓지 않았다면 누군가 그 시간을 차지할 것이 분명하다. 비단 나뿐만이 아니라 누구나 마찬가지이다. 언제나 우리에게 뭔가를 원하고 필요로 하는 사람이 있기 마련이다. 그러나 정말 위급한 상황이 아니라면 스스로 정해놓은 시간 동안에는 이기적으로 행동하고 다른 사람들을 챙겨야 한다는 핑계로 자기 몸이 필요로 하는 요구사항을 무시하지 않도록 한다.

그러려면 평소보다 조금 더 일찍 일어나서 본격적으로 하루를 시작하기 전에 운동해야 할 수도 있다. 아니면 좋아하는 TV 프로그램을 녹화해서 평소 같으면 팝콘을 먹으며 소파에 앉아 TV를 보고 있을 저녁 시간에(그건 그렇고 앞으로는 이런 모습이 일상이 되어서는 절대 안 된다!) 운동을 할 수도 있다.

아래의 표를 이용해서 여러분의 스케줄에 적합한 일주일 운동 계획표를 만들어보라. 일주일에 하루는 꼭 쉬도록 한다. 20/20 다이어트 앱을 참고하면 운동 일정표를 만들 수 있고 앞으로 해야 할 운동을 잊어버리지 않도록 알람을 설정할 수도 있다.

요일	운동의 종류	30초 버스트 횟수	완료시 ✔
월요일			
화요일			
수요일			
목요일			
금요일			

토요일			
일요일			

　이렇게 플랜을 짜두면 운동을 생각하는 관점에도 변화가 생긴다. 힘과 지구력을 점차 늘려갈수록 그 결과를 직접 눈으로 확인하고 느낄 수 있다. 이런 습관을 당장 생활의 일부로 만들어 평생 가는 습관으로 유지하고 거기에서 얻어지는 효과를 오래도록 즐기기 바란다.

11장

몸이 마음처럼 따라주지 않을 때: 나도 체중 감량 저항 체질?

하나의 실패를 마지막 실패와 절대 혼동하지 말라.

— F. 스콧 피츠제럴드

체중 감량에 실패하는 사람들은 대개 두 종류의 사람으로 나눠 볼 수 있다. 하나는 마음속 깊이 자기가 한 행동이나 하지 않은 행동의 직접적인 결과 때문에 조금도 살이 빠지지 않았다고 생각하는 사람들이다. 그래서 이들은 대개 안 좋은 선택을 하는 경우가 많다. 감정적인 이유로 음식을 먹고 잠시도 플랜을 따르지 않으며 자신에게 거짓말을 둘러대고 변명을 일삼기 십상이다. 아이러니하게도 이런 사람들은 진심으로 노력하고 플랜에서 요구하는 대로 지키면 살을 뺄 수 있다는 사실 또한 알고 있다.

그리고 또 한 종류는 건전한 식습관과 운동 습관을 열심히 따르고 모든 면에서 건강한 체중을 달성하는 데 필요한 생활습관을 열심히 지키는 사람들이다. 그러나 아무리 노력해도 웬일인지 체중에는 조금도 변화가 없다. 만약 책에 나온 대로 모든 것을 완벽하게 따라 하고 있고, 도저히 살이 빠지지 않고서는 배길 수 없을 만큼 완벽하게 조절하며 생활하고 있는데도 체중계의 바늘은 꼼짝할 생각도 하지 않는다면 어떨까. 아마도 매우 혼란스럽고 실패자처럼 느껴지며 화가 날 터이다.

나는 《더 얼티미트 웨이트 솔루션》에서 체중 감량 저항 체질을 언급했는데 당시에는 매우 생소하고 별로 알려지지 않은 개념이었다. 그러나 그 이후 의사와 관련 전문가들이 체중 감량 저항 체질에 대해 더 많은 연구를 실시한 결과 실제로 이런 체질이 존재한다는 사실을 인정했다. 덕분에 지금은 체중 감량 저항 체질의 특징과 다양한 원인을 좀 더 많은 사람이 이해하고 있다.

수년 동안 살을 빼기 위해 온갖 노력을 다 기울여봤지만 아무 효과도 없고 그저 똑같은 벽에 계속 머리를 찧고 있는 것처럼 막막한 기분이 든다면 내 말에 귀 기울여주길 바란다. 여러분이 비정상이라서가 아니다. 체중 감량 저항 체질은 어떤 생리학적인 불균형 때문에 건강한 식습관과 규칙적인 운동처럼 일반적인 방법으로 살을 빼기 어려운 체질을 일컫는 말이다.

이런 문제가 생기는 원인으로는 갑상샘 기능 이상에 따른 호르몬 불균형, 수면 부족, 특정 음식 과민증 또는 소화기 불균형을 비롯해 여러 가지를 들 수 있다.

이처럼 여러 가지 원인으로 발생할 수 있기 때문에 체중 감량 저항 체질이라고 해서 모든 사람들에게 다 똑같이 적용시킬 수 있는 공통적인 치료법 따위는 없다. 가장 중요한 핵심은 각자가 자신의 몸에서 일어나는 화학적 불균형이나 생리학적인 '오작동'을 발견해서 의사와 상담을 통해 자신에게 꼭 맞는 치료 플랜을 만드는 것이다. 그래서 전문의를 만나 상담하기 전에는 우리가 제시하는 플랜을 비롯하여 과연 어떤 방법이 자신에게 가장 효과적인 다이어트 방법인지는 장담할 수 없다. 다행히 관련 주제에 관해 최근에 실시된 연구 조사들 덕분에 의사들은 그 어느 때보다 이 문제를 치료하고 관리하는 데 효과적인 방법을 잘 알고 있다.

이 책을 시작할 때도 말했지만 내 개인적인 경험을 통해서 여러분이 겪고 있는 상황을 누구보다 잘 공감하고 있다. 나는 인생의 대부분을 운동을 하며 살았기 때문에 내가 목표로 삼는 건강한 몸무게를 유지하기가 힘든 체질이라는 사실을 몇 년 전에 처음 알았을 때는 단순히 놀란 정도가 아니었다. 어느 날 오후 유난히 몸이 무겁게 느껴져서 테니스 코트로 들어서는 내 움직임이 슬로 모션 같았고 어느 때보다 훨씬 빨리 숨이 가빠졌다. 이처럼 미세한 신호들이 점점 쌓이기 시작했으나 나는 그럴수록 신체적으로 더 힘들게 몰아붙이고 음식에 각별히 신경을 썼다. 그러나 그럼에도 내 몸은 마치 "이봐, 미안하지만 그래봐야 다 시간 낭비야. 뭔가 문제가 생겼어."라고 말하는 것 같았다. 그래서 결국 답을 구하기 위해 의학적인 도움을 구했다.

그 결과 아버지로부터 물려받은 신진대사장애라는 유전적 질병이 발견되었다. 테스트 결과 중성지방과 혈당 수치가 하늘을 찌를 듯 높았고 그것도 모자라서 인슐린 저항성까지 있어서 몸 안에 들어온 설탕을 적절히 처리하지 못하고 있었다. 말 그대로 내 몸은 내가 먹는 모든 것을 꼭 붙들고 있는 셈이었다. 한마디로 체중을 감량하기 힘들게 만들어진 몸이었다.

그러나 나를 비롯해 같은 처지에 놓인 사람들에게 희소식은 영양학적, 의학적으로 올바른 플랜을 통해 이런 모든 문제를 관리할 수 있다는 사실이다. 나는 당장 의사들과 공동 작업을 통해 혈당을 안정시키고 몸 안의 모든 부분에 적절한 균형을 맞춰서 내 몸이 다시 살을 뺄 수 있도록 준비했다. 그러나 좀 더 깊이 생각해보면 이러한 문제는 단순한 체중 문제를 넘어서는 것이었다. 나도 모르는 새에 심장질환 같은 무시무시한 질환으로 가는 길목에 있었기 때문에 그때 곧바로 문제 해결을 위해 뛰어들지 않았다면 지금쯤 어떻게 되었을까를 생각할 때마다 저절로 몸서리가 쳐진다.

이제는 의사의 도움을 받아 내 몸의 화학작용을 관리하는 법을 배웠기 때문에 내 몸무게는 안전한 범위에 머물러 있으며 전체적으로 건강한 상태이다. 마찬가지로 여러분도 의사와 상담을 통해 나와 똑같은 결과를 얻을 수 있다.

이 자리를 빌려 꼭 전하고 싶은 말이 있다. 단순히 신진대사나 생화학적으로 불리한 조건을 가지고 있다고 해서 과체중이나 비만이 될 수밖에 없는 운명은 절대 아니다. 더 이상 자신의 몸 안에 갇혀 있는 느낌을 받을 필요가 없다. 여러분도 계속 빠져드는 퀵 샌드에서 벗어나 평지에 올라서고 주도적으로 체중 관리를 할 수 있다면 무엇이든 할 의지가 있음을 잘 알고 있다. 나는 그런 여러분을 위해 도움의 손길을 내밀고자 하므로 찬찬히 읽어주길 바란다. 여기서 우리가 얘기하는 건 단순한 체중 문제가 아니라 여러분의 인생 전체가 걸린 문제이기 때문이다.

체중 감량 저항의 신호 알아보기

지금까지 얘기한 내용들에 공감하고 체중 감량이 힘든 이유가 생리학적인 문제 때문일 수도 있다는 의심이 든다면 제일 먼저 평소에 여러분이 느끼는 증상을 자세히 살폈다가 의사에게 있는 그대로 정확히 설명해야 한다.

여러분이 직접 내부 감사를 시작해서 의학 전문가와 상담할 수 있도록 주의 깊게 관찰할 필요가 있는 공통적인 증상들을 나열해보았다. 다음은 체중 감량 저항 상태를 의심해볼 필요가 있는 증상들이다. 그러나 이것은 완벽한 목록은 아니므로 이 밖에도 다른 신체적인 증상을 경험하고 있다면 반드시 그 내용도 기록했다가 의사에게 알려야 한다.

- 건강한 식습관과 운동 플랜을 철저하게 따르고 있음에도 체중이 전혀 줄지 않는다고 느끼나?
- 의사로부터 다음과 같은 상태 중 세 가지 이상의 문제가 있다는 진단을 받았거나 관련 약 처방을 받은 적이 있나? 고중성지방(150 이상), 저 HDL 콜레스테롤(50 이하), 고혈압, 고혈당.
- 설사나 변비, 위산 역류, 메스꺼움, 구토 또는 한 달에 두 번

이상 배가 더부룩하다는 느낌이 드는 등 위장 관련 증상을 자주 경험하고 있나? 밀, 유제품, 콩, 달걀, 콩 제품을 먹고 난 후 소화 장애나 두통을 경험한 적이 있나?

■ 자연 상태에서 여성의 경우 허리 치수(배꼽에서 약 2.5cm 위로 올라간 부분)가 35인치를 넘고 남자의 경우 40인치를 넘는가?

■ 최근 수면 패턴에 장애를 겪고 있나? 밤에 자다가 자주 깨거나 잠들기가 힘들거나 6시간 이하로 자는 날이 많은가?

■ 유난히 추위에 민감해지고, 체온에 급격한 변화가 생기고, 머리카락이 가늘어지고, 피부가 지나치게 건조하고, 목이 쉬거나 기억력 감퇴, 집중력이 현저하게 떨어지는 증상들을 경험하고 있나?

■ 최근 생활 속에서 지속적으로 스트레스를 받고 있나? 자기힘으로 해결할 수 없을 것 같은 스트레스를 받나? 제일 높은 정도를 5, 낮은 정도를 1이라고 했을 때 현재 여러분이 느끼는 스트레스의 정도가 얼마나 되는지 잠시 생각해보자. 스트레스 정도가 3보다 높은가?

■ 현재 항우울제, 당뇨병 치료제, 스테로이드, 혈압 약, 항발작약, 수면제, 피임약 등의 약을 복용하고 있나? 아니면 어떤 종류든 호르몬 대체 요법HRT을 사용 중인가?

■ 불법 마약 또는 여러분에게 처방된 것이 아닌 다른 처방 약을 사용하거나 남용하고 있나?

■ 여성에게만 해당되는 질문: 폐경이나 폐경전후증후군, 다낭성

난소증후군 진단을 받은 적이 있나? 또는 다음 중 두 개 이상의 증상을 경험하고 있나? 전신 후끈거림, 변덕스런 기분 변화, 유방 통증, 질 건조증, 과도한 땀 분비, 생리주기의 변화.

모든 사람의 신체 화학작용은 다 제각각이기 때문에 전문가의 의학적 평가 없이는 체중 감량 저항 체질에 속하는지 정확하게 판단할 수 없다. 물론 의사가 여러분을 정확히 진단하고 치료 플랜을 만드는 데 필요한 데이터를 얻을 수 있는 특정한 테스트들이 있지만, 무엇보다 의사를 만났을 때 정확한 질문을 하고 정확한 정보를 알려줄 수 있을 만큼 본인이 먼저 잘 알고 있어야 한다.

데이터 수집

내가 초반에 걱정거리를 안고 의사를 찾아갔을 때 나는 무작정 검진 테이블에 털썩 주저앉아 막무가내로 "의사 선생님, 아무리 애를 써도 살이 안 빠져요. 저 좀 고쳐주세요."라고 말하지 않았다. 그 대신 미리 필요한 정보를 수집해 가서 의사에게 전체적인 상황을 설명했다. 내 몸을 가장 잘 아는 건 나 자신이며 여러분 몸을 가장 잘 아는 건 여러분 자신이다. 그러니 의사에게 도움이 될 만한 모든 정보를 잘 전달하고 설명할 줄 알아야 한다.

의사에게는 위에서 말한 증상들뿐만 아니라 여러분이 염려하는 다른 증상들도 알려야 하고 복용 중인 비타민제, 보조제와 각종 약품들도 빠짐없이 알려야 한다. 그런 약들이 신체 기능이나 몸이 음식물을 저장하는 방식에 영향을 미칠 수 있기 때문이다. 여러분에게는 별로 중요해 보이지 않을 수도 있지만 의사는 여러분이 제시한 목록에서 잠재적인 원인을 잡아낼 수 있다.

마찬가지로 3장에서 기록한 음식 일기 또는 여러분이 자주 먹는 음식 목록이나 최근에 먹기 시작한 새로운 음식 목록도 반드시 준비해 가야 한다. 의사가 그 목록을 통해 특정 음식에 대한 민감한 반응이나 특정 음식과 특정 약물 사이의 문제에 관한 힌트를 얻을 수도 있기 때문이다.

예를 들어 유제품 과민증이 생겼다면(예전부터 있었을 수도 있다) 생활 속에서 유제품을 먹지 않는 것만으로도 배가 더부룩한 증상을 해결할 수 있다. 음식 목록에는 최근의 알코올 섭취량도 포함되어야 한다. 심지어 저녁에 마시는 와인 한 잔도 영향을 미칠 수 있으니 꼭 빼놓지 말자.

행여 치료용 마리화나나 불법 마약을 사용 중이라면 거기에 대해서도 솔직하게 털어놓아야 한다. 무엇이든 우리 몸속에 들어가는 모든 것이 체중 감량의 문제를 해결하는 데 중요한 실마리가 될 수 있기 때문이다.

또 하나 의사에게 알려야 하는 중요한 내용은 최근의 운동 수준이다. 일주일에 세 번씩 헬스클럽에 가던 사람이었으나 최근 몇 달간 운동은 고사하고 계단 올라가는 것도 힘들어서 운동을 딱 끊었다면 그것 역시 매우 중요한 내용이다. 또 체중계의 바늘을 움직이기 위해 극단적으로 심하게 운동량을 늘렸다면 그 또한 매우 중요한 정보이므로 의사에게 반드시 알린다.

만성적인 스트레스 역시 신체 화학작용에 중요한 영향을 미치는 요인이므로 반드시 의사와 상담해야 한다. 스트레스는 여러 형태로 나타날 수 있지만 미처 깨닫기 전에 여러분의 장기와 신체 기능을 파괴할 수 있다. 하루하루를 출구가 없는 미로에 갇힌 쥐처럼 살고 있다면 스트레스가 몸에 큰 피해를 준다는 사실은 의심의 여지가 없다. 그런 내용을 꼭 알려서 의사가 만성적인 스트레스에 따른 부신^{副腎} 피로와 다른 신체적인 증상들을 체크할 수 있도록 해야 한다.

수면도 이 퍼즐을 맞추는 데 있어 매우 중요한 부분이다. 요즘 들어 잠을 자는 데 문제가 있나? 꾸준히 수면제를 복용하고 있는가? 매일 밤 7~9시간의 수면을 취하기가 쉽지 않나? 아니면 너무 많이 자나? 수면 패턴에 어떤 변화가 생겼다면 무엇이든 의사에게 알려야 한다. 의사를 만나러 가기 전에 2~3일 정도 계속해서 본인의 수면 패턴을 기록해두면 도움이 된다.

이제 체중 감량 저항 체질의 일반적인 원인 몇 가지와 진단에 사용하는 방법들에 대해 조금 더 깊이 다뤄보기로 하자. 여러분이 이런 정보를 알고 있으면 도움이 되리라 믿지만 그렇다고 해서 이런 정보로 담당 의사의 전문적인 의견을 대체할 수는 없다. 만약 어떤 의학적인 문제 때문에 체중을 감량하기 힘든 체질이라는 의심이 든다면 반드시 담당 의사와 상담해야 한다.

체크 리스트: 의사에게 알려야 할 정보

증상 목록
- 방금 얘기했던 목록에 나와 있는 관련 증상 모두
- 그 외 증상과 체중 감량에 관계가 없을 거라고 생각되는 사소한 증상도 모두 알린다

약/보조제 목록
- 처방 약품 목록과 복용량
- 처방전 없이 자주 구입하는 약품 목록과 복용량
- 비타민, 미네랄 등의 건강 보조제 목록
- 허브와 사용량
- 불법 마약이나 치료용 마리화나

음식/음료 목록
- 자주 먹고 마시는 음식과 알코올을 포함한 음료
- 최근 들어 새로 먹기 시작한 음식이나 음료

운동 패턴
- 일주일에 어떤 종류의 운동을 얼마나 하는지

만성 스트레스
- 스트레스를 느끼게 하는 새로운 이유나 만성적이 이유

수면 패턴
- 매일 밤 얼마나 자는지, 푹 자는지

신진대사증후군

미국심장협회American Heart Association에서 제시한 가이드라인에 따르면 다음에 나오는 인자들 중 세 가지 이상의 증상을 보인다면 신진

대사증후군일 가능성이 농후하다고 한다. 고혈압, 고혈당, 과도한 내장 지방(배 주변에 축적되는 지방)과 비정상적인 콜레스테롤 수치(낮은 HDL 이나 높은 중성지방)가 그러한 인자들이다. 그럴 경우 2형 당뇨병을 포함해 심혈관 질환, 뇌졸중, 암, 간 질환 등 위험한 질병에 걸릴 가능성이 높아진다.

혹시라도 여러분이 여기에 포함된다고 의심되면 확인을 위해 담당 의사에게 몇 가지 테스트를 요청할 수 있다. 그러나 그보다 먼저 직접 할 수 있는 자가 테스트가 있다. 앞서 4장에서 정확한 허리 사이즈를 기록했는데 여성의 경우 허리 사이즈가 35인치를 넘고, 남성의 경우 40인치를 넘는다면 신진대사증후군의 여러 증상 중 이미 하나를 확보하고 있는 셈이다.

정확한 진단을 위해 받아야 할 의학적 테스트의 종류는 다음과 같다.

- 공복 혈당 수치: 혈액에 들어 있는 포도당(특정 종류의 당)이 얼마나 많은지 알 수 있다.
- 중성지방 수치: 전체적인 콜레스테롤 패널의 일부로 혈액에 중성지방이 얼마나 많은지 알 수 있다.
- HDL 수치: 역시 전체적인 콜레스테롤 패널의 일부인 HDL(좋은 콜레스테롤로 나쁜 콜레스테롤을 제거하는 데 도움을 줌)이 얼마나 많은지 확인할 수 있다.
- 혈압: 요즘은 동네 약국에서도 혈압을 체크할 수 있으므로

자신이 고혈압인지도 몰랐다는 말은 더 이상 변명거리가 될 수 없다.

나처럼 여러분도 유전적으로 이 같은 신체 조건을 지니고 태어났을 수도 있다. 물론 불만스럽긴 하지만 알다시피 인생이란 원래 공정치 않으니 받아들이는 수밖에! 그러나 이런 상태는 의사의 도움과 적절한 치료 플랜을 통해 충분히 관리할 수 있으니 다행이 아닌가. 모든 수치가 적정한 범위 안으로 돌아오고 나면 여러분의 몸은 다시 체중 감량에 적합하게 맞춰진다.

반대로 과체중 문제로 이런 상태에 이르렀다고 해도 해결책은 있다. 이 경우 의사가 제시하는 건강한 식습관 및 규칙적인 운동 플랜과 더불어 일시적으로 의학적인 도움이 필요할 수도 있지만, 요점은 간단하다. 먼저 필요한 테스트를 받고, 염려되는 부분을 의사와 상담하고, 자신의 상황에 맞춰 확실한 플랜을 세워서 실행에 옮기면 되는데 이 과정에서 절대 포기하지 않는 마음가짐이 무엇보다 중요하다!

갑상샘호르몬 불균형

갑상샘호르몬에 문제가 생기면 갖가지 증상을 경험할 수 있다. 체온의 급격한 변화, 피로, 탈모, 쉰 목소리, 피부결의 변화, 기억력 감퇴 등 여러 가지를 들 수 있다. 갑상샘은 신진대사를 조절하는 역할을 하는 기관으로 갑상샘 기능이 떨어지면 살이 찌기 시작할 수도 있다. 아무리 사소한 증상이라도 그냥 넘기지 말고 반드시 의사와 상의하도록 한다.

만약 의사가 여러분의 갑상샘 기능 저하를 의심하면 갑상샘 초음파 검사(갑상샘의 모양을 관찰하고 어떤 종양이 있는지 확인하기 위한 검사)와 혈액검사를 실시해서 갑상샘호르몬 수치를 체크할 것이다.

테스트 결과가 갑상샘 기능에 문제가 있다고 판단되는 경우에는 특별한 치료를 받을 수 있으며 대부분의 경우 약물 치료를 통해 갑상샘 기능이 다시 정상화되면 신진대사 기능 역시 정상화되고 과도하게 불어났던 체중도 제자리로 돌아올 터이다.

에스트로겐 불균형

여성의 경우 폐경전후증후군 또는 갱년기장애를 겪고 있거나 호르몬 대체 요법을 받고 있는 경우, 또는 몇 년째 피임약을 먹고 있거나 다낭성난소증후군 진단을 받은 적이 있다면 여성 호르몬, 특히 에스트로겐 불균형에 따른 체중 문제를 겪을 수도 있다. 호르몬 불균형 시에 나타나는 증상들 중에는 기분 변화, 유방 통증, 생리 변화, 질 건조증, 온몸이 후끈거리는 발열 증상, 과도한 땀 분비를 들 수 있다.

인터넷을 검색해보면 여성 호르몬에 관한 정보들을 많이 찾아볼 수 있지만 다른 모든 의학적 증상들과 마찬가지로 자가 진단은 금물이다. 반드시 여러분이 겪고 있는 여러 가지 증상을 상담할 수 있는 믿을 만한 내과 의사나 부인과 의사를 찾아가야 한다. 절대 섣불리 속단하거나 허브나 각종 대체 약물로 직접 치료해보겠다고 나서지 말라. 체중 감량 저항 체질인 이유가 호르몬 불균형 때문이라면 의사가 적절한 치료 플랜을 제시할 것이다.

수면 장애

숙면을 취하지 못하면 체중 감량에 아무런 도움이 되지 않는다. 수면 부족으로 하루 종일 공복감을 느낄 수 있으며 실제로 잠이 부족한 사람들이 매일 더 많은 칼로리를 섭취한다는 연구 조사 결과도 나와 있다.

공복감과 관련된 두 가지 주요 호르몬인 렙틴과 그렐린은 수면 패턴에 영향을 받는다. 매일 밤 7~9시간 정도 숙면을 취하지 않으면 이들의 조화가 깨지면서 배고픔은 더 자주 느끼고 식사 때마다 만족감은 덜 느끼게 된다.

수면 장애는 또한 인슐린 저항을 증가시킬 수 있는 위험을 초래한다. 다시 말하면 우리 몸이 인슐린을 분비하긴 하지만 적절히 사용하지 못한다는 뜻이다. 인슐린 저항은 조기에 치료하지 않으면 당뇨병으로 이어질 수 있으므로 주의해야 한다.

잠드는 데 어려움이 있거나 한밤중에 몇 번씩 깨기 일쑤라면 의사와 상담해볼 필요가 있다. 수면 장애를 일으키는 잠재적인 이유에는 스트레스와 수면 무호흡증 등 여러 가지가 있으므로 그 원인이 무엇인지 파악해서 적절한 치료법을 찾아야 한다.

스트레스성 지방 축적과 코르티솔 과잉 분비

해결되지 않는 만성적인 스트레스는 우리 몸 전체에 해를 입히고 내부 장기 기능에도 악영향을 미칠 뿐만 아니라 체중 감량을 방해하기도 한다. 스트레스가 제멋대로 날뛰게 내버려두면 우리는 끊임없이 투쟁 도피 반응을 보이게 된다. 다시 말하면 코르티솔과 아드레날린 같은 특정 스트레스 호르몬들이 과도하게 분비되어서 우리 몸의 가장 기본적인 기능에 좋지 않은 영향을 끼친다는 뜻이다.

풀리지 않은 만성 스트레스에 온몸이 조여든다는 생각이 들면 의학적인 도움을 구해본다. 단순한 인지 행동 운동을 통해 스트레스를 관리하는 방법을 배울 수 있고 특정한 약물로 두뇌의 화학작용을 조절하는 데 도움을 받을 수도 있다. 어떤 방법이 됐든 전문적인 도움 없이 또 하루를 버티며 넘기지 않도록 하라.

소화관 불균형

주기적으로 속이 더부룩하거나 위산 과다, 메스꺼움, 설사, 변비, 복부 통증이나 불쾌감에 시달리고, 특히 특정 음식과 관련해서 위와 같은 증상을 자주 느낀다면 어떤 음식에 대한 과민증이나 민감증이 생겨 체중 조절에 영향을 주는지도 모른다. 또 장내 세균의 불균형이 생겼을 수도 있는데 이는 항생제 사용이나 영양부족을 비롯해 여러 가지 이유로 발생할 수 있다. 아니면 궤양이나 위식도 역류 질환으로 고생하는 경우도 있는데 이 경우 식습관에 큰 영향을 미친다.

소화성 장애 증상은 일상생활에 큰 지장을 초래할 수 있고 공공 장소에서 난처한 상황을 만들 수도 있다. 이런 경우 의사 상담과 여러 가지 테스트(특정 증상에 따라 적절한 테스트가 실시됨)를 통해서 소화성 장애를 정확하게 파악하고 올바른 약물 사용으로 다시 건강해질 수 있다. 오랫동안 프로바이오틱스가 소화성 장애 증상을 겪는 많은 사람들에게 획기적인 치료제 역할을 해왔지만 처방전 없이 구입할 수 있는 프로바이오틱스도 사용하기 전에 반드시 의사와 상담을 거치는 편이 바람직하다.

만약 특정 식품에 대한 과민증이나 민감증이 소화성 장애의 원인 이라는 결과가 나온다면 담당 의사가 특정 음식 섭취를 금지시킬 수도 있는데 만약 그런 음식들이 이 다이어트 플랜에 들어 있다면 의사의 조언을 따르도록 한다. 7장에 나와 있는 알레르기 경고 내용을 다시 한 번 확인하고 알레르기를 유발하는 식품들 대신 선택할 수 있는 대체 식품 목록을 참고하도록 한다.

행동으로 옮기기

지금까지 체중 감량 저항을 유발하는 몇 가지 일반적인 원인을 간단히 설명했다. 부탁하건대, 그냥 미소 지으며 고개를 끄덕이고는 곧장 잊어버리지 않길 바란다. 또한 의학적 테스트와 의사의 전문적인 소견상 여러분이 실제로 체중 감량 저항 체질이라는 결론이 난다 해도 절대 끝이 아니며, 오히려 성공적인 체중 감량으로 가는 첫 번째 단계라고 강조하고 싶다. 마침내 여러분만의 특정한 생화학적 특성을 제대로 관리할 수 있는 올바른 방법을 배울 수 있는 기회가 생겼으니 체중 감량의 주도권이 드디어 여러분 손에 들어온 셈이다. 이제 어깨를 짓누르던 죄의식과 부끄러움을 유발시킨 장본인을 찾아 제거했으니 벌써 몸이 훨씬 가벼워졌다는 느낌이 들 것이다.

반면에 여러분이 쉽게 체중을 감량할 수 있는 체질이 아니라는 사실을 알았을 때 특별히 조심해야 할 반응이 있다. 예를 들어 여러분의 몸 상태가 유전적인 영향 때문임을 알고 나면 자기도 모르게 반사적으로 자포자기하는 마음이 생길 수 있다.

"뭐, 처음부터 그렇게 정해져 있었나 보네. 평생 부모님처럼 뚱뚱하게 살아야 할 팔자인 거야. 어쩌면 한창 젊은 나이에 한 손에 맥주를 들고 무릎에 피자 접시를 올린 채로 죽을지도 몰라."

이런 태도는 절대 곤란하다. 단순히 몇 가지 유전적인 어려움이 있다고 해서 두 손 들고 포기해야 하는 건 아니다. 이때야말로 바빠져야 할 때이다. 지금이야말로 자신의 건강을 최우선 과제로 삼아서 다시 자기 몸의 균형을 찾기 위한 노력에 집중해야 할 때이다. 변명의 여지는 없다. 비슷한 상황에 있는 다른 사람들도 그렇게 했으니 여러분도 당연히 할 수 있다.

꼭 필요한 몸의 균형을 되찾기 위해 어떤 종류의 치료법을 따르든 상관없이 여러분의 몸이 변화할 수 있는 시간을 주고 참을성 있게 기다려야 한다. 변화는 하룻밤 새 일어나지 않는다. 그러므로 뜨거운 토스터에서 냄새를 풍기며 녹아내리는 버터처럼 몸 안에 쌓인 지방이 곧

바로 사라지지 않는다 해도 초조해할 필요는 없다. 어떤 새로운 변화를 시도하면 우리 몸은 일시적인 쇼크 상태에 빠질 확률이 높기 때문이다. 그것이 생존을 위한 기본적인 기능이다.

항상성이 흔들리면 우리 몸은 배고픈 나날이 계속될 것에 대비해 몸 안에 축적시킨 지방을 꼭 붙들고 있게 된다. 그러므로 몸 안에 들어오는 모든 것을 차곡차곡 쌓아놓고 굶주림 모드에 돌입할 필요가 없다는 사실을 우리 몸이 깨닫도록 해야 하는데, 그러려면 처방된 치료법을 따르는 동안 어느 정도 시간이 걸리기 마련이다. 어쩌면 남들보다 조금 더 노력하고 조금 더 인내심을 발휘해야 할 수도 있지만 좋은 날은 반드시 온다. 의학적인 도움을 구하겠다고 결심한다면 더 큰 변화를 가져올 수 있다.

기억하라. 승자는 패자가 기꺼이 하려고 들지 않는 것을 하는 사람이며, 여러분 모두는 승자라는 사실을.

5부

감량한 체중을
평생 유지하는 법

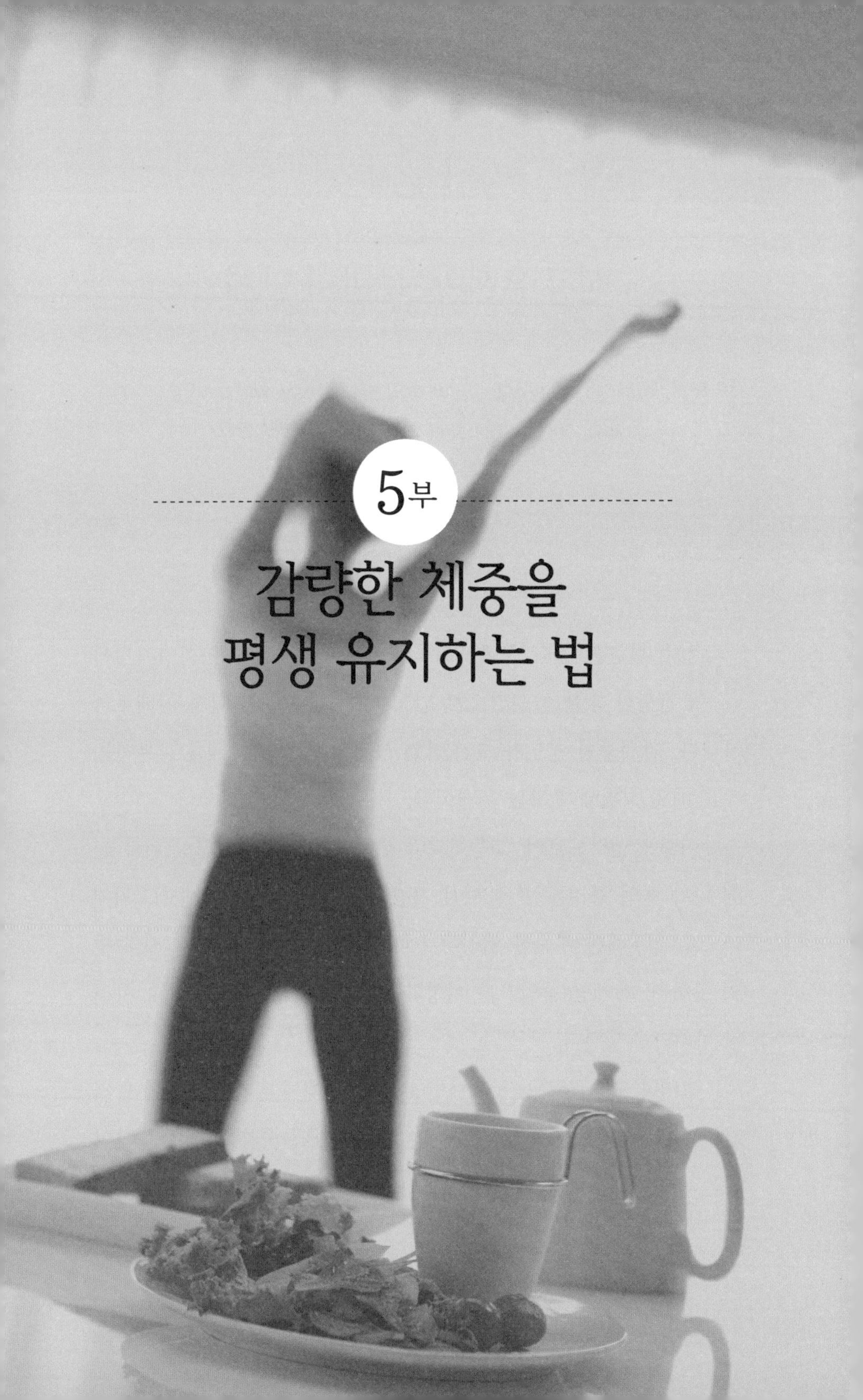

12장

성공 유지하기: 관리 단계

인생이 쥐어주는 대로 받아들이기만 하지 말고 자신이 원하고, 필요로 하고,
받을 자격이 있는 것을 얻기 위해 노력해야 한다.

— 필 맥그로

체중 감량은 일단 성공하고 나면 시간이 지날수록 희미해져서 인생의 짧은 한순간으로 남고 마는 단순한 일회성 이벤트가 아니다. 과체중의 정도가 크건 작건 상관없이 체중 문제를 극복하는 것은 매일 성취해야 하는 문제이다.

이렇게 생각해보자. 고등학교나 대학교 졸업식에서 단상 위로 걸어 나가 졸업 증서를 받을 때의 가슴 벅찬 설렘을 기억하는가? 자기 스스로 성취해낸 뿌듯한 업적이기 때문에 그 순간의 느낌은 절대 잊지 못한다. 하지만 졸업장은 여정의 끝을 의미하는 상징이므로 사실상 마지막을 뜻한다.

그러나 체중 감량의 문제는 다르다. 체중계에 올라서서 마침내 건강한 몸무게를 보는 순간, 오랫동안 기다려왔던 숫자를 눈으로 확인하는 순간은 말로 표현할 수 없을 만큼 흥분되는 순간이 분명하므로,

자신이 이루어낸 성공을 마음껏 축하하고 뿌듯해하길 바란다. 여러분 스스로 이루어낸 성공이다! 여러분이 당당한 승자이다. 그러나 이 성공을 결코 '끝'이라고 생각해서는 안 된다. 체중 감량은 매일매일 이어가야 하는 여정이기 때문이다.

그렇다고 당연하게 받아들였다가는 자칫 자기가 최고라는 자만심에 사로잡혀 다시 예전의 나쁜 습관으로 돌아가도 체중이 늘지 않을 거라는 착각에 빠질 수 있다.

이 다이어트 플랜의 관리 단계에 이를 즈음이면 제법 건강한 습관이 몸에 배고 음식과도 건전한 관계를 형성했을 터이니 건강한 몸무게를 유지하는 일이 전보다 훨씬 쉬워질 게 분명하다. 그러나 지금까지 애써 지켜온 모든 것을 망칠 수 있는 각종 위험 지대와 덫이 늘 존재하므로 자칫 빠지지 않도록 늘 경계해야 한다.

이번 장 뒷부분에 가면 여러분이 미리 '위험'을 감지하고 피하는 데 도움을 주기 위해 흔히 마주칠 수 있는 함정들을 알려주기로 하겠다.

관리 단계는 그야말로 평생 유지할 수 있는 식습관과 생활방식이라 말해도 과언이 아니다. 이미 며칠 동안 일정한 시간 간격을 두고 적절한 양의 식사를 하고 있고 공복감을 알리는 신호에 익숙해졌으니 지금쯤은 자동 조종 장치를 켜놓고 저절로 가고 있는 듯한 느낌이 들수 있다.

이제 여러분의 몸이 건전한 새 식습관에 익숙해졌으니 몸이 무엇을 필요로 하는지 꾸준히 관심을 기울인다면 지나치게 음식에 집착하지 않고 플랜을 따라 순조로운 여행을 계속할 수 있다.

이제 뭘 하지?

3단계를 끝내고 나서 제일 먼저 할 일은 4장으로 돌아가 몸무게와 치수를 적는 일이다. 만약 원하는 목표 체중에 도달했다면 이제 관리 단계로 들어갈 시기이다.

관리 단계 가이드라인

관리 단계도 앞선 단계들과 여러 면에서 비슷하다고 볼 수 있다. 여전히 하루에 네 번, 대략 네 시간마다 식사를 한다. 매 끼니마다 20/20 식품 가운데 최소한 두 가지 이상은 먹어야 하고, 그중 하나는 차갑거나 뜨거운 녹차를 택해도 좋다. 아래에 제시된 관리 단계 식단의 음식 외에도 2단계와 3단계에서 먹었던 음식을 먹어도 된다. 다만 관리 단계에서는 1단계에서 먹었던 음식은 제외하길 바란다. 1단계 음식들은 이 플랜의 맨 처음 단계를 위해서 특별히 준비한 식단이기 때문에 이미 3단계까지 거친 상태에서 더 이상 그럴 필요가 없다.

이 시기에도 공복감과 포만감 등급표를 여전히 유용하게 사용할 수 있다. 등급표 내용을 바탕으로 배가 부른 시점을 정확히 파악해서 곧바로 포크를 내려놓아야 하는데 아마 지금쯤이면 당연히 그렇게 하고 있으리라 믿는다. 합리적인 탐닉 역시 관리 단계에서도 가능하며 8장에서 제시한 기본 규칙을 반드시 지키는 조건을 전제로 한다. 만약 예전 습관이 스멀스멀 되살아나 옳지 않은 이유로 음식을 먹는 일이 생긴다면, 다시 전처럼 매 식사 때마다 식사 전 30초 동안 생각하는 시간을 갖고 눈앞에 놓인 음식에 긍정적인 가치를 부여하는 과정을 거치도록 한다.

관리 단계의 식사 계획

관리 단계의 식사를 계획하는 일은 간단하다.

방법은 이렇다. 먼저 20/20 식품 중에서 먹고 싶은 식품 두 가지를 고른다. 그리고 그 식품이 다음에 나오는 카테고리 중 어디에 해당하는지 확인하고 그 자리에 적는다. 머스터드와 녹차도 바람직한 선택이지만 이들은 어느 카테고리에도 해당되지 않는다. 이와 같이 선택한 식품이 어디에 속하는지 분명하지 않을 때는 카테고리별로 구분해놓은 다음 목록을 참고하도록 한다.

강력 단백질: _____

주 생산품: _____

우수 탄수화물: _____

건강 지방: _____

강력 단백질

유청 단백질	탈지 요구르트
두부	달걀
병아리콩	대구
렌즈 콩	

주 생산품

사과
말린 자두
건포도
푸른 채소(모든 종류의 푸른 잎
채소)

우수 탄수화물

호밀

기타

녹차
머스터드

건강 지방

코코넛 오일
피스타치오(소금기 없이 구운 것)
올리브 오일
아몬드
호두
천연 땅콩버터

그리고 나서 부록 C에 있는 목록 중 원하는 다른 식품들을 골라 비어 있는 칸을 채워서 식단을 짜면 된다. 각 목록은 카테고리별 식품의 적절한 양으로 시작해야 하며 모든 음식은 반드시 다음과 같은 비율로 혼합해야 한다.

- 강력 단백질 1가지
- 주 생산품 1~2가지
- 우수 탄수화물 1가지
- 건강 지방 1가지

이런 공식을 어떻게 사용하면 되는지 예를 들어보자.

1. 내가 20/20 식품 중 시금치와 렌즈 콩을 선택했다면, 두 가지 식품이 해당되는 카테고리는 다음과 같다.

   강력 단백질: 렌즈 콩

   주 생산품: 시금치

   우수 탄수화물: _____

   건강 지방: _____

2. 비어 있는 칸을 채우고 정확한 양을 적어 식단을 완성한다.

   강력 단백질 1가지: 렌즈 콩 1/2컵

   주 생산품 1~2가지: 시금치 2컵, 토마토 1개

   우수 탄수화물 1가지: 작은 알감자 1/2컵

   건강 지방 1가지: 잘 익은 아보카도 1/4개

남자의 식사량: 매일 가장 활동량이 많은 시간대 직전에 먹는 식사를 준비할 때 각 재료의 양을 두 배로 늘리는 것을 꼭 기억한다. 좋아하는 식품이 목록에 없을 때는 합리적인 탐닉의 대상이 되는 식품을 이용할 수 있다. 언제나처럼 공복감과 포만감 능급표를 이용해 식사를 마칠 순간이 언제인지 정확히 파악하도록 한다.

주의: 책 뒤쪽에 실린 부록 C에서 일반적인 강력 단백질과 주 생산품, 우수 탄수화물과 건강 지방 식품을 자세히 적어놓은 목록을 확인할 수 있다.

관리 단계 식단 준비에 익숙해지는 데 도움이 될 수 있는 식단의 예를 몇 장에 걸쳐 소개했지만, 꼭 여기 나온 내용 그대로 따를 필요는 없고 마음껏 자유롭게 만들어보라고 권하고 싶다. 반드시 여기서 제시하는 음식만 먹어야 한다고 생각할 필요가 없다. 만약 그래야 한다면 얼마나 지루하겠는가.

이제는 더 이상 폭식의 충동에 사로잡히지 않고, 밍밍하고 맛없는 음식의 감옥에 갇혀 있다는 생각이 들지 않도록 다양한 재료를 마음껏 즐기고 양념과 풍미를 살려 여러분이 원하는 맛있는 음식을 만들기 바란다. (*는 20/20 식품)

아침식사

자두 피스타치오 오트밀

말린 자두*를 얇게 썰거나 다져서 1/4컵 준비한다. 감미료가 첨가되지 않은 유청 단백질 가루* 1/4컵과 말린 압착귀리 1/4컵을 섞어서 뜨거운 물을 부어 잘 저어준다. 여기에 미리 준비한 말린 자두 다진 것과 피스타치오* 2테이블스푼을 올린다.

사과 호두 시리얼

작은 사과* 1개를 잘게 잘라서 탈지(0%) 바닐라 그릭 요구르트* 약 170g에 섞고, 감미료를 첨가하지 않은 수저 크기의 슈레디드 휘트(아침식사용 곡물 식품) 시리얼 1/2컵, 소금을 첨가하지 않은 생 호두나 기름 없이 볶은 호두* 2테이블스푼을 넣고 잘 섞는다. 각 재료를 파르페 스타일로 준비해서 먹어도 좋다.

빵을 덮지 않은 달걀 아보카도 샌드위치

달걀* 1개를 원하는 방법으로 익힌다(프라이, 스크램블 또는 삶기). 구운 통호밀 빵* 1쪽에 잘 익은 아보카도 1/4개를 으깨서 펴 바르고 그 위에 달걀을 올린다. 깍둑썰기한 멜론 1컵을 곁들인다.

블루베리 파르페

탈지(0%) 바닐라 그릭 요구르트* 약 170g과 블루베리 1컵, 호밀 플레이크* 1/4컵, 아몬드* 2테이블스푼을 파르페 스타일로 준비한다. 호밀 플레이크를 토스터 오븐에 굽거나 베이킹 시트에 올려 오븐에 구워도 좋다.

땅콩버터 바나나 크래커

호밀 크래커* 2개에 천연 땅콩버터* 1테이블스푼을 펴 바른다. 그 위에 얇게 썬 바나나 1/2개를 올리고 차가운 탈지유 1컵을 곁들인다.

피스타치오 코티지치즈 스프레드

호밀 크래커* 2개에 저지방 코티지치즈 1/2컵을 펴 바르고 피스타치오* 2테이블스푼을 올린다. 포도 1컵을 곁들인다.

빵을 덮지 않은 두부 샌드위치

시금치* 1컵에 엑스트라 버진 올리브 오일* 2티스푼을 넣고 볶는다. 다진 마늘이나 이탈리안 허브 양념을 뿌린다. 통곡물 빵 1쪽을 구워서 볶은 시금치를 얹고 차갑게 냉장 보관한 단단한 두부* 1인분(약 400g 포장 제품의 1/5)을 얇게 썰어 올린다. 두부를 으깨서 시금치와 함께 볶아도 좋다.

점심식사

차갑게 식힌 렌즈 콩과 와일드 라이스 샐러드

샐러드 그릇에 로메인 상추* 1컵을 넣는다. 익힌 렌즈 콩 1/2컵과 익혀서 식힌 와일드 라이스(줄풀쌀) 1/3컵을 더 넣고 엑스트라 버진 올리브 오일* 2티스푼을 뿌려 잘 섞어준다. 기호에 따라 신선한 레몬즙과 다진 마늘, 후추로 양념한다.

빵을 덮지 않은 참치 샌드위치

다진 아루굴라* 1컵과 라이트 참치(물에 잠겨 있는 캔 제품) 덩어리 약 85g, 해바라기 씨 2테이블스푼을 넣고 잘 섞는다. 기호에 따라 발사믹 식초 1테이블스푼과 이탈리안 허브를 넣어 양념한다. 잘 섞은 참치 혼합물을 통호밀 빵*(기호에 따라 굽거나 굽지 않음) 1쪽에 올린다.

병아리콩과 베지 파스타 샐러드

병아리콩* 1/2컵과 반으로 가른 방울토마토 1컵, 붉은 양파, 버섯을 섞는다. 여기에 익혀서 식힌 통곡물 펜네 1/3컵과 엑스트라 버진 올리브 오일* 2티스푼을 추가하고 기호에 따라 다진 마늘을 넣고 생 바질이나 말린 바질과 같이 좋아하는 허브로 양념한다.

두부, 옥수수와 아보카도 샐러드

단단한 두부* 1인분(약 400g 포장 제품의 1/5)을 으깨거나 작은 네모로 깍둑썰기한다. 샐러드 그릇에 푸른 채소* 1컵을 넣고 준비해둔 두부와 옥수수 1/3컵, 잘 익은 아보카도 1/4개를 추가해서 잘 섞는다. 옥수수를 오븐에 넣어 구워도 좋고, 샐러드는 생고수 잎이나 말린 고수와 같이 좋아하는 허브로 양념해도 좋다.

연어와 호두 양상추 랩

호밀 크래커* 2개를 으깨거나 부수고 연어 약 85g을 잘게 다지거나 잘라서 준비한다. 연어에 다진 토마토와 다진 붉은 양파 각 1/2컵, 호밀 크래커 부스러기, 생 호두*나 기름 없이 볶은 호두 2테이블스푼을 넣어 잘 섞은 다음 로메인 상추* 바깥쪽 잎 3장을 준비해서 적당히 얹는다. 기호에 따라 발사믹 식초나 신선한 레몬즙을 살짝 뿌려도 좋다.

검은콩과 라이스 모둠

붉은 파프리카와 양파, 시금치* 1컵에 엑스트라 버진 올리브 오일* 2티스푼을 넣고 볶는다. 기호에 따라 다진 마늘과 치폴레 양념으로 간을 해도 좋다. 익힌 검은콩 1/2컵과 현미밥 1/3컵을 곁들인다.

시트러스 치킨 샐러드

뼈와 껍질을 제거해서 익힌 닭 가슴살 약 85g을 잘게 썰거나 다진다. 샐러드 그릇에 모둠 채소* 1컵을 담고 작은 귤 1개를 까서 하나하나 떼어 넣고 나서 차갑게 식힌 현미밥 1/3컵을 넣고 잘 섞은 다음 아몬드* 2테이블스푼을 뿌려준다. 기호에 따라 타임과 같이 좋아하는 허브로 양념해도 좋다.

간식

사과 호두 뮤즐리

작은 사과* 1개를 잘게 썰어서 탈지(0%) 바닐라 그릭 요구르트* 약 170g과 섞어준 다음 굽거나 생것 상태의 압착귀리 1/4컵, 소금을 넣지 않은 생 호두*나 기름 없이 볶은 호두 2테이블스푼을 넣는다. 파르페 스타일로 만들어도 좋고 기호에 따라 시나몬 가루나 애플파이 향신료를 뿌려도 좋다. 압착귀리는 토스터 오븐이나 쿠키 시트에 올려 오븐에 구워서 사용해도 좋다.

구운 병아리콩과 신선한 채소

병아리콩* 1/2컵에 엑스트라 버진 올리브 오일* 2티스푼을 뿌리고 베이킹 시트나 알루미늄 포일에 올려 황금색이 돌 때까지 오븐에 굽는다. 미니 생 당근 1컵과 방울토마토, 호밀 크래커* 2개를 곁들인다.

달걀과 아보카도 스낵

호밀 크래커* 2개에 잘 익은 아보카도 1/4개를 펴 바르고 삶은 달걀* 1개를 얇게 썰어 올린다. 핑크 자몽 1컵을 곁들인다.

체리 스무디와 땅콩버터 크래커

탈지(0%) 바닐라 그릭 요구르트* 약 170g과 당분을 첨가하지 않은 유청 단백질 가루* 1/4컵, 씨를 발라낸 냉동 체리 3/4컵을 블렌더에 넣고 갈아준다. 기호에 따라 물을 조금 넣어 묽게 갈아도 좋다. 호밀 크래커* 2개에 천연 땅콩버터*를 펴 발라서 곁들인다.

과일, 치즈와 크래커

저지방 스트링 치즈 1개와 작은 배 1개, 호밀 크래커* 2개와 소금을 넣지 않은 생 호두*나 기름 없이 볶은 호두 2테이블스푼을 먹는다. 배를 얇게 썰어 크래커에 올려 먹어도 맛있다.

자두 코티지치즈 크런치

잘게 썬 말린 자두* 1/4컵과 저지방 코티지치즈 1/2컵, 해바라기 씨 2테이블스푼을 함께 잘 섞어서 호밀 크래커* 2개에 발라 먹는다.

페타 치즈와 페스토 크래커

호밀 크래커* 2개에 페스토 2티스푼을 바른다. 그 위에 으깬 페타 치즈 1/4컵을 올리고 작은 사과* 1개를 잘라 곁들인다.

저녁식사

닭고기, 시금치 볶음과 옥수수

시금치* 1컵과 옥수수 1/2컵에 엑스트라 버진 올리브 오일* 2티스푼을 뿌려 볶는다. 기호에 따라 다진 마늘과 좋아하는 향신료로 양념해도 좋다. 고수나 크러시드 레드 페퍼와도 잘 어울린다. 뼈와 껍질을 제거한 닭 가슴살 약 85g을 구워 곁들인다.

연어 디너 샐러드

껍질째 적당한 크기로 깍둑썰기한 붉은 감자 1/2컵을 오븐에 넣어 황금색이 될 때까지 굽는다. 샐러드 그릇에 신선한 시금치* 1컵을 담고 구운 연어 약 85g과 익힌 감자를 올린 다음 아몬드* 2테이블스푼을 넣는다. 기호에 따라 발사믹 식초를 가볍게 뿌려주거나 신선한 레몬즙과 후추를 뿌려도 좋다.

새우와 시금치 볶음

시금치*와 양파 1컵, 새우 약 85g을 코코넛 오일* 2티스푼을 뿌려 재빨리 볶는다. 기호에 따라 생강, 다진 마늘, 붉은 고춧가루로 양념해도 좋다. 현미밥 1/3컵을 곁들인다.

구운 칠면조, 케일과 감자

작은 알감자 1/2컵과 껍질과 뼈를 제거한 칠면조 가슴살 약 85g을 오븐에 넣어 속까지 익도록 잘 굽는다. 적당한 크기로 썬 케일* 1컵에 엑스트라 버진 올리브 오일* 2티스푼을 뿌려 볶는다. 기호에 따라 다진 마늘, 신선한 레몬즙과 후추로 양념한다.

렌즈 콩과 와일드 라이스 볶음

콜리플라워, 당근, 아스파라거스, 양파 1컵과 익힌 렌즈 콩* 1/2컵을 엑스트라 버진 올리브 오일* 2티스푼을 넣고 볶아준다. 기호에 따라 다진 마늘과 이탈리안 허브를 넣어 양념해도 좋다. 익힌 와일드 라이스 1/3컵을 곁들인다.

구운 대구, 채소와 와일드 라이스

가지, 토마토, 양파와 버섯 1컵에 엑스트라 버진 올리브 오일* 2티스푼을 넣고 볶는다. 기호에 따라 다진 마늘과 이탈리안 허브

로 양념한다. 익힌 와일드 라이스 1/3컵과 구운 대구* 약 85g
을 곁들인다.

코코넛 치킨과 시금치 파스타

껍질과 뼈를 제거하고 구운 닭 가슴살 약 85g을 깍둑썰기해서
준비한다. 시금치* 1컵에 코코넛 오일* 2티스푼을 넣어서 볶은
다음 준비해둔 닭고기, 익힌 통곡물 펜네 1/3컵과 섞어준다. 기
호에 따라 다진 마늘과 후추로 양념한다.

체중 관리의 함정

이번 장을 시작할 때 간단히 언급했던 함정들을 기억하는가? 지
금부터 어디서나 맞닥뜨릴 수 있는 몇 가지 함정들을 소개하고 이를
피할 수 있는 방법을 소개하겠다.

축하라는 가면을 쓴 자기 파괴: 피해야 할 함정 중 첫 번째는 여
러분이 목표를 달성했을 때 그 기쁨에 반응하는 태도와 긴밀한 관련
이 있다. 잠시 8장으로 되돌아가서 여러분이 직접 기록해둔 건전한 보
상의 종류들을 다시 읽어보고 반드시 음식과 관계없는 건전하고 긍정
적인 방법으로 목표 달성을 축하해야 한다. 다시 말하면, 밖으로 뛰쳐
나가 옆구리가 터지도록 먹고 마시고 축하하느라 애써 감량한 체중과

새로운 자신을 파괴하는 행동은 꼭 피해야 한다는 뜻이다!

홍청망청 먹고 마시지 않아도 얼마든지 축하할 수 있다. 스스로를 칭찬하고 보상을 내려야 할 때(바쁘고 힘든 업무가 끝나고, 승진을 해서 아니면 단순히 즐거운 주말을 보내고 나서)는 언제라도 건전하게 아낌없이 축하하되, 알고 보면 자신에게 해가 되는 방법만은 꼭 피해 가길 바란다.

꿈쩍도 않는 살: 일단 체중을 꽤 많이 감량하고 나면 다른 사람들도 변화를 알아보고 칭찬의 말을 건넬 것이다. 그러나 그런 얘기를 들어도 거울을 보면 여전히 이전의 뚱뚱한 모습이 보인다면 은연중에 자신은 절대 살이 빠질 리 없다는 고정관념에 사로잡혀 있을 가능성이 높다.

이런 생각이 위험한 이유는 정신적으로 스스로를 속단하고 구속해서 자신의 성공을 있는 그대로 받아들이지 못하게 만들기 때문이다. 그래서 결국에는 다시 체중이 늘어나는 결과를 초래하기 쉽다. 편안한 마음으로 거울을 보고 용기를 내서 한때 주저하고 꺼리던 일들(수영복 입기. 주로 불참하던 파티에 참석하기 등)을 시도하고 지속적인 운동을 통해 자신의 신체 이미지를 향상시키며 이런 잘못된 생각과 싸워야 한다. 스스로를 갉아먹는 부정적인 생각들을 긍정적이고 현실적인 확신과 대안으로 바꾸기 위한 노력이 필요하다.

미래의 자기 모습에 대한 비전을 기억하고 있나? 체중 감량 목표에 도달했거나 거의 가까워지고 있다면 그 미래는 바로 지금 여러분의 현재가 되었다. 목표를 성취하기 위해 끊임없이 노력했고 충분히 성과

를 누릴 자격이 있는데도 자신의 비전을 인정하지 못할 이유는 아무것
도 없다.

자가 검색 실패: 여러분의 몸이 건강한 범주에 머물고 있음을 확
인하기 위해서 꾸준히 몸무게와 치수를 확인하는 버릇을 들일 필요가
있다.

여전히 음식에 긍정적인 의미를 부여하고 있는지, 합리적인 탐닉
에 따르는 기본 규칙을 잘 지키고 있는지, 실패 없는 환경 유지에 신경
을 쓰고 있는지 정기적으로 점검하고 확인하는 것이 바람직하다. 그래
서 자신도 모르게 목표가 희미해지거나 몸무게가 슬금슬금 다시 늘어
나지 않도록 긴장을 늦추지 않는다.

극심한 스트레스나 위기: 살다 보면 언제 어떤 위기가 닥칠지는
아무도 예측할 수 없다. 그러나 비극이 덮치거나 극심한 스트레스에
시달리는 상황이 와도 절대 감정적인 이유 때문에 건강한 식습관과
운동 습관을 망가뜨리지 않겠다고 지금 이 순간 미리 다짐해둘 수는
있다. 신체적으로 진짜 공복감을 느낄 때를 제외하고는 다른 어떤 문
제도 먹는 것으로 해결하지 않겠다고 앞에서 다짐했으므로 스트레스
에 시달리는 순간이 와도 자기와의 약속은 반드시 지켜야 한다.

어쩌면 예전에는 그런 방법으로 감정적인 문제를 해결하려고 했는
지 몰라도 지금의 새로운 여러분에게는 더 이상 어울리지 않는 방법이
다. 그래봐야 문제 해결에는 아무 도움이 되지 않으며 오히려 상황을

하등 쓸모없는 죄의식

이 플랜에서 내가 여러분에게 바라는 것은 완벽을 향한 노력이 아니라 탁월해지기 위한 노력이다. 우리가 원하는 건 오랜 시간 지속되는 패턴이므로 완벽함에 미치지 못해도 전혀 상관없다. 특별한 어느 날 가끔 하는 행동이 중요한 게 아니라 거의 매일같이 어떤 행동을 하는가가 중요하다. 당장 오늘 하루에 살을 몽땅 뺄 수도 없지만 살을 빼지 못하게 막을 수 있는 것도 없다. 그러므로 행여 건강에 좋은 줄 알고 무심코 먹었던 것이 알고 보니 설탕 덩어리였다고 해도 세상이 끝났다고 생각하지 말자. 여러분은 얼마든지 다시 딛고 일어날 수 있다.

그러나 만약 실수를 저지르고 죄의식에 사로잡혀 괴로워한다면 성공의 가능성을 위협하는 거나 다름없다. 텍사스 사람들은 죄의식이 흔들의자 같다고 말한다. 계속 움직이긴 하지만 어디로도 가지 못하고 그 자리에 박혀 있는 흔들의자처럼 죄의식은 아무 도움이 되지 않는다는 뜻이다.

이 다이어트는 감정이 아니라 합리적인 프로그램에 따라 움직이므로 죄의식을 느낄 필요가 없다. 운동을 하루 빼먹었거나 어쩌다 도넛을 먹었다 해도 죄의식에 발목을 잡혀서 예전처럼 감정적인 자극 때문에 행동하는 일이 없도록 주의해야 한다. 벌떡 일어나서 먼지를 털고 계속 전진하라. 탈선했을 때의 기분을 기억해서 똑같은 행동을 내일 또 반복하지 않는 것이 중요하다.

더 악화시킬 수도 있다는 사실 또한 잘 알고 있다. 지금 주변의 친구들이나 지원군들을 만나서 이런 얘기를 나누고 공감대를 형성하면 힘든 시기가 닥쳤을 때 지원군들의 아낌없는 지지와 격려를 받을 수 있다.

은밀한 방해자: 여러분의 여정을 방해하는 주변 사람들에 대해 긴장을 늦추지 말라. 이들은 때로 예상치 못한 순간에 느닷없이 나타나기도 하는데 아무리 가까운 친구라도 질투심에 사로잡히면 놀랄 만

큼 지독한 모습을 보일 수 있다. 여러분의 성공은 주변 사람들을 실패자로 느끼게 할 수 있다. 그래서 어떻게든 여러분을 탈선의 길로 이끌고자 하는 친구들이나 가족들을 경계해야 한다.

여러분은 자신에게 무엇이 맞는지 잘 알고 있다. 그들이 눈앞에 케이크나 피자, 아이스크림을 들이밀어도 정중하게 거절하고 주변의 지원군에게 도움을 청해서 이런 은밀한 방해자들의 함정에 빠져들지 않도록 한다.

빡빡한 스케줄 때문에 스트레스에 시달리나?

특히 자녀를 둔 부모라면 쉴 새 없이 이어지는 스케줄에 매어 한꺼번에 여러 가지 일을 하느라 정신을 차릴 겨를이 없을 터이다. 아침에 눈을 떠서 밤에 잠자리에 들 때까지 잠시 숨 돌릴 틈도 없다고 느껴진다면 당연히 체중 관리도 힘들어진다. 잠시 다이어트에 성공한대도 여러분 자신을 우선순위에 두지 않으면 옛날 습관으로 돌아가 다시 살이 찌는 건 시간문제다. 다음에 나오는 요령들을 참고해서 빡빡한 일상 속에서 자신을 되찾는 방법을 생각해보자.

내적인 동기를 점검한다: 종종 영웅이나 순교자 역할을 자처해 모든 사람들이 요구하는 모든 것을 들어주려고 애쓰고 있지는 않은가? 여러분 자신의 내적인 동기가 건전하고 자신을 먼저 챙겨야 다른 사람들을 위해서도 충분히 베풀 수 있다.

하나부터 열까지 직접 하려 들지 않는다: "제대로 하고 싶다면 직접 나서서 하라."는 옛말이 모든 상황에 적용되는 것은 아니다. 할 일을 나누어 주변 사람들과 분담해서 자기 자신의 시간과 에너지를 아껴야 한다. 남편이 여러분처럼 빨래를 완벽하게 정리하지 못한다고 한들 그게 뭐 그리 대수로운 일인가?

거절하는 훈련을 한다: 여러분이 맡은 책임들을 살펴보고 그중에서 미뤄도 괜찮은 부분이 있을 때는 과감히 그렇게 해서 자기만의 시간을 확보한다. 또 여유가 없는 상황에서 새로운 책임을 맡아야 할 상황이 오면 두려워하지 말고 정중하게 거절하라. "지금도 할 일이 태산 같아서 이 일은 도저히 못하겠어."라고 말하자. 거절하지 못하고 계속 받아들이기만 하면 다른 사람들의 요구사항은 점점 더 많아진다. 자신이 원하는 목표를 추구하기 위해서 다른 사람의 요구사항을 적당히 거절한다고 해서 나쁜 사람이 되는 건 아니라는 사실을 기억하자.

'나'를 위한 시간을 만든다: 최근에 단 한 시간이라도 여러분이 좋아하는 걸 하면서 보낸 적이 언제였는지 떠올려보자. 그때가 언센지 기억도 나지 않는다면 당장 달력을 꺼내서 온전히 자신만을 위한 시간을 계획하라. 이는 여러분의 정신적, 육체적, 감정적인 건강을 위해서도 꼭 필요한 시간이므로 정기적인 주간 루틴으로 삼도록 한다.

이제 집이나 레스토랑에서 여러분의 체중 감량 목표에 도움이 되는 음식을 만들고 즐길 수 있는 준비를 마쳤다. 더불어 자신이 생각하는 건강한 체중에 도달할 때까지 몇 번이고 반복할 수 있는 3단계 다이어트 플랜과 평생 건강한 적정 체중을 유지할 수 있도록 도와줄 관리 시스템까지 배웠다.

다음 장에서는 이렇게 건전한 방법으로 몸무게를 줄였을 때 일어나는 내면의 놀라운 변화들에 대해 얘기하고자 한다. 이를 통해 자신의 힘으로 이끌어낸 생활방식의 변화가 여러분의 운명까지 변화시킬 수 있다는 사실에 눈을 뜨길 바란다. 미래는 아직 써지지 않았으며 미래를 써나갈 펜은 여러분이 손에 쥐고 있다.

자신의 몸을 대하는 방법을 바꾸겠다는 대담한 결심을 통해 여러분은 더 건강하게 더 오랫동안 이어질 새로운 미래를 직접 써나가기 시작했다.

13장

건강으로의 귀환

과거에 일어난 일과 미래에 다가올 일은
우리 안에 있는 것을 생각하면 아무것도 아니다.

— 랠프 월도 에머슨

수께끼 하나. 세상에서 가장 위험한 무기는? 정답은 포크. 사실이다! 우리가 흔히 떠올리는 전형적인 무기들보다 훨씬 더 많은 사람들의 인생을 파괴하고, 더 많은 질병을 초래하며, 사람들의 인생을 몇 년씩 깎아먹고 있는 것이 바로 포크다. 나쁜 음식을 먹으면 건강에 심각한 위험을 줄 수 있지만 그 반대도 사실이다. 지금까지 줄곧 얘기한 대로 좋은 음식을 먹으면 당연히 건강을 향상시킬 수 있다.

지금부터 이 플랜으로 살을 빼는 데 성공한 여러분의 건강을 보호하고 지킬 수 있는 방법들에 관해 얘기해보자.

4장에서 여러분이 원하는 것을 하고자 할 때 체중이 걸림돌이 됐던 경우를 기록했던 내용을 기억할 터이다. 우리가 실시한 조사에서 살을 빼려는 이유를 묻는 질문에 거의 절반에 가까운 수치인 응답자의 48.6%가 '건강을 염려하기 때문'이라는 항목에 10점 만점을 주었다. 다시 말해서 건강이 살을 빼고자 하는 가장 큰 이유였다. 또 의사로부터 살을 빼는 게 좋겠다는 권고를 받았냐는 질문에는 62.7%가 '그렇다'고 대답했다. 이거야말로 심각한 일이 아닐 수 없다. 누구나 어느 정도는 몸무게 때문에 자신의 건강이 위협받고 있다는 사실을 알고 있다. 나는 여러분에게 건강한 식습관과 운동으로 얼마든지 건강을 향상시킬 수 있다는 사실을 알림으로써 희망을 주고 싶을 뿐이다.

당신의 심장은 튼튼한가?

보통 사람의 심장은 매일 약 96,560km에 달하는 긴 혈관으로 피를 내보내고 있다. 절대 과장하는 소리가 아니다. 그리고 만약 심각한 과체중이라면 여러분의 심장은 온몸으로 피를 보내기 위해 보통사람들보다 30% 더 많이 일하고 있다. 다시 말해 24시간 동안 남들보다 28,960km나 더 긴 혈관으로 피를 내보내기 위해 쉴 새 없이 애쓰고 있는 셈이다.

이렇게 생각해보자. 지구를 한 바퀴 돌면 약 38,624km이므로, 과체중이라면 여러분의 심장은 매일 지구 전체 둘레의 3/4과 맞먹는 길이의 혈관에 피를 내보내고 있는 셈이다. 아무리 생각해도 심장에 너무 무리한 부탁임에 틀림없다. 그러므로 올바른 식습관과 운동을 통해 건강한 몸무게를 되찾아 심장 건강을 비롯한 전반적인 건강을 향상시켜야 한다.

건강상의 변화

체중 감량으로 얻어지는 몇 가지 긍정적인 건강 변화를 함께 살펴보기로 하자. 유전적인 요인과 같은 특정한 변화들은 복합적인 원인을 바탕으로 하지만 건강한 식습관과 운동은 전체적인 건강을 향상시키는 데 도움을 준다. 건강상 어떤 긍정적인 변화가 생길 수 있는지 알고 있으면 자신의 건강을 책임져야 할 필요성을 느끼고 동기를 부여하는 데 분명히 도움을 줄 수 있다. 혹시라도 특별히 염려되는 부분이 있을 때는 반드시 의사와 상담하여 자기 자신에게 가장 잘 맞는 플랜을 고안해야 한다.

1. 가늘어진 허리선: 우리가 실시한 조사에는 신체 부위 중에서 가장 달라지기를 바라는 부분이 어디인지 묻는 질문이 있었다. 놀랍게도 93.7%의 사람들이 '배'라고 입을 모았다. 몸의 중앙 부위에 과도한 살이 붙어 출렁거리는 걸 좋아할 사람은 물론 아무도 없지만 복부 비만이 위험한 데는 분명한 이유가 있다. 복벽 뒤에 쌓이는 지방은 몸 전체에 염증을 발생시킬 수 있고 혈압을 높이고 신진대사를 더디게 할 수 있으며 면역력도 약하게 할 수 있다.

2. 안정 시 낮은 심장박동 수: 심장은 한마디로 펌프다. 심장의 가장 기본적인 역할은 온몸에 피를 순환시키는 일이다. 안정 시 심장박동 수는 절대 안정하고 있는 순간에 1분 동안 심장이 뛰는 수치를 나타내며 심장의 건강 여부를 알 수 있는 매우 중요한 수치이다.

만약 가만히 앉아 있는 순간에도 심장이 빠르게 뛴다면 몸을 일으켜 활동하고 운동할 때는 피를 내보내기 위해 얼마나 더 빨리 뛸지 상상해보라. 만약 과체중이거나 비만이라면 심장박동 수가 평균보다 높을 것이다. 건강한 식습관과 운동으로 살을 빼면 심장박동 수를 낮추는 데 도움이 된다.

3. 편안한 호흡: 계단 한 층을 올라가는 데도 숨이 차고 장을 보고 차까지 걸어가는 데도 중간에 서서 쉬어야 한다면 몸무게와 신체 상태가 폐에 어떤 무리를 주고 있음을 알 수 있다. 그러나 체중을 줄이고 건강을 단련하면 훨씬 쉽게 숨을 쉴 수 있고 일상의 움직임 때문에 쉽게 지치는 일이 없어진다.

4. 맑은 정신: 정크 푸드나 패스트푸드는 뇌 기능에 손상을 준다는 연구 조사가 많이 나와 있다. 여기에 대해 잠시 생각해보자. 우리가 먹는 음식은 뇌 기능에 직접적인 영향을 미친다. 건강한 식습관은 몸무게에 영향을 미칠 뿐만 아니라 '흐리멍덩한' 느낌을 줄이고 보다 또렷하게 생각하는 데 많은 도움을 준다.

5. 활기찬 에너지: 건강하게 먹고 운동하면 더 많은 활력을 느낄 수 있다. 몸에 과도한 무게를 더 지고 다니기 때문에 늘 피곤하게 느껴지는지도 모른다. 예를 들어 적정 몸무게보다 9kg 정도 더 살이 쪘다고 생각해보자. 이는 평소에 9kg 무게의 가구를 등에 지고 돌아다니는 것과 마찬가지이다. 적정 몸무게를 초과했다면 그만큼의 무게를 몸에 얹은 채 생활하고 있는 셈이다. 그러니 체중을 줄이면 지금까지와는 달리 언제 어디서나 활기차고 가뿐하게 움직일 수 있다.

6. **수면의 질 향상:** 건강한 식습관을 유지하는 사람들이 훨씬 더 숙면을 취한다는 조사 결과가 있다. 꾸준한 운동은 보다 쉽게 잠드는 데 도움을 줄 수 있다.

7. **혈압:** 염분 섭취를 줄이고 과일과 채소를 많이 섭취하면 건강한 적정 혈압을 유지하는 데 큰 도움이 된다. 운동 역시 혈압에 많은 영향을 준다.

8. **콜레스테롤:** 건강한 음식을 먹고 꾸준히 운동하면 적정 콜레스테롤 수치를 유지하는 데 큰 도움이 된다.

9. **C 반응성 단백 시험:** 몸속에 어느 정도 염증이 있는지 그 정도를 알아보는 테스트이다. 의사들은 심장질환이나 당뇨병, 암을 비롯한 여러 현대 질병을 일으키는 핵심 원인이 염증이라고 생각한다. 건강하고 균형 잡힌 식사와 적절한 운동은 C 반응성 단백질 수치에 영향을 줄 수 있다.

10. **혈당:** 과도한 음식 섭취나 불규칙한 식사시간, 고지방 고당분 저섬유질 식품의 잦은 섭취는 혈당에 나쁜 영향을 준다. 다른 여러 가지 효과와 마찬가지로 건강한 식습관과 운동은 혈중 포도당 수치를 안정화시키고 우리 몸이 당분과 인슐린을 적절히 처리할 수 있게 도움을 준다.

인정하고 격려하기

3장에서 어떤 목표를 달성하고자 애쓰는 자신의 모습을 관찰하고 잠재 가능성을 최대한 발휘하기 위한 자신의 노력을 인정하고 격려하는 것이 왜 중요한지 이야기했다. 바로 지금, 여러분이 살을 빼겠다는 목표 달성을 위해 전념함으로써 자신의 건강을 챙기려고 최선을 다하고 있다는 사실을 스스로 인식하고 인정하기 바란다.

이 다이어트를 시작한 이래 전체적으로 기분이 좋아졌다는 등의 긍정적인 변화들을 떠올려 모두 종이에 적어보고 여러분이 자신의 건강을 최우선으로 삼고 있다는 사실을 인정하고 격려하길 바란다.

나이는 어떤 영향을 주나?

마흔이 넘은 여성에게 젊었을 때 비해 살을 빼는 게 더 어려워졌는지(찌기는 더 쉽고) 물어보면 백이면 백 그렇다고 외칠 것이다. 이는 나이가 들수록 생기는 불행한 변화임에 틀림없다. 특히 나이가 들수록 호르몬 변화가 생기기 때문에 특히 여성들의 경우 몸무게에 급격한 변화가 생길 수 있다.

이러한 호르몬 변화 때문에 여성의 몸에 지방이 더 많이 쌓이지만 빼기는 더 어려워지는 건 사실이다. 만약 여러분이 '특정 나이'이고 적정 몸무게를 초과해 살이 많이 찐 상태라면 더욱 조심해야 한다. 조사 결과에 따르면 젊었을 때에 비해 2형 당뇨병과 각종 암(직장암과 유방암을 포함해서)에 걸릴 확률이 훨씬 더 높게 나타났기 때문이다.

그러니 11장에서 설명한 체중 감량 저항 체질과 마찬가지로 나이가 좀 들었고 살을 뺄 수 있을지 걱정될 때는 의사와 상담해서 가장 효과적인 방법을 찾아보라고 권하고 싶다.

물론 5kg 줄이기가 스무 살 때만큼 쉽지는 않겠지만 의사의 도움을 받으면 충분히 가능한 일이다.

유전적으로 살이 찔 체질이라면?

과학자들은 인간 게놈(유전체)에 관해 계속 새로운 사실을 발견하면서 유전적인 요인으로 여러 질병에 걸릴 가능성이 있다는 사실을 알아냈고, 비만도 예외가 아니다. 최근 '지방 유전자' 또는 '비만 유전자'라고 부르는 요인에 대한 관심이 늘어나고 있다. 이는 실제로 대단히 흔한 유전자 변이 현상으로 전체 미국인의 1/3이 가지고 있다고 한다. 그러나 우리가 가진 유전자가 운명을 좌지우지하는 결정적인 단 하나의 요인은 아니다. 절대 그렇지 않다!

아무리 유전자 변이 현상을 가지고 있다고 해도, 아무리 과체중이나 비만이라고 해도 그렇게 된 데는 여러 가지 많은 요인들이 삭용하기 마련이다. 여러분이 처한 환경, 음식과 운동, 생활 속에서의 수많은 선택들이 지금의 모습을 만드는 데 영향을 주었을 게 틀림없다. 유전자가 파란 신호등 역할을 했는지 몰라도 운전을 하고 있던 사람은 바로 여러분 자신이다.

그러나 건강한 식습관과 운동이 적정한 몸무게에 도달하고 유지하는 데 매우 중요한 영향을 미칠 수 있다는 연구 조사 결과들이 많이 나와 있다. 20만 명이 넘는 성인을 대상으로 한 45개 연구를 종합 비교한 메타 분석 결과 비만 유전자를 가진 사람들 중에서 조금이라도 운동을 하는 사람은 과체중이나 비만이 될 확률이 27%나 낮아진다고 한다. 이 얼마나 반가운 소식인가! 그러니 유전자만이 우리 몸을 지배하는 것은 아니다. 심지어 DNA도 보다 건강하고 행복한 인생을 살기 위한 노력에 걸림돌이 될 수 없다.

열심히 살기

건강을 되찾는다는 건 지금과 마찬가지로 앞으로 올 인생을 충실하게 열심히 살 수 있음을 의미한다. 그러니 지금 스스로의 건강을 관리하는 데 주도권을 잡아 이 플랜을 실행에 옮기길 바란다. 인생에서 누릴 수 있는 모든 것을 놓치지 말고, 변화가 두려워서 여러분이 세상에 기여할 수 있는 모든 부분을 포기하지 않기를 바란다.

체중을 감량하고 모든 신체 기능을 최고로 끌어올려 인생의 흐름을 바꿨을 때 어떤 놀라운 일들을 성취할 수 있는지 궁금하지 않나? 가만히 앉아 궁금해하지만 말고 당장 변화를 시작하라. 여러분 평생에 가장 훌륭한 결심이 될 수도 있다.

14장

결론: 새로운 나

나는 모든 잘못을 제대로 바로잡을 수 있는 순간들을 우리 자신이 만들 수 있다고 믿는다. 이 책에서 나는 체중과 건강, 셀프 이미지와 관련해 잘못된 모든 오류를 성공적으로 바로잡기 위해 여러분이 기꺼이 감수해야 하는 것들을 이야기했고, 여러분은 매일매일 실천에 옮기고 있으리라 믿는다.

《라이프 코드Life Code》라는 내 책에는 '스위트 16'이라고 이름 붙인 놀이책이 들어 있다. 여기에는 여러분이 인생에서 원하는 것보다 한 단계 더 나은 것을 창조하는 데 필요한 핵심 전략과 사고방식, 전술, 행동양식이 담겨 있다. 그중에서 맨 처음 등장하는 첫 번째 전략은 이렇다.

"반드시 분명한 자기 '이미지'를 가지고 있어야 하며 절대 어울리지 않는 행동을 하지 않는다."

살을 빼려고 노력하고 건강을 챙기기 시작한 이후로 여러분만의 이미지에 어떤 변화가 생겼는가? 꾸준히 헬스클럽에 가는 모습이 동료와 친구들에게 알려져 체력 단련의 대표 이미지로 자리 잡았나? 식당에서 찬찬히 음식을 주문하는 여러분의 모습에 영양가 많고 건강한 음식을 찾는 사람으로 알려졌나? 잠깐이라도 자신만을 위한 시간을 갖는 모습을 보고 여러분의 건강이 우선이라는 사실을 가족들도 이해하게 되었는가?

짐작건대 여러분이 기대했던 것보다 더 많은 변화가 생겼을 것이며 이제 그 이미지를 받아들일 필요가 있다. 새롭게 찾은 영향력을 인식하고 여러분이 발산하는 건강한 이미지에 충실해야 한다.

우리는 인생에서 자기에게 꼭 맞는 방법을 찾아야 한다. 이 다이어트를 시작하기 전과 지금의 차이는 최종 목표가 다르다는 것이다. 전에는 먹고 싶은 대로 먹고, 생각하고 싶은 대로 생각하고, 하고 싶은 대로 했다. 그렇게 해서 늘 하던 대로 똑같은 결과가 이어졌기 때문이다. 그때는 그것만으로 충분했는지 몰라도 더 이상 그렇지 않다. 이제는 새로운 몸무게와 새로운 생활에 눈높이를 맞췄으니 거기에 맞는 새로운 목표를 만들어낼 수 있어야 한다. 그렇다고 해서 과거의 나쁜 습관이 절대 되살아나지 않는다는 보장은 없다. 그러니 자신의 습관과 행동에 대한 통제권이 점점 약해진다는 느낌이 들 때는 다시 이 책을 들춰보고 플랜 속 단계들을 거치면서 마음을 다잡고 통제권을 회복하길 바란다.

《라이프 코드》의 내용 중에서 중요한 전략을 하나 더 알려주자면 자신이 속한 시스템(직장이나 인간관계 등 모든 면에서)을 완전 정복하고 그것을 여러분에게 효과적으로 맞추는 방법을 찾아야 한다. 시스템을 잘 알면 알수록, 게임의 규칙과 방법을 이해하면 할수록 승리할 수 있는 가능성이 높아지기 마련이다. 그것이 이 다이어트의 진실이다. 배우고, 이해하고, 그것을 실제로 행동에 옮길 수 있도록 생활 방식을 변화시켜서 현재의 체중 감량에 성공할 뿐만 아니라 앞으로도 성공을 유지해야 한다.

나는 여러분이 원하는 것을 손에 넣고 그것을 지키며 그것을 바탕으로 더 발전하길 바란다. 지금껏 여러분의 발목을 잡고 있던 체중 문제를 건강한 방법으로 해소함으로써 여러분의 인생을 여러분만의 방식으로 살 수 있는 새로운 기회의 문이 활짝 열렸다. 근본적으로 여러분 자신을 보는 개인적인 시각도 바뀌었고 주변의 모든 것에 접근하는 방식도 변했다. 이제 여러분은 평생 지속될 수 있는 습관을 체득하는 다이어트를 시작했으며 지금부터 여러분 앞에 펼쳐질 새롭고 건강하고 긍정적인 수많은 경험들을 기대해도 좋다.

새롭게 태어난 여러분을 위하여!

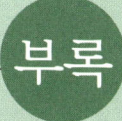

부록

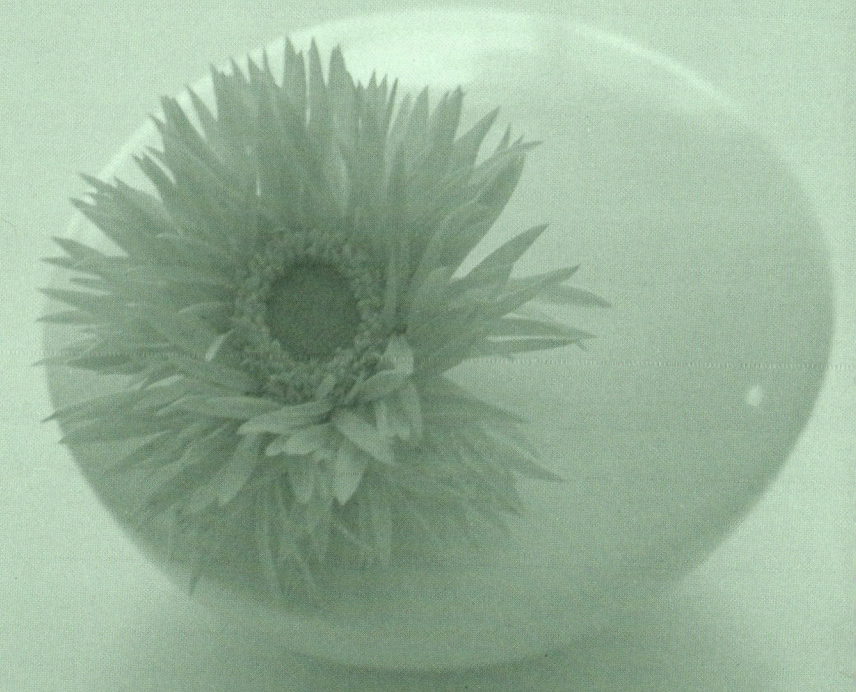

부록 A

식품 목록

1단계 쇼핑 목록 (※는 20/20 식품)

유제품

큰 달걀※

탈지(0%) 바닐라 그릭 요구르트 (인공감미료가 아닌 진짜 설탕이 들어간 것)※

신선한 과일

작은 사과(약 7cm, 레드 딜리셔스, 골든 딜리셔스, 그래니 스미스 등 기호에 따라 선택)※

레몬

말린 자두※

건포도※

신선한 채소

병아리콩(봉지 제품이나 캔 제품)※

마늘

렌즈 콩(쪄서 진공 포장한 제품이나 캔 제품)※

단단한 두부※

좋아하는 모둠 채소(아루굴라, 혼합 베이비채소, 청경채, 꽃상추, 필드 그린, 라디치오, 적상추, 로메인 상추, 어린잎 시금치, 워터크래스 등)※

양념과 오일

시나몬 가루

디종 머스터드*

코코넛 오일*

엑스트라 버진 올리브 오일*

견과류

소금을 치지 않은 생 아몬드나 기름 없이 볶은 아몬드*

천연 땅콩버터*

소금을 치지 않고 껍질을 깐 피스타치오*

반으로 가른 호두*

파스타, 귀리와 곡류

통호밀 크래커*

육류/단백질

신선한 대구*

감미료를 넣지 않은 유청 단백질 가루*

음료

녹차*

2단계 쇼핑 목록 (*는 20/20 식품)

이 목록에 있는 식품들은 모든 2단계 식단에 오른 음식을 만드는 데 필요한 재료들이다. 만약 식단에 소개된 음식 중에서 만들지 않을 음식이 있다면 관련 재료는 구입할 필요가 없다.

유제품

큰 달걀*

탈지(0%) 바닐라 그릭 요구르트 (인공감미료가 아닌 진짜 설탕이 들어간 것)*

신선한 과일

작은 사과(약 7cm, 레드 딜리셔스, 골든 딜리셔스, 그래니 스미스 등 기호에 따라 선택)*

블루베리

씨 없는 포도(레드, 그린, 블랙 등 기호에 따라 선택)

레몬

오렌지

말린 자두*

건포도*

신선한 채소

아보카도

당근

병아리콩(봉지 제품이나 캔 제품)*

고수

마늘

방울토마토

렌즈 콩(쪄서 진공 포장한 제품이나 캔 제품)*

로메인 상추*

좋아하는 모둠 채소(아루굴라, 혼합 베이비채소, 청경채, 꽃상추, 필드 그린, 라디치오, 적상추, 로메인 상추, 어린잎 시금치, 워터크래스 등)*

버섯

시금치*

단단한 두부*

토마토

냉동 과일과 채소

감미료를 넣지 않은 블루베리   옥수수

양념과 오일

발사믹 식초   디종 머스터드*

후추   말린 딜

카옌페퍼(기호에 따라 선택)   소금을 치지 않은 마른 이탈리
                                   안 허브 양념
시나몬
                                   엑스트라 버진 올리브 오일*
코코넛 오일*
                                   저염 채소국물
크러시드 레드 페퍼(기호에 따라
선택)

견과류

소금을 치지 않은 생 아몬드나   소금을 치지 않고 껍질을 깐 피
기름 없이 볶은 아몬드*   스타치오*

캐슈   해바라기 씨

천연 땅콩버터*   반으로 가른 호두*

파스타, 귀리와 곡류

현미   통호밀 크래커*

압착귀리   통호밀 파스타*

통호밀 빵*

육류/단백질

검은콩(봉지 제품이나 저염 캔 제품)

뼈와 껍질을 발라낸 닭 가슴살

신선한 대구*

라이트 참치(물에 들어 있는 캔 제품)

감미료를 넣지 않은 유청 단백질 가루*

음료

녹차*

3단계 쇼핑 목록 (*는 20/20 식품)

3단계 식단에는 훨씬 더 다양한 식품이 사용되며 1단계와 2단계에 비해 서로 다른 재료들을 사용하는 조리법이 많다. 목록에 나와 있는 재료들을 전부 사다가 냉장고를 꽉 채우기보다는 좋아하는 음식에 들어가는 재료들을 집중적으로 구입하는 편이 효율적이다.

유제품

저지방 코티지치즈

큰 달걀*

미니 라운드 치즈(개당 약 70칼로리 제품)

탈지유

탈지(0%) 바닐라 그릭 요구르트 (인공감미료가 아닌 진짜 설탕이 들어간 것)*

신선한 과일

작은 사과(약 7cm, 레드 딜리셔스,
골든 딜리셔스, 그래니 스미스 등
기호에 따라 선택)*

바나나

블루베리

씨를 뺀 무가당 체리

씨 없는 포도(레드, 그린, 블랙 등
기호에 따라 선택)

키위

레몬

라임

오렌지

중간 크기 복숭아

작은 배(앙주, 바틀릿, 보스크, 코미
스 등 기호에 따라 선택)

말린 자두*

건포도*

라즈베리

딸기

귤

신선한 채소

아보카도

바질 잎

초록 파프리카

붉은 파프리카

브로콜리

당근

콜리플라워

병아리콩(봉지 제품이나 캔 제품)*

고수

가지

좋아하는 모둠 채소(아루굴라, 혼
합 베이비채소, 청경채, 꽃상추, 필
드 그린, 라디치오, 적상추, 로메인
상추, 어린잎 시금치, 워터크래스
등)*

버섯

양파

파슬리

붉은 감자

붉은 양파

로메인 상추*

마늘

생강

방울토마토

그린 빈

렌즈 콩(쪄서 진공 포장한 제품이나 캔 제품)*

국수호박

시금치*

말린 토마토

단단한 두부*

토마토

호박

냉동 과일과 채소

감미료를 넣지 않은 블루베리

감미료를 넣지 않은 망고

감미료를 넣지 않은 복숭아

감미료를 넣지 않은 파인애플

감미료를 넣지 않은 딸기

옥수수

양념과 오일

발사믹 식초

후추

카옌페퍼(기호에 따라 선택)

시나몬

정향

코코넛 오일*

크러시드 레드 페퍼

디종 머스터드*

말린 딜

마늘 가루(마늘 소금이 아님)

소금을 치지 않은 이탈리안 허브 양념 가루

엑스트라 버진 올리브 오일*

말린 파슬리

저염 채소국물

견과류

소금을 치지 않은 생 아몬드나 기름 없이 볶은 아몬드*

캐슈

천연 땅콩버터*

소금을 치지 않고 껍질을 간 피스타치오*

해바라기 씨

반으로 가른 호두*

파스타, 귀리와 곡류

현미

통옥수수 토르티야

통밀 쿠스쿠스

압착귀리

통곡물 펜네

통곡물 피타

퀴노아

통호밀 빵*

통호밀 크래커*

통호밀 플레이크*

통호밀 파스타*

당분을 넣지 않은 수저 크기 슈레디드 휘트 시리얼

메밀국수

와일드 라이스

육류/단백질

검은콩(봉지 제품이나 저염 캔 제품)

카넬리니 콩

뼈와 껍질을 발라낸 닭 가슴살

신선한 대구*

신선한 연어

다진 칠면조 살코기

껍질과 내장을 제거한 중간 크기 새우(냉동 제품을 해동해서 사용 가능)

라이트 참치 캔 제품

뼈와 껍질을 발라내고 오븐에 구운 칠면조 가슴살

감미료를 넣지 않은 유청 단백질 가루*

기타

지중해 올리브나 그리스 올리
브(그린, 블랙, 칼라마타 등 기호에
따라 선택)

페스토(병 제품)

음료

녹차*

부록 B

3단계 식단: 20일 달성기

아침식사 옵션

애플 아몬드 시리얼

다진 아몬드 2테이블스푼을 준비한다. 수저 크기의 슈레디드 휘트 시리얼 1/2컵에 탈지유 1컵을 붓고 시나몬 가루를 살짝 뿌린다. 좋아하는 종류의 작은 사과 1개를 껍질째 잘게 썰어 올리고 아몬드 가루를 뿌린다.

자두 땅콩버터 오트밀

작은 그릇에 감미료를 넣지 않은 유청 단백질 가루 1/4컵과 압착귀리 1/4컵을 섞고 뜨거운 물을 부어(1/4컵 권장) 원하는 농도를 맞춘다. 천연 땅콩버터 2티스푼을 넣고 잘 섞어준 다음 시나몬 가루를 뿌리고 말린 자두 5개를 다져서 올린다.

딸기 자두 호두 시리얼

다진 호두 2테이블스푼을 준비하고 말린 자루 2개를 다진다. 감미료를 넣지 않은 수저 크기 슈레디드 휘트 시리얼 1/2컵에 탈지유 1컵을 붓고 시나몬 가루를 살짝 뿌려준다. 저민 딸기 1/2컵, 다진 자두와 호두를 올린다.

빵을 덮지 않은 두부 디종 샌드위치

작은 그릇에 디종 머스터드 2티스푼과 물 1티스푼, 레몬즙 1티스푼, 엑스트라 버진 올리브 오일 2티스푼과 다진 마늘 1/2티스푼을 넣고 잘 섞어서 머스터드소스를 만든다. 얇게 썬 단단한 두부 1인분(약 400g 포장 제품의 1/5)에 머스터드소스를 펴 바른다. 통호밀 빵(기호에 따라 굽거나 굽지 않음) 1쪽에 시금치 1/2컵을 올린다. 그 위에 두부를 올리고 좋아하는 종류의 작은 사과 1개를 껍질째 썰어서 곁들인다.

채소 스크램블과 현미밥

큰 달걀 1개를 잘 풀어서 다진 마늘 1/4티스푼, 생 파슬리 1티스푼이나 말린 파슬리 1/2티스푼, 후춧가루 1/16티스푼으로 양념한다. 중간 크기 팬에 엑스트라 버진 올리브 오일 1테이블스푼을 두르고 잘게 썬 토마토 1/4컵, 다진 양파 2테이블스푼, 신선한 채소 1컵을 넣어 스크램블드에그를 만든다. 꾹꾹 눌러 담지 않은 현미밥 1/2컵에 곁들인다.

애플 피스타치오 프렌치토스트

좋아하는 작은 사과 1개를 골라 껍질째 다져서 작은 크기 팬에 넣고 코코넛 오일 1티스푼을 뿌려서 부드러워질 때까지 볶는다. 작은 그릇에 큰 달걀 1개를 풀고 통호밀 빵 1쪽을 넣어 달걀에 적신다. 달걀을 묻힌 빵을 팬에서 익히고 남은 달걀은 모두 빵에 부어준다. 빵 위에 익힌 사과를 올리고 소금을 치지 않고 껍질을 깐 피스타치오를 다져서 뿌려준다. 피스타치오를 통으로 올려도 좋다.

복숭아 코코넛 스무디

탈지(0%) 바닐라 그릭 요구르트 1개와 감미료를 넣지 않은 유청 단백질 가루 1/4컵, 감미료를 넣지 않은 냉동 복숭아 3/4컵과 물 1/4컵을 블렌더에 넣고 부드럽게 갈아준다. 여기에 코코넛 오일 1/2테이블스푼,

압착귀리 1테이블스푼과 소량의 얼음을 더 넣어 원하는 농도로 갈아준다.

땅콩버터 블루베리 토스트

작은 그릇에 신선한 블루베리 1컵을 넣고 시나몬 가루를 살짝 뿌려서 가볍게 으깬다. 통곡물 빵 1쪽에 천연 땅콩버터 1테이블스푼을 바르고 그 위에 으깬 블루베리를 얹는다. 탈지(0%) 바닐라 그릭 요구르트 1개와 함께 곁들인다. 냉동 블루베리를 사용할 때는 3/4컵을 해동시켜서 사용한다.

자두와 호두, 코티지치즈 토스트

다진 호두 2테이블스푼을 준비하고 말린 자두 5개를 다진다. 통곡물 빵 1쪽에 저지방 코티지치즈 1/2컵을 펴 바르고 시나몬 가루를 살짝 뿌려준 다음 자두와 호두를 올린다.

아보카도 토스트와 시금치 오믈렛

달걀 1개를 잘 풀어서 다진 마늘 1/4티스푼으로 양념한다. 중간 크기 팬에 달걀과 신선한 시금치 1컵을 넣어 익힌다. 잘 익은 아보카도 1/4개를 바른 통호밀 빵 1쪽과 씨 없는 포도 3/4컵을 곁들인다.

피스타치오 체리 오트밀

소금을 치지 않고 껍질을 벗긴 피스타치오를 다져서 2테이블스푼 준비한다. 냉동 체리 1컵을 작은 냄비에 넣고 물 2테이블스푼과 정향 가루를 살짝 뿌린 다음 체리가 부드러워지고 물이 증발할 때까지 중간 불에서 볶아준다. 작은 그릇에 감미료를 넣지 않은 유청 단백질 가루 1/4컵과 압착귀리 1/4컵을 넣고 뜨거운 물을 부어(1/4컵 권장) 섞으면서 농도를 맞춘다. 그 위에 체리와 피스타치오를 올린다. 체리를 전자레인지에 넣고 따뜻하게 데워서 가볍게 으깬 다음 정향 가루를 살짝 뿌려도 좋다.

키위 아몬드 파르페

소금을 치지 않은 생 아몬드나 기름 없이 볶은 아몬드를 다져서 2테이블스푼 준비한다. 탈지(0%) 바닐라 그릭 요구르트 1개에 작은 키위 2개를 다져서 올리고 압착귀리 2테이블스푼, 다진 아몬드를 올린다. 압착귀리를 토스터 오븐이나 오븐에 바삭하게 구워서 사용해도 좋다.

망고 코코넛 스무디

탈지(0%) 바닐라 그릭 요구르트 1개와 감미료를 넣지 않은 유청 단백질 가루 1/4컵, 감미료를 넣지 않은 냉동 망고 3/4컵과 물 1/4컵을 블렌더에 넣고 부드러워질 때까지 갈아준다. 여기에 코코넛 오일 1/2테이블스푼과 압착귀리 1테이블스푼, 소량의 얼음을 더 넣어 원하는 농도가 될 때까지 갈아준다.

땅콩버터 바나나 토스트

통곡물 식빵 1쪽을 구워서 천연 땅콩버터 1테이블스푼을 발라준다. 그 위에 얇게 썬 바나나 1/2컵을 올리고 시나몬 가루를 살짝 뿌려준다. 탈지(0%) 바닐라 그릭 요구르트 1개를 곁들인다.

배 호두 파르페

통호밀 플레이크 2테이블스푼을 토스터 오븐이나 베이킹 시트에 올려 350도로 예열한 오븐에서 5분 또는 살짝 갈색이 돌면서 고소한 견과류 냄새가 풍길 때까지 굽는다. 작은 배 1개를 골라 껍질째 잘게 썰어서 레몬즙을 살짝 뿌린다. 배와 탈지(0%) 바닐라 그릭 요구르트 1개, 반으로 갈라 다진 호두 7개를 파르페 스타일로 만들고 기호에 따라 시나몬 가루를 살짝 뿌려준다. 배를 얇게 썰어서 부드러워질 때까지 호밀 플레이크와 함께 구워도 좋다.

땅콩버터 라즈베리 토스트

작은 그릇에 신선한 라즈베리 1컵을 넣고 시나몬 가루를 살짝 뿌린 다음 가볍게 으깨준다. 통호밀 빵 1쪽을 구워서 천연 땅콩버터 1테이블스푼을 펴 바른 다음 라즈베리를 올린다. 탈지유 1컵(약 235ml)을 곁들인다. 라즈베리를 으깨서 올리지 않고 따로 먹어도 좋다.

시나몬 건포도 오트밀

작은 그릇에 감미료를 넣지 않은 유청 단백질 가루 1/4컵과 압착귀리 1/4컵을 넣어 섞는다. 여기에 뜨거운 물을 부어(1/4컵 권장) 저으면서 원하는 농도를 맞춘다. 코코넛 오일 2티스푼과 건포도 2테이블스푼을 넣고 시나몬 가루를 살짝 뿌린다.

빵을 덮지 않은 달걀 샌드위치

통호밀 빵 1쪽에 잘 익은 아보카도 1/4개를 펴 바른다. 그 위에 어린잎 시금치 1/4컵과 토마토 1개를 얇게 썰어 올리고, 달걀 1개를 원하는 방법으로 조리해서(반숙이나 스크램블, 프라이, 삶아서 얇게 썬 것 등) 올린다. 좋아하는 종류의 작은 사과 1개를 골라 껍질째 썰어 곁들인다.

딸기 아몬드 스무디

소금을 치지 않은 생 아몬드나 기름 없이 볶은 아몬드를 다져서 1테이블스푼 준비한다. 탈지(0%) 바닐라 그릭 요구르트 1개와 감미료를 넣지 않은 냉동 딸기 1컵, 감미료를 넣지 않은 유청 단백질 가루 1/4컵과 물 1/4컵을 블렌더에 넣고 부드러워질 때까지 갈아준다. 여기에 아몬드와 호밀 플레이크 2테이블스푼, 시나몬 가루 1/4티스푼과 소량의 얼음을 더 넣고 원하는 농도가 될 때까지 갈아준다.

사과와 아몬드, 코티지치즈 토스트

다진 아몬드 2테이블스푼을 준비한다. 통곡물 식빵 1쪽에 저지방 코티지치즈 1/2컵을 바르고 시나몬 가루를 살짝 뿌려준다. 그 위에 좋아하는 종류의 작은 사과 1개를 골라 껍질째 잘게 썰어 올리고 다진 아몬드를 뿌린다.

점심식사 옵션

빵을 덮지 않은 참치 샌드위치

소금을 치지 않은 생 아몬드나 기름 없이 볶은 아몬드를 다져서 2테이블스푼 준비한다. 작은 그릇에 라이트 참치(물기를 뺀 캔 제품) 약 85g과 소금을 넣지 않은 이탈리안 허브 양념 1/2티스푼, 발사믹 식초 1.5테이블스푼, 다진 아몬드를 넣고 잘 섞어준다. 통호밀 빵 1쪽에 참치소를 올리고 생 미니 당근 1/2컵과 방울토마토 1/2컵을 곁들인다. 빵은 구워서 사용해도 좋고, 아몬드는 다지는 대신 저미거나 갈아서 사용해도 좋다.

지중해식 참치 샐러드

큼직하게 자른 가지 1/2컵과 중간 크기의 붉은색 파프리카 1/4컵에 엑스트라 버진 올리브 오일 1티스푼을 바른다. 베이킹 시트에 가지와 파프리카, 호밀 크래커 2개를 올려서 350도로 예열한 오븐에 넣고 수시로 확인하며 5~10분간 굽는다. 크래커가 황금색을 띠고 채소가 부드러워지면 꺼낸다. 작은 그릇에 엑스트라 버진 올리브 오일 2티스푼과 발사믹 식초 2티스푼, 소금을 넣지 않은 이탈리안 허브 양념 1/4티스푼을 넣고 잘 섞어 드레싱을 만든다. 여기에 라이트 참치(물기를 뺀 캔 제품) 약 85g을 넣어 드레싱과 섞는다. 샐러드 그릇에 모둠 채소 1컵을 담고 가지와 파프리카, 참치를 올린 다음 호밀 크래커를 부수어 뿌려 준다. 호밀 크래커는 굽지 않고 사용해도 좋다.

닭고기와 채소 파스타 샐러드

중간 크기 그릇에 엑스트라 버진 올리브 오일 2티스푼과 발사믹 식초 1 테이블스푼, 다진 마늘 1/4티스푼과 레몬즙 1티스푼을 넣고 섞는다. 다진 양파 2테이블스푼과 곱게 다진 케일 1/4컵, 다진 버섯 1/4컵, 반으로 가른 방울토마토 1/4컵과 생 바질 잎 3~4장을 다져 넣는다. 여기에 뼈와 껍질을 제거하고 익힌 닭 가슴살 약 85g을 깍둑썰기해서 넣고 익힌 100% 통곡물 펜네 1/2컵도 넣어 잘 섞은 다음 약 30분 정도 냉장고에 넣어 차게 해서 먹는다. 20/20 식품 중에 더 넣고 싶다면 통호밀 파스타를 사용해도 좋다.

레몬 향 나는 렌즈 콩 샐러드

작은 그릇에 렌즈 콩(쪄서 진공 포장한 제품이나 캔 제품을 헹궈서 물기를 빼고 사용) 1/2컵과 엑스트라 버진 올리브 오일 1티스푼, 다진 마늘 1/4 티스푼, 레몬즙 1테이블스푼을 넣어 섞는다. 신선한 모둠 채소 2컵에 엑스트라 버진 올리브 오일 2티스푼과 발사믹 식초 1테이블스푼을 넣어 섞는다. 채소를 샐러드 그릇에 담고 양념한 렌즈 콩을 올린 다음 호밀 크래커 2개를 부수어 뿌려준다.

단숨에 만드는 검은콩 캐서롤

작은 냄비를 중불에 올려서 다진 마늘 1/4티스푼, 엑스트라 버진 올리브 오일 1테이블스푼과 양파, 버섯, 당근, 초록 파프리카 다진 것 각 1/4컵을 넣고 볶는다. 여기에 반으로 가른 방울토마토 1/2컵과 시금치

1/2컵, 저염 채소국물 1/2컵을 추가하고 카옌페퍼와 후추, 크러시드 레드 페퍼를 살짝 뿌려준다. 내용물이 끓으면 불을 줄여서 약 10~12분 정도 저으면서 졸여준다. 꾹꾹 눌러 담지 않은 현미밥 1/3컵과 검은콩 1/2컵을 넣고 섞어서 전체적으로 고르게 데워준다.

빵을 덮지 않은 두부 페스토 샌드위치

통호밀 빵 1쪽에 바질 페스토 1테이블스푼을 펴 바른다. 그 위에 얇게 저미거나 작게 깍둑썰기한 단단한 두부 1인분(약 400g 포장 제품의 1/5)을 올리고 좋아하는 모둠 채소 1/4컵, 둥글게 썬 붉은 양파 5~6개를 올린다. 신선한 방울토마토 1/2컵과 작은 귤 1개를 곁들인다.

병아리콩 양상추 랩

오븐을 350도로 예열한다. 병아리콩(익히거나 캔 제품을 헹궈서 물기 빼고 사용) 1/2컵에 엑스트라 버진 올리브 오일 2티스푼과 다진 마늘 1/4티스푼을 넣고 섞어서 베이킹 시트에 고르게 펴 오븐에서 10분간 굽는다. 로메인 상추 4장을 준비하고 익혀서 차게 식힌 통곡물 쿠스쿠스 1테이블스푼과 구운 병아리콩, 다진 붉은 양파와 다진 방울토마토를 고루 올린다.

닭고기와 사과 호두 샐러드

호두를 다져 2테이블스푼 준비한다. 작은 그릇에 디종 머스터드 2티스푼과 물 1티스푼, 레몬즙 1티스푼, 다진 마늘 1/4티스푼을 넣어 잘 섞은 다음 뼈와 껍질을 제거하고 익힌 닭 가슴살 약 85g을 깍둑썰기해서 추가한다. 좋아하는 푸른 채소 1컵을 그릇에 담고 그 위에 준비한 닭고기를 올린 다음 좋아하는 종류의 작은 사과 1개를 골라 껍질째 썰어 올리고 다진 호두와 호밀 크래커 1개를 부수어 뿌려준다.

빵을 덮지 않은 모로칸 닭고기 샐러드

작은 그릇에 코코넛 오일 2티스푼, 다진 마늘 1/4티스푼, 시나몬 가루 1/8티스푼을 넣고 섞는다. 여기에 뼈와 껍질을 제거하고 익혀서 식힌 닭 가슴살 약 85g을 깍둑썰기해서 넣고, 건포도 2테이블스푼을 넣어 잘 섞는다. 통곡물 식빵(기호에 따라 굽거나 굽지 않음) 1쪽에 닭고기 샐러드를 얹는다.

병아리콩과 채소 파스타 샐러드

작은 그릇에 엑스트라 버진 올리브 오일 2티스푼과 발사믹 식초 1테이블스푼, 다진 마늘 1/4티스푼과 레몬즙 1티스푼을 넣어 섞는다. 여기에 다진 붉은 양파 2테이블스푼과 어린잎 시금치 1/2컵, 반으로 가른 방울토마토 1/4컵, 다진 생 바질 잎 3~4장을 추가한다. 병아리콩(삶거나 캔 제품을 헹궈 물기를 빼고 사용) 1/2컵과 익힌 100% 통곡물 펜네 1/2컵을 넣어 잘 섞은 다음 냉장고에서 최소한 30분이나 하룻밤 정도 차게 보관한다. 20/20 식품을 더 추가하고 싶다면 통호밀 파스타를 사용한다.

새우와 채소 양상추 랩

중간 크기 팬에 코코넛 오일 1테이블스푼과 다진 마늘 1/2티스푼, 저염 채소국물 1/4컵, 크러시드 레드 페퍼 1/8티스푼을 넣고 달군다. 얇게 저민 버섯 1/2컵과 다진 붉은 파프리카 1/2컵을 넣고 버섯이 부드러워질 때까지 볶아준다. 껍데기와 내장을 제거하여 익힌 중간 크기 새우(냉동 제품을 해동해서 사용 가능) 약 85g을 넣고 골고루 데워준다. 로메인 상추 바깥쪽 잎 2장에 채소와 새우볶음을 올리고 꾹꾹 눌러 담지 않은 현미밥 1/2컵에 곁들인다.

두부 시금치 타코

중간 크기 팬에 신선한 어린잎 시금치 1컵, 다진 양파 1/4컵을 넣고 후추와 카엔페퍼, 크러시드 레드 페퍼를 각각 조금씩 뿌리고 저염 채소 국물 1/4컵을 부어 양파가 투명해질 때까지 볶아준다. 깍둑썰기한 단단한 두부 1인분(약 400g 포장 제품의 1/5)을 넣고 골고루 데운다. 타코 모양의 통옥수수 토르티야 2개에 채소와 두부 볶음을 올리고 잘 익은 아보카도 1/4개를 얇게 썰어 얹어준다.

레몬 페퍼 대구 샐러드

작은 그릇에 디종 머스터드 2티스푼과 물 1티스푼, 레몬즙 1티스푼, 다진 마늘 1/4티스푼을 넣고 섞는다. 여기에 익혀서 식힌 다음 잘게 부순 대구살을 넣어 섞는다. 또 다른 작은 그릇에 발사믹 식초 2티스푼과 엑스트라 버진 올리브 오일 1테이블스푼, 후춧가루 1/4티스푼을 넣어 섞은 다음 좋아하는 푸른 채소 1.5컵을 넣고 골고루 묻혀준다. 샐러드 그릇에 채소를 담고 대구 샐러드를 올려 호밀 크래커 2개를 곁들인다.

시금치에 올린 새우와 와일드 라이스 볶음

중간 크기 팬에 코코넛 오일 1테이블스푼, 다진 마늘 1/2티스푼, 저염 채소국물 1/4컵과 크러시드 레드 페퍼 1/8티스푼을 넣고 섞어준다. 여기에 다진 붉은 파프리카 1/2컵, 다진 브로콜리 1/2컵을 넣고 브로콜리가 살짝 부드러워질 때까지 볶는다. 껍데기와 내장을 제거한 중간 크기의 익힌 새우(냉동 제품을 해동 후 사용 가능) 약 85g과 꾹꾹 눌러 담지 않은 익힌 와일드 라이스 1/2컵을 넣고 골고루 데워준다. 그릇에 어린잎 시금치 1컵을 담고 그 위에 새우와 와일드 라이스 볶음을 얹어 준다. 모든 재료를 고루 섞어서 냉장고에 넣어 최소 30분 이상 보관했다가 차게 먹어도 좋다.

매운 렌즈 콩 캐서롤

작은 냄비에 다진 마늘 1/4티스푼, 엑스트라 버진 올리브 오일 2티스푼, 양파와 버섯, 브로콜리 다진 것을 각각 1/3컵씩 넣고 중불에 볶는다. 여기에 반으로 가른 방울토마토 1/2컵, 시금치 1/2컵, 저염 채소국물 1/2컵을 넣고 카옌페퍼와 후추, 크러시드 레드 페퍼를 조금씩 넣고 끓인다. 내용물이 끓어오르면 불을 줄이고 간간이 저어가며 8~10분 정도 졸여준다. 현미밥 1/3컵과 렌즈 콩(삶거나 쪄서 진공 포장한 제품이나 캔 제품을 헹궈서 물기를 빼고 사용) 1/2컵을 넣어 골고루 데워준다.

차갑게 식힌 렌즈 콩과 가지 샐러드

중간 크기 팬에 다진 마늘 1/2티스푼, 깍둑썰기한 가지 1컵, 다진 양파 1/4컵, 소금을 넣지 않은 이탈리안 허브 양념 가루 1/4티스푼, 엑스트라 버진 올리브 오일 1테이블스푼과 저염 채소국물 2테이블스푼을 넣고 가지가 부드러워질 때까지 볶아준다. 중간 크기 그릇에 볶은 채소와 식힌 현미밥 1/3컵, 렌즈 콩(삶거나 쪄서 진공 포장한 제품이나 캔 제품을 헹궈서 물기를 빼고 사용) 1/2컵을 넣고 섞어준다. 냉장고에서 최소 30분이나 하룻밤 재웠다가 차갑게 먹는다.

닭고기와 채소 타코

작은 그릇에 잘게 썬 토마토 1/4컵과 다진 양파 1/4컵을 넣고 라임즙 2티스푼, 다진 고수 1테이블스푼을 넣고 잘 섞어서 냉장고에 넣어 차갑게 식힌다. 중간 크기 팬에 신선한 어린잎 시금치 1컵, 다진 붉은 파프리카 1/4컵, 얇게 썬 버섯 1/4컵과 엑스트라 버진 올리브 오일 2티스푼, 저염 채소국물 2테이블스푼을 넣고 버섯이 부드러워질 때까지 볶아준다. 여기에 뼈와 껍질을 제거하고 익힌 닭 가슴살 약 85g을 깍둑썰기해서 넣고 골고루 데운다. 타코 모양의 통옥수수 토르티야 2개에 채소와 닭고기 볶음, 차게 식힌 토마토 소를 올린다.

닭고기와 와일드 라이스 양상추 랩

뼈와 껍질을 제거하고 익혀서 깍둑썰기한 닭 가슴살 약 85g에 엑스트라 버진 올리브 오일 1테이블스푼과 다진 마늘 1/2티스푼, 소금을 넣지 않은 이탈리안 허브 양념 가루 1/2티스푼을 넣고 고루 섞는다. 로메인 상추 2장에 닭고기와 차게 식힌 와일드 라이스, 다진 붉은 양파, 다진 방울토마토를 고루 올린다.

호두를 뿌린 두부와 시금치 피타

다진 호두 2테이블스푼을 준비한다. 작은 그릇에 디종 머스터드 2티스푼과 물 1티스푼, 레몬즙 1티스푼, 다진 마늘 1/4티스푼을 잘 섞어 머스터드소스를 만든다. 단단한 두부 1인분(약 400g 포장 제품의 1/5)을 깍둑썰기해서 어린잎 시금치 1컵과 함께 소스에 잘 버무린다. 100% 통곡물 피타 반쪽에 내용물을 올리고 다진 호두를 뿌린다.

지중해식 닭고기 피타

작은 팬에 다진 마늘 1/2티스푼과 엑스트라 버진 올리브 오일 2티스푼, 반으로 가른 방울토마토 1/2컵, 어린잎 시금치 1컵, 다진 양파 1/4컵, 소금을 넣지 않은 이탈리안 허브 양념 가루 1/4티스푼을 넣고 볶는다. 100% 통곡물 피타 반쪽에 채소 볶음과 껍질을 제거하고 익힌 닭 가슴살 약 85g을 얇게 썰어 올린다.

저녁식사 옵션

마늘 향 나는 시금치와 옥수수를 곁들인 닭고기

뼈와 껍질을 제거한 닭 가슴살 약 85g을 굽는다. 신선한 시금치 2컵에 엑스트라 버진 올리브 오일 2티스푼과 다진 마늘 1/4티스푼을 넣고 볶아준다. 냉동 옥수수 1/2컵을 찌거나 전자레인지에 데워서 마늘 가루(마늘 소금이 아님) 1/8티스푼, 말린 파슬리 1/4티스푼이나 신선한 생파슬리 1/2티스푼으로 양념한다. 구운 닭고기에 시금치와 옥수수를 곁들인다.

땅콩 소스에 버무린 메밀국수와 새우

작은 팬에 브로콜리 꽃 부분 1/4컵, 다진 붉은 파프리카 1/4컵, 다진 양파 1/4컵, 어린잎 시금치 1컵과 저염 채소국물 1/4컵을 부어서 볶는다. 중간 크기 그릇에 천연 땅콩버터 1테이블스푼과 간 생강 1/4티스푼, 다진 마늘 1/4티스푼을 넣고 크러시드 레드 페퍼를 살짝 뿌린 다음 잘 섞어서 땅콩 소스를 만들고, 뜨거운 물에 삶아낸 메밀국수 1/4컵을 넣어 잘 버무린다. 그릇에 국수를 담고 볶은 채소와 껍데기와 내장을 제거한 중간 크기의 익힌 새우(냉동 제품을 해동 후 사용 가능) 약 85g을 올려준다.

아몬드와 그린 빈, 구운 붉은 감자를 곁들인 닭고기

소금을 치지 않은 생 아몬드나 기름 없이 볶은 아몬드를 다져 2테이블스푼 준비한다. 껍질째 깍둑썰기한 붉은 감자 1/2컵을 베이킹 시트에 올리고 350도로 예열한 오븐에서 10분간이나 부드러워질 때까지 굽는다. 작은 그릇에 디종 머스터드 2티스푼과 물 1티스푼, 레몬즙 1티스푼, 다진 마늘 1/4티스푼을 넣고 잘 섞어서 머스터드소스를 만든다. 익힌 그린 빈 1컵을 머스터드소스에 넣어 잘 버무리고 다진 아몬드를 뿌려준 다음 뼈와 껍질을 제거하고 익힌 닭 가슴살 약 85g과 구운 감자에 곁들인다. 아몬드는 다지는 대신 저미거나 부수어 사용해도 좋다.

새우와 채소 볶음

중간 크기 팬에 코코넛 오일 2티스푼, 다진 마늘 1/2티스푼, 저염 채소국물 1/4컵과 크러시드 레드 페퍼 1/8티스푼을 넣고 잘 섞어준 다음 껍데기와 내장을 제거하고 익힌 중간 크기 새우(냉동 새우를 해동 후 사용 가능) 약 85g과 다진 양파 1/4컵을 넣고 2분 정도 볶아준다. 여기에 좋아하는 푸른 채소 1컵과 브로콜리 1/2컵을 넣고 브로콜리가 부드러워질 때까지 볶는다. 꾹꾹 눌러 담지 않은 현미밥 1/2컵에 볶은 채소를 곁들인다.

닭고기와 채소 수프

중간 크기 소스 팬에 엑스트라 버진 올리브 오일 2티스푼, 다진 마늘 1/2티스푼과 다진 양파 1/4컵, 잘게 썬 당근 1/4컵을 넣어 채소가 부드러워질 때까지 볶는다. 여기에 저염 채소국물 1/2컵과 물 1/2컵, 소금을 넣지 않은 이탈리안 허브 양념 가루 1티스푼, 반으로 가른 방울토마토 1/2컵과 시금치 1컵을 넣어준다. 내용물이 끓어오르면 불을 줄여서 5~8분 정도 졸여준다. 해동한 옥수수 1/2컵과 뼈와 껍질을 제거한 닭 가슴살 약 85g을 다져서 넣고 잘 섞이도록 저어가며 골고루 데워준다.

생강 땅콩 소스에 버무린 다진 칠면조 고기와 밥

작은 팬에 브로콜리 꽃 부분 1/4컵, 다진 붉은 파프리카 1/4컵, 다진 양파 1/4컵과 어린잎 시금치 1컵을 넣고 저염 채소국물 1/4컵을 부어 볶아준다. 중간 크기 그릇에 천연 땅콩버터 1테이블스푼, 간 생강 1/4티스푼, 다진 마늘 1/4티스푼, 크러시드 레드 페퍼를 조금 뿌리고 잘 섞어서 땅콩 소스를 만든다. 팬에 익혀서 다진 칠면조 살코기 약 85g 과 미지근한 물 1테이블스푼을 땅콩 소스에 넣고 골고루 버무린다. 꾹 꾹 눌러 담지 않은 현미밥 1/3컵을 그릇에 담고 다진 칠면조 고기와 채소 볶음을 얹는다.

구운 대구와 어린싹 양배추

다진 호두 2테이블스푼을 준비한다. 신선한 대구 약 115g을 얇은 팬에 넣어 포크로 쉽게 부서질 정도로 굽고, 어린싹 양배추(냉동 제품도 가능)는 베이킹 시트에 올려서 350도로 예열된 오븐에 넣고 6분 정도 지나면 상태를 자주 확인하여 겉이 황금색을 띠면서 바삭하고 속은 부드러워지면 꺼낸다. 붉은 퀴노아 밥 1/4컵에 어린싹 양배추를 올려 다진 호두를 뿌리고 구운 대구과 신선한 레몬 한 조각을 곁들인다.

렌즈 콩과 와일드 라이스를 얹은 국수호박

작은 그릇에 엑스트라 버진 올리브 오일 1테이블스푼, 다진 마늘 1/4티스푼과 시나몬 가루를 살짝 뿌려서 섞는다, 여기에 익힌 렌즈 콩(삶거나 쪄서 진공 포장한 제품이나 캔 제품을 헹궈 물기를 빼고 사용) 1/2컵을 넣어 잘 섞는다. 중간 크기 그릇에 익힌 국수호박 1컵과 어린잎 시금치 1/2컵, 익힌 와일드 라이스 1/4컵을 넣고 섞는다. 그릇에 국수호박 섞은 것을 올리고 그 위에 렌즈 콩을 얹는다.

구운 칠면조 고기와 붉은 감자 샐러드

소금을 치지 않은 생 아몬드나 기름 없이 볶은 아몬드를 다져서 2테이블스푼 준비한다. 작은 그릇에 디종 머스터드 2티스푼과 물 1티스푼, 레몬즙 1티스푼, 다진 마늘 1/4티스푼을 넣고 잘 섞어 머스터드소스를 만든다. 껍질째 깍둑썰기해서 굽거나 삶은 붉은 감자 1/2컵을 소스에 넣어 잘 버무린다. 뼈와 껍질을 제거하고 오븐에 구운 칠면조 가슴살 약 85g과 찐 그린 빈 1컵에 준비한 감자 샐러드를 곁들이고 다진 아몬드를 뿌린다.

레몬 향 나는 닭고기와 아루굴라 파스타

중불에 다진 마늘 1/4티스푼, 엑스트라 버진 올리브 오일 2티스푼, 다진 양파 1/4컵과 얇게 썬 버섯 1/3컵을 넣고 양파가 투명해질 때까지 볶는다. 중간 크기 그릇에 뼈와 껍질을 제거하고 익혀서 깍둑썰기한 닭 가슴살 약 85g과 100% 통곡물 펜네 1/2컵, 신선한 아루굴라 1컵, 볶은 채소, 레몬즙 1티스푼, 생 레몬 껍질 1/4티스푼이나 말린 레몬 껍질 1/8티스푼을 넣고 잘 섞는다. 20/20 식품을 추가하고 싶으면 통호밀 파스타를 이용한다.

매콤한 칠면조와 옥수수 스튜

작은 소스 팬에 다진 마늘 1/4티스푼과 엑스트라 버진 올리브 오일 1테이블스푼, 다진 양파와 다진 버섯, 다진 초록 파프리카를 각각 1/4컵씩 넣고 중불에서 볶는다. 여기에 반으로 가른 방울토마토 1/2컵, 시금치 1/2컵, 저염 채소국물 1/2컵과 카옌페퍼, 후추, 크러시드 레드 페퍼를 조금씩 뿌려준다. 내용물이 끓어오르면 불을 줄이고 저어주면서 10~12분 정도 졸인다. 해동한 옥수수 1/3컵과 팬에 익혀 다진 칠면조 가슴살 약 85g을 넣어 고루 데워준다.

지중해식 해산물 파스타

중간 크기 팬에 깍둑썰기한 가지 1/2컵, 다진 붉은 파프리카 1/2컵, 다진 붉은 양파 1/2컵, 얇게 썬 버섯 1/2컵을 넣고 엑스트라 버진 올리브 오일 2티스푼과 저염 채소국물 1/4컵, 다진 마늘 1/2티스푼, 소금을 넣지 않은 이탈리안 허브 양념 가루 1/4티스푼을 넣어 채소가 살짝 부드러워질 때까지 볶아준다. 익힌 대구살 약 85g을 큼직큼직하게 잘라 넣고 골고루 데워준다. 그릇에 익힌 통곡물 파스타 1/2컵을 담고 내용물을 얹는다.

구운 채소와 발사믹 닭고기 샐러드

얇게 썬 당근과 깍둑썰기한 가지, 다진 붉은 파프리카, 해동한 옥수수를 각각 1/4컵씩 베이킹 시트에 올리고 엑스트라 버진 올리브 오일 2티스푼을 발라서 350도로 예열한 오븐에 넣고 10분 정도 굽는다. 모둠 채소 2컵과 엑스트라 버진 올리브 오일 1티스푼, 발사믹 식초 2티스푼, 소금을 넣지 않은 이탈리안 허브 양념 가루 1/4티스푼을 넣어 고루 섞는다. 샐러드 그릇에 채소를 담고 구운 모둠 채소와 뼈와 껍질을 제거하고 익힌 닭 가슴살 약 85g을 얇게 썰어 올린다.

닭고기와 채소 스튜

작은 소스 팬에 다진 마늘 1/4티스푼, 엑스트라 버진 올리브 오일 2티스푼, 다진 양파와 다진 호박, 다진 당근, 다진 초록 파프리카를 각각 1/4컵씩 넣고 중불에 볶아준다. 여기에 반으로 가른 방울토마토 1/2컵과 시금치 1/2컵, 저염 채소국물 1/2컵과 카옌페퍼, 후추, 크러시드 레드 페퍼를 조금씩 뿌려준다. 내용물이 끓어오르면 불을 줄이고 10~12분 정도 저어가며 졸인다. 뼈와 껍질을 제거하고 익혀서 깍둑썰기한 닭 가슴살 약 85g과 꾹꾹 눌러 담지 않은 현미밥 1/3컵을 넣어 골고루 데워준다.

렌즈 콩과 현미 스프

중간 크기 소스 팬에 다진 양파 1/4컵, 다진 당근 1/4컵, 콜리플라워 꽃 부분 1/2컵, 엑스트라 버진 올리브 오일 1테이블스푼, 다진 마늘 1/2티스푼을 넣고 채소가 살짝 부드러워질 때까지 볶아준다. 여기에 저염 채소국물 1/2컵과 물 1/2컵, 소금을 넣지 않은 이탈리안 허브 양념 가루 1티스푼, 반으로 가른 방울토마토 1/2컵을 넣고 끓인다. 내용물이 끓어오르면 불을 줄여서 약 10분 정도 졸여준다. 여기에 꾹꾹 눌러 담지 않은 현미밥 1/3컵과 렌즈 콩(삶거나 쪄서 진공 포장한 제품이나 캔 제품을 헹궈서 물기를 빼고 사용) 1/2컵을 넣고 저어주면서 골고루 데운다.

아몬드 닭고기 볶음

소금을 치지 않은 생 아몬드나 기름 없이 볶은 아몬드를 다져 2테이블스푼 준비한다. 중간 크기 팬에 다진 마늘 1/2티스푼, 저염 채소국물 1/4컵, 크러시드 레드 페퍼 1/8티스푼을 넣어 섞어주고 원하는 푸른 채소 1/2컵, 얇게 썬 버섯과 당근을 각각 1/2컵씩 넣어서 당근이 살짝 부드러워질 때까지 볶는다. 여기에 뼈와 껍질을 제거하고 익혀서 깍둑썰기한 닭 가슴살 약 85g을 넣어서 골고루 데운다. 꾹꾹 눌러 담지 않은 현미밥 1/3컵에 채소와 닭 가슴살 볶음을 올리고 다진 아몬드를 뿌린다. 얇게 저민 아몬드나 부순 아몬드를 사용해도 좋다.

시금치와 카넬리니 콩을 곁들인 붉은 퀴노아 밥

중간 크기 팬에 어린잎 시금치 1.5컵, 엑스트라 버진 올리브 오일 1테이블스푼, 다진 마늘 1/4티스푼, 소금을 넣지 않은 이탈리안 허브 양념 가루 1/4티스푼, 크러시드 레드 페퍼 1/8티스푼을 넣고 볶는다. 여기에 카넬리니 콩(삶거나 쪄서 진공 포장한 제품이나 캔 제품을 헹궈 물기 빼고 사용) 1/2컵을 넣고 골고루 섞어 볶는다. 그릇에 꾹꾹 눌러 담지 않은 퀴노아 밥 1/3컵을 담고 그 위에 시금치와 콩 볶음을 올린다.

시금치를 곁들인 연어와 피스타치오 라이스 필라프

소금을 치지 않고 껍질을 깐 피스타치오를 다져서 1테이블스푼 준비한다. 얕은 그릇에 신선한 연어 약 113g을 담아 350도로 예열한 오븐에 넣고 6분 정도 지나면 확인해서 포크로 생선살이 쉽게 떨어지면 꺼낸다. 중간 크기 팬에 어린잎 시금치 1컵, 다진 양파 2테이블스푼, 저염 채소국물 1/4컵과 다진 마늘 1/2티스푼을 넣고 볶다가 꾹꾹 눌러 담지 않은 현미밥 1/3컵과 다진 피스타치오를 넣고 골고루 데워준다. 구운 연어와 레몬 조각을 곁들인다.

시금치와 말린 토마토 치킨

다진 양파 1/4컵, 어린잎 시금치 1컵, 다진 마늘 1/2티스푼과 말린 토마토 4개를 곱게 다져서 엑스트라 버진 올리브 오일 2티스푼과 저염 채소국물 2테이블스푼을 넣고 양파가 투명해질 때까지 볶는다. 여기에 꾹꾹 눌러 담지 않은 현미밥 1/3컵을 넣고 고루 데운다. 뼈와 껍질을 제거하고 익힌 닭 가슴살 약 85g을 곁들인다.

렌즈 콩과 현미밥을 채운 파프리카

큼직한 붉은 파프리카 위쪽을 얇게 잘라내고 파프리카 씨와 막을 제거한다. 팬에 다진 양파 1/4컵, 어린잎 시금치 1컵, 다진 마늘 1/2티스푼, 소금을 넣지 않은 이탈리안 허브 양념 가루 1/4티스푼과 엑스트라 버진 올리브 오일 2티스푼을 넣고 양파가 투명해질 때까지 볶아준다. 여기에 렌즈 콩(삶거나 쪄서 진공 포장한 제품이나 캔 제품을 헹궈서 물기를 빼고 사용) 1/2컵과 꾹꾹 눌러 담지 않은 현미밥 1/3컵을 넣어 잘 섞어 고루 데운 다음 불에서 내린다. 손질한 파프리카 속에 내용물을 채우고 잘라냈던 윗부분의 뚜껑을 덮어 은박지로 잘 감싼 다음 350도로 예열한 오븐에 넣어 약 15분간 굽는다. 은박지를 제거하고 다시 약 15분이나 파프리카가 부드러워질 때까지 굽는다.

간식 옵션

바나나 호두 뮤즐리

작은 그릇에 탈지(0%) 바닐라 그릭 요구르트 1개와 시나몬 가루 1/4티스푼, 얇게 썬 바나나 1/2컵, 압착귀리 1/4티스푼, 소금을 치지 않은 생호두나 기름 없이 볶은 호두를 다져서 2테이블스푼 넣고 잘 섞는다. 냉장고에 넣어 최소 30분 이상 보관한다. 20/20 식품을 더 넣고 싶다면 압착귀리 대신 호밀 플레이크를 사용한다.

체리 아몬드 파르페

소금을 치지 않은 생 아몬드나 기름 없이 볶은 아몬드를 다져 2테이블스푼 준비한다. 탈지(0%) 바닐라 그릭 요구르트 1개에 감미료를 넣지 않고 씨를 제거한 해동 체리 3/4컵, 압착귀리 2테이블스푼을 넣고 다진 아몬드를 뿌려준다. 20/20 식품을 더 넣고 싶다면 압착귀리 대신 호밀 플레이크를 사용한다.

바질 후무스와 사과

병아리콩 1/2컵과 엑스트라 버진 올리브 오일 2티스푼, 다진 마늘 1/2티스푼, 레몬즙 1테이블스푼, 생 바질 잎 3개를 블렌더에 넣어 갈아준다. 농도를 묽게 하려면 중간중간 1테이블스푼씩 물을 넣어준다. 호밀 크래커 2개와 좋아하는 종류의 작은 사과 1개를 껍질째 잘라서 곁들인다.

키위 스무디

탈지(0%) 바닐라 그릭 요구르트 1개, 시금치 1/4컵, 감미료를 넣지 않은 유청 단백질 가루 1/4컵, 물 2테이블스푼, 사이즈가 큰 키위 1개를 다져서 블렌더에 넣고 갈아준다. 여기에 잘 익은 아보카도 1/4개, 압착귀리 1테이블스푼과 소량의 얼음을 추가해서 원하는 농도로 갈아준다.

나파 밸리 스낵

미니 라운드 치즈 1개를 호밀 크래커 위에 펴 바른다. 좋아하는 종류의 작은 배 하나를 껍질째 준비해서 소금을 치지 않은 생 호두나 기름 없이 구운 호두 2테이블스푼을 곁들인다.

땅콩버터와 시나몬, 건포도 스프레드

건포도 1테이블스푼과 시나몬 가루 1/4티스푼을 천연 땅콩버터 1테이블스푼과 잘 섞어서 호밀 크래커 2개에 바른다. 탈지(0%) 바닐라 그릭 요구르트 1개를 곁들인다.

감칠맛 나는 코티지치즈 크런치

소금을 치지 않은 생 호두나 기름 없이 볶은 호두를 다져서 2테이블스푼 준비한다. 작은 그릇에 저지방 코티지치즈 1/2컵, 다진 마늘 1/2티스푼, 디종 머스터드 1/2컵과 다진 시금치 1컵을 넣고 잘 섞는다. 100% 통곡물 빵 1쪽을 구워서 코티지치즈 혼합물을 바르고 다진 호두를 뿌려준다. 씨 없는 포도 1/2컵을 곁들인다. 호두는 따로 먹어도 좋다.

블루베리 코코넛 스무디

탈지(0%) 바닐라 그릭 요구르트 1개와 감미료를 넣지 않은 냉동 블루베리 3/4컵, 감미료를 넣지 않은 유청 단백질 가루 1/4컵, 물 1/4컵을 블렌더에 넣고 갈아준다. 여기에 코코넛 오일 2티스푼과 호밀 플레이크 1테이블스푼, 소량의 얼음을 더 넣어 원하는 농도가 될 때까지 갈아준다.

땅콩버터와 바나나 크래커

시나몬 가루 1/4티스푼을 천연 땅콩버터 1테이블스푼에 섞어서 호밀 크래커 2개에 펴 바르고 얇게 썬 바나나 1/2컵을 올린다. 탈지유 1컵을 곁들인다.

피스타치오와 자두, 시나몬 요구르트

말린 자두 5개를 다져서 탈지(0%) 바닐라 그릭 요구르트 1개에 잘 섞고, 호밀 플레이크 2테이블스푼, 소금을 치지 않고 껍질을 깐 피스타치오 1테이블스푼, 시나몬 가루 1/4티스푼을 넣어 잘 섞는다. 피스타치오는 다지거나 으깨서 사용해도 좋다.

포도 뮤즐리

작은 그릇에 탈지(0%) 바닐라 그릭 요구르트 1개와 강판에 간 생강 1/4티스푼, 반으로 가른 씨 없는 포도(레드, 그린, 블랙 중 선택하거나 섞어서 사용) 1컵, 호밀 플레이크 1테이블스푼, 소금을 치지 않은 해바라기 씨 1테이블스푼을 넣고 잘 섞는다. 냉장고에 넣어 최소한 30분 정도 보관한다. 생강 대신 시나몬 가루를 약간 사용해도 좋다.

구운 채소와 후무스

얇게 썬 당근 1/2컵과 브로콜리 꽃 부분 1/2컵을 베이킹 시트에 올리고 350도로 예열한 오븐에 넣어 8~10분이나 부드러워질 때까지 굽는다. 블렌더나 푸드 프로세서에 병아리콩 1/2컵, 엑스트라 버진 올리브오일 2티스푼, 다진 마늘 1/4티스푼, 레몬즙 1테이블스푼을 넣고 걸쭉하게 갈아준다. 후무스와 구운 야채에 통호밀 크래커 2개를 곁들인다. 생채소를 그대로 사용할 때는 냉장고에 넣어 차게 해서 먹는다.

파인애플 코코넛 스무디

블렌더에 탈지(0%) 바닐라 그릭 요구르트 1개와 감미료를 넣지 않은 냉동 파인애플 덩어리 3/4컵, 감미료를 넣지 않은 유청 단백질 가루 1/4컵, 물 1/4컵을 넣고 부드럽게 갈아준다. 여기에 코코넛 오일 2티스푼, 호밀 플레이크 1테이블스푼, 소량의 얼음을 더 넣어 원하는 농도가 될 때까지 갈아준다.

지중해 스타일 간식

삶은 달걀 큰 것 1개와 씨 없는 포도(레드, 그린, 블랙 중 선택하거나 섞어서 사용) 1컵, 통호밀 크래커 1개와 지중해 올리브나 그리스 올리브(그린, 블랙 또는 칼라마타) 10개를 곁들인다. 삶은 달걀을 얇게 썰어서 호밀 크래커 위에 얹어 먹어도 좋다.

사과 고다치즈 토스트

소금을 치지 않고 껍질을 깐 피스타치오를 다져서 2테이블스푼 준비한다. 통호밀 빵 1쪽을 구워서 미니 고다치즈 1개를 바른다. 그 위에 좋아하는 종류의 작은 사과 1개를 껍질째 얇게 썰어 올리고 다진 피스타치오를 뿌린다. 피스타치오는 따로 먹어도 좋다.

딸기 피스타치오 파르페

소금을 치지 않고 껍질을 깐 피스타치오를 다져서 2테이블스푼 준비한다. 탈지(0%) 바닐라 그릭 요구르트 1개에 신선한 딸기 1컵이나 감미료를 넣지 않은 해동 딸기 3/4컵, 압착귀리 2테이블스푼을 올리고 다진 피스타치오를 뿌린다. 20/20 식품을 더 넣고 싶다면 압착귀리 대신 호밀 플레이크를 이용한다.

서니 피치 파르페

탈지(0%) 바닐라 그릭 요구르트 1개에 중간 크기 복숭아 1개나 감미료를 넣지 않은 해동 복숭아 얇게 썬 것을 올리고, 호밀 플레이크 2테이블스푼, 소금을 치지 않은 생 해바라기 씨나 기름 없이 볶은 해바라기 씨 2테이블스푼을 얹는다. 호밀 플레이크 대신 압착귀리로 바꾸고 녹차를 곁들여도 좋다.

선 샤인 스낵

삶은 달걀 1개, 중간 크기 오렌지 1개, 통호밀 크래커 2개, 소금을 치지 않은 생 해바라기 씨나 기름 없이 볶은 해바라기 씨 2테이블스푼을 먹는다. 삶은 달걀을 얇게 썰어서 호밀 크래커 위에 올려 먹어도 좋다.

아몬드와 자두, 치즈와 크래커

다진 아몬드 2테이블스푼과 말린 자두 3개를 다져서 준비한다. 미니 라운드 치즈 1개를 전자레인지에 돌려 살짝 녹인다. 작은 그릇에 다진 아몬드와 자두, 치즈를 넣어 잘 섞어 호밀 크래커 2개에 펴 바른다.

시나몬 향 자두와 코티지치즈 크런치

소금을 치지 않고 껍질을 깐 피스타치오를 다져서 2테이블스푼 준비한다. 작은 그릇에 저지방 코티지치즈 1/2컵과 시나몬 가루 1/4티스푼, 말린 자두 5개 다진 것을 넣고 잘 섞는다. 100% 통곡물 식빵 1쪽을 구워서 코티지치즈 혼합물을 올리고 다진 피스타치오를 뿌린다. 피스타치오는 따로 먹어도 좋다.

부록 C

관리 단계: 식품의 종류와 적정량

주 생산품: 채소

목표 — 신선한 생 채소 1컵
　　　냉동 채소 3/4컵
　　　천연 토마토소스 1/2컵

아티초크

아스파라거스

비트

파프리카

브로콜리

싹양배추

양배추

당근

콜리플라워

셀러리

오이

가지

펜넬

그린 빈

각종 푸른 채소(아루굴라, 어린잎 모둠, 청경채, 꽃상추, 필드 그린, 적색 치커리, 적상추, 로메인 상추, 어린잎 시금치, 워터그래스)

케일

버섯

오크라

양파

무

스노피

국수호박

슈거스냅피

토마토

호박

주 생산품: 채소

목표 — 작은 과일 1개
        생과일 1컵(바나나는 얇게 썬 것 1/2컵)
        냉동 과일 3/4컵
        말린 과일 1/4컵

사과	라임
살구	망고
바나나	천도복숭아
각종 베리류	오렌지
멜론	파파야
체리	복숭아
말린 자두	각종 배
무화과(생것이나 말린 것)	파인애플
자몽	자두
씨 없는 포도(레드, 그린, 블랙 중 기호에 따라 선택)	건포도
	라즈베리
허니듀 멜론	딸기
키위	귤
레몬	수박

강력 단백질

목표 — 신선한 생선이나 가금류 약 113g
        콩류와 렌즈 콩 1/2컵

코티지치즈 1/2컵

천연 치즈 약 30g

큰 달걀 1개나 달걀흰자 1/2컵

두부 1인분(약 400g 포장 제품의 1/5)

탈지유 1컵

유청 단백질 가루 1/4컵

요구르트 약 170g

각종 콩류(검은콩, 카넬리니 콩, 핀토 콩, 붉은 콩 등)＊

메기

병아리콩(봉지 제품이나 캔 제품)

천연 치즈

대구

코티지치즈(저지방 또는 탈지)

뼈와 껍질을 제거한 닭 가슴살

달걀

페타 치즈

가자미

그루퍼

해덕대구

넙치

렌즈 콩(봉지 제품이나 쪄서 진공 포장한 제품 또는 캔 제품)

달걀흰자

미니 라운드 치즈(개당 약 70칼로리)

연어

농어

새우

탈지유

서대과 물고기

틸라피아

단단한 두부

라이트 참치(캔 제품)

간 칠면조 살코기

뼈와 껍질을 제거하고 오븐에 구운 칠면조 가슴살

탈지(0%) 바닐라 그릭 요구르트(인공감미료가 아닌 진짜 설탕이 들어간 제품)

감미료를 넣지 않은 유청 단백질 가루

＊ 캔에 들어 있는 콩을 사용할 때는 무염이나 저염을 선택해서 잘 헹궈 사용한다.

우수 탄수화물

목표 — 익힌 통곡물(보리, 옥수수, 쌀, 파스타 등)과 감자 1/3~1/2컵
  식빵 1쪽
  피타 1/2개
  옥수수 토르티야 2개
  호밀 크래커 2개

보리

통곡물 식빵(통호밀, 통밀을 비롯한 각종 통곡물 제품)

메밀

불거(말린 밀)

감미료를 첨가하지 않은 통곡물 시리얼(수저 크기의 쉬레디드 휘트 같은 제품)

옥수수

통옥수수 토르티야

통밀 쿠스쿠스

압착귀리

통곡물 파스타

통곡물 피타

각종 감자(껍질째 사용)

각종 퀴노아(골든, 레드, 블랙)

통곡물 쌀(현미, 와일드 라이스)

통호밀 크래커

통호밀 플레이크

통곡물 메밀국수

고구마

건강 지방

목표 — 오일이나 페스토 2티스푼
  아보카도 1/4개
  견과류나 씨앗 2테이블스푼
  견과류 버터 1테이블스푼
  통 올리브 10개

아몬드

아보카도

브라질너트

캐슈

코코넛 오일

헤이즐넛

마카다미아너트

엑스트라 버진 올리브 오일

견과류나 씨앗버터(땅콩, 아몬드,
해바라기 등)

지중해 올리브 또는 그리스 올리
브(그린, 블랙, 칼라마타 등 기호에
따라 선택)

땅콩

천연 땅콩버터

병에 든 페스토

소금을 치지 않고 껍질을 깐 피
스타치오

호박씨

해바라기 씨

호두

기타 - 4단계 필수 재료

바질

고수

시나몬

정향

디종 머스터드

딜

마늘

생강

이탈리안 허브 양념 가루(무염)

너트메그

파슬리

페퍼(블랙 페퍼, 카엔페퍼, 크러시
드 레드 페퍼)

저염 채소국물

식초(발사믹, 사이더, 레드와인, 화
이트 발사믹)

껍질(레몬, 오렌지, 라임)